Pensamento Crítico, Raciocínio Clínico e **Julgamento Clínico** para **Enfermagem**

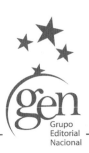

O GEN | Grupo Editorial Nacional – maior plataforma editorial brasileira no segmento científico, técnico e profissional – publica conteúdos nas áreas de ciências sociais aplicadas, exatas, humanas, jurídicas e da saúde, além de prover serviços direcionados à educação continuada e à preparação para concursos.

As editoras que integram o GEN, das mais respeitadas no mercado editorial, construíram catálogos inigualáveis, com obras decisivas para a formação acadêmica e o aperfeiçoamento de várias gerações de profissionais e estudantes, tendo se tornado sinônimo de qualidade e seriedade.

A missão do GEN e dos núcleos de conteúdo que o compõem é prover a melhor informação científica e distribuí-la de maneira flexível e conveniente, a preços justos, gerando benefícios e servindo a autores, docentes, livreiros, funcionários, colaboradores e acionistas.

Nosso comportamento ético incondicional e nossa responsabilidade social e ambiental são reforçados pela natureza educacional de nossa atividade e dão sustentabilidade ao crescimento contínuo e à rentabilidade do grupo.

Pensamento Crítico, Raciocínio Clínico e Julgamento Clínico para Enfermagem

Rosalinda Alfaro-LeFevre, MSN, RN, ANEF
President
Teaching Smart/Learning Easy
Stuart, Florida
http://www.AlfaroTeachSmart.com

Tradução

Flor de Letras Editorial

Revisão Técnica

Profa. Dra. Ivone Evangelista Cabral
Doutora em Enfermagem pela Universidade Federal do Rio de Janeiro.
Pós-Doutorado em Mental Health and Transcultural Psychiatry, McGill University.
Professora Adjunta do Departamento de Enfermagem Materno-Infantil da Faculdade de Enfermagem da Universidade do Estado do Rio de Janeiro.
Professora Titular de Enfermagem (aposentada). Colaboradora voluntária do Programa de Pós-Graduação em Enfermagem da Escola de Enfermagem Anna Nery da Universidade Federal do Rio de Janeiro. Pesquisadora do CNPq.

7ª edição

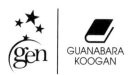

- A autora deste livro e a editora empenharam seus melhores esforços para assegurar que as informações e os procedimentos apresentados no texto estejam em acordo com os padrões aceitos à época da publicação, *e todos os dados foram atualizados pela autora até a data do fechamento do livro.* Entretanto, tendo em conta a evolução das ciências, as atualizações legislativas, as mudanças regulamentares governamentais e o constante fluxo de novas informações sobre os temas que constam do livro, recomendamos enfaticamente que os leitores consultem sempre outras fontes fidedignas, de modo a se certificarem de que as informações contidas no texto estão corretas e de que não houve alterações nas recomendações ou na legislação regulamentadora.
- Data do fechamento do livro: 03/12/2021
- A autora e a editora se empenharam para citar adequadamente e dar o devido crédito a todos os detentores de direitos autorais de qualquer material utilizado neste livro, dispondo-se a possíveis acertos posteriores caso, inadvertida e involuntariamente, a identificação de algum deles tenha sido omitida.
- **Atendimento ao cliente: (11) 5080-0751 | faleconosco@grupogen.com.br**
- Traduzido de:
  CRITICAL THINKING, CLINICAL REASONING, AND CLINICAL JUDGMENT: A PRACTICAL APPROACH, SEVENTH EDITION
  Copyright © 2020 by Elsevier, Inc. All rights reserved.
  Previous editions copyrighted © 2017, 2013, 2009, 2004, 1999, 1995.

  This edition of *Critical Thinking, Clinical Reasoning, and Clinical Judgment: A Practical Approach, 7th edition,* by Rosalinda Alfaro-LeFevre, is published by arrangement with Elsevier Inc.
  ISBN: 978-0-323-58125-7
  Esta edição de *Critical Thinking, Clinical Reasoning, and Clinical Judgment: A Practical Approach, 7ª edição,* de Rosalinda Alfaro-LeFevre, é publicada por acordo com a Elsevier Inc.
- Direitos exclusivos para a língua portuguesa
  Copyright © 2022 by
  GEN | Grupo Editorial Nacional S.A.
  Publicado pelo selo Editora Guanabara Koogan Ltda.
  Travessa do Ouvidor, 11
  Rio de Janeiro – RJ – 20040-040
  www.grupogen.com.br
- Reservados todos os direitos. É proibida a duplicação ou reprodução deste volume, no todo ou em parte, em quaisquer formas ou por quaisquer meios (eletrônico, mecânico, gravação, fotocópia, distribuição pela Internet ou outros), sem permissão, por escrito, do GEN | Grupo Editorial Nacional Participações S/A.
- Adaptaçao de capa: Bruno Gomes
- Editoração eletrônica: Tikinet

Nota

Este livro foi produzido pelo GEN | Grupo Editorial Nacional, sob sua exclusiva responsabilidade. Profissionais da área da Saúde devem fundamentar-se em sua própria experiência e em seu conhecimento para avaliar quaisquer informações, métodos, substâncias ou experimentos descritos nesta publicação antes de empregá-los. O rápido avanço nas Ciências da Saúde requer que diagnósticos e posologias de fármacos, em especial, sejam confirmados em outras fontes confiáveis. Para todos os efeitos legais, a Elsevier, os autores, os editores ou colaboradores relacionados a esta obra não podem ser responsabilizados por qualquer dano ou prejuízo causado a pessoas físicas ou jurídicas em decorrência de produtos, recomendações, instruções ou aplicações de métodos, procedimentos ou ideias contidos neste livro.

- Ficha catalográfica

CIP-BRASIL. CATALOGAÇÃO NA PUBLICAÇÃO SINDICATO NACIONAL DOS EDITORES DE LIVROS, RJ

A375p
7. ed.

    Alfaro-Lefevre, Rosalinda
    Pensamento Crítico, Raciocínio Clínico e Julgamento Clínico para Enfermagem / Rosalinda Alfaro-Lefevre ; tradução Flor de Letras Editorial ; revisão técnica Ivone Evangelista Cabral. - 7. ed. - Rio de Janeiro : GEN | Grupo Editorial Nacional S.A. Publicado pelo selo Editora Guanabara Koogan Ltda., 2022.
    264 p.

    Tradução de: Critical thinking, clinical reasoning, and clinical judgment
    Apêndice
    Inclui bibliografia
    ISBN 9788595158771

    1. Enfermagem. 2. Tomada de decisão. 3. Competência clínica. I. Flor de Letras Editorial (Firma). II. Cabral, Ivone Evangelista. III. Título.

21-73977   CDD: 610.73
                              CDU: 616-083

Meri Gleice Rodrigues de Souza - Bibliotecária - CRB-7/6439

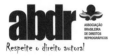

SOBRE A AUTORA

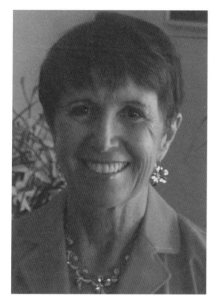

Conhecida por deixar fácil um conteúdo de difícil compreensão, **Rosalinda Alfaro-LeFevre, MSN, RN, ANEF**, é membro da National League for Nursing Academy of Nursing Education. Ela escreve sobre pensamento crítico e raciocínio clínico desde 1986 e recebeu os prêmios **Sigma Theta Tau Best Pick** e **AJN Book of the Year**. Como seus livros trazem clareza a tópicos difíceis, eles são usados em todo o mundo.

Rosalinda tem mais de 20 anos de experiência clínica – principalmente em unidade de terapia intensiva (UTI), unidade de cuidados intensivos (UCI) e departamento de emergência (DE) – e lecionou em programas de graduação e bacharelado em Enfermagem.

É presidente da Teaching Smart/Learning Easy, em Stuart, Flórida, uma empresa dedicada a ajudar as pessoas a adquirirem habilidades intelectuais e interpessoais necessárias para lidar com desafios pessoais e no local de trabalho.

Nascida em Buenos Aires, na Argentina, filha de mãe britânica e pai argentino, Rosalinda imigrou ainda criança de seu país natal para o Canadá, de onde seguiu para os Estados Unidos. Embora diga que é americana de coração, ela ressalta que é abençoada com experiências multiculturais, apresentando-se nacional e internacionalmente e desfrutando de relacionamentos próximos com sua família na Espanha, na Argentina e no Reino Unido. Você pode conhecê-la melhor em http://www.AlfaroTeachSmart.com.

DEDICATÓRIA

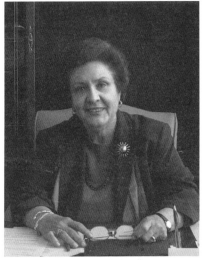

Foto: Cortesia da Universidade de Villanova.

M. Louise Fitzpatrick, EdD, RN, FAAN, amada reitora e professora Connelly Endowed, dirigiu a Faculdade de Enfermagem da Universidade de Villanova de 1978 até sua morte, em 2017. Durante esses anos, ela fez da instituição uma escola de enfermagem de primeira linha, reconhecida várias vezes pela National League for Nursing como um centro de excelência em educação em Enfermagem. Ela é lembrada como uma das líderes mais vibrantes e transformadoras da história da Universidade de Villanova. Por isso, para honrar seu legado, o nome da referida instituição passou a ser Escola de Enfermagem M. Louise Fitzpatrick.

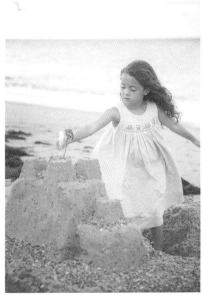

Foto: Cortesia de www.meganbeasleyphotography.com.

Lilly Roderick, uma líder nata, morava em Kitty Hawk, Carolina do Norte. Fillha adotiva, ela formava com sua mãe, Tristan, um par perfeito. Lilly sempre chamava meus netos gêmeos, Reid e Grant, para um abraço coletivo. Em 2016, Lilly morreu de hemorragia pós-cirúrgica, 3 semanas após seu quinto aniversário, enquanto se recuperava em casa (9 dias depois de uma tonsilectomia eletiva). Mais tarde, descobri que há três momentos em que o risco de hemorragia pós-tonsilectomia é alto: 6 minutos, 6 horas e 6 dias após a cirurgia (isso é uma evidência anedótica: a maioria das referências diz "cerca de uma semana", em vez de "6 dias"). Lilly teve uma vida incrível em Outer Banks com sua família e amigos – a alegria que ela trouxe nos fará sorrir para sempre!

CONSULTORES E REVISORES

Nota de agradecimento: sem a revisão e os conselhos oportunos e perspicazes dos especialistas listados nestas páginas, este livro não teria sido possível. O autor deseja também agradecer o trabalho diligente do tradutores de edições anteriores – vocês me surpreendem.

Miriam de Abreu Almeida, PhD, RN
Professora, Escola de Enfermagem
Coordenadora da Graduação
Universidade Federal do Rio Grande do Sul
Porto Alegre, Brasil

Ricardo Ernesto Blanco Alfaro
Murcia, Spain

Ledjie Ballard, MSN, CRNA, ARNP
Kalispell, Montana

Deanne A. Blach, MSN, RN, CNE
President, Nurse Educator
DB Productions of NWAR, Inc.
Green Forest, Arkansas

Judy Boychuk Duchscher, BScN, MN, PhD, RN
Associate Professor
Thomson Rivers University Nursing School
Kamloops, British Columbia, Canada
Executive Director, Nursing the Future
  (http://www.nursingthefuture.ca)

Susan A. Boyer, DNP, RN-BC
Executive Director, Vermont Nurses in
  Partnership
Ascutney, Vermont

Hilda H. Brito, MSN, RN, BC
Interim Director of Professional
  Development
University of Miami Hospital and Clinics
Miami, Florida

Ruth I. Hansten, MBA, PhD, RN, FACHE
Principal, Hansten Healthcare PLLC
Santa Rosa, California
www.Hansten.com, www.RROHC.com

Robert Hess, PhD, RN, FAAN
CEO and Founder
Forum for Shared Governance
Hobe Sound, Florida

Donna D. Ignatavicius, MS, RN, CNE, ANEF
President
DI Associates
Littleton, Colorado

Sharon E. Johnson, MSN, RNC, NE-BC
Former Director (Retired) of Home Health and
Hospice
Main Line Health Home Care
Radnor, Pennsylvania

Nancy Konzelmann, MS, RN-BC, CPHQ
Quality Coordinator
Port St. Lucie Medical Center
Port St. Lucie, Florida

Corrine R. Kurzen, MEd, MSN, RN
Former Director (Retired), Practical Nursing
Program
School District of Philadelphia
Philadelphia, Pennsylvania

Heidi Pape Laird
Systems Programmer
Partners HealthCare
Boston, Massachusetts

Holly B. Laird, DO
Resident Physician
Osteopathic Neuromusculoskeletal Medicine
SBH Health System
Bronx, New York

Nola Lanham, MSN, RN-BC
Manager, Clinical Education
Baptist Health
Jacksonville, Florida

Maria Teresa Luis, PhD, RN
Barcelona, Spain

Bette Mariani, PhD, RN, ANEF
Associate Professor of Nursing
M. Louise Fitzpatrick College of Nursing
Villanova University
Villanova, Pennsylvania
2018–2019 President, International Nursing
Association for Clinical Simulation
  and Learning

Melani McGuire, MSN, CRNP
Malvern, Pennsylvania

Jeanne Liliane Marlene Michel, PhD, RN
Professora, Departamento de Enfermagem
Universidade Federal de São Carlos
São Carlos, São Paulo, Brasil

Judith C. Miller, MS, RN
Nursing Tutorial and Consulting Services
Henniker, New Hampshire

Charles L. Nola
Aerospace Engineer
Madison, Alabama

**Marilyn H. Oermann, PhD, RN, ANEF,
  FAAN**
Thelma M. Ingles Professor of Nursing
Duke University School of Nursing
Durham, North Carolina
Editor, *Nurse Educator* and *Journal of
  Nursing Care Quality*

**Terri Sue Patterson, MSN, RN, CRRN,
  FIALCP**
President, Nursing Consultation Services
Plymouth Meeting, Pennsylvania

William F. Perry, MA, RN
Informatics Consultant
Beavercreek, Ohio

Andrew Phillips, PhD, RN
Assistant Professor, School of Nursing
MGH Institute of Health Professions
Partners Healthcare
Boston, Massachusetts

Joanne Profetto-McGrath, PhD, RN
Professor, School of Nursing
University of Alberta
Edmonton, Alberta, Canada
Inaugural Fellow – Canadian Nurse
  Educator Institute

Cherie R. Rebar, PhD, MBA, RN, COI
Professor of Nursing
Wittenberg University
Springfield, Ohio

James Riley
Healthcare Executive
Richmond, Virginia

Matthew Riley, PsyD, BCBA
Executive Director
The Timothy School
Berwyn, Pennsylvania

Michael H. Riley, MBA, MSW, LPC, EMT
Account Manager
Praesidium, Inc.
Arlington, Texas

Laura Sherburn
Chief Executive Officer, Primary Care
Doncaster Ltd.
Doncaster
South Yorkshire, England

Rose O. Sherman, EdD, RN, NEA-BC, FAAN
Professor, Christine E. Lynn College of
  Nursing
Director, Nursing Leadership Institute
Florida Atlantic University
Boca Raton, Florida

Jean Shinners, PhD, RN-BC
Executive Director
Versant Center for the Advancement of
  Nursing
Las Vegas, Nevada

Kathleen R. Stevens, EdD, RN, ANEF, FAAN
Castella Endowed Distinguished Professor
Director, Improvement Science Research Network
University of Texas Health Science Center
San Antonio, Texas

Carol Taylor, PhD, RN
Senior Clinical Scholar
Kennedy Institute of Ethics
Washington, D.C.
Professor of Nursing and Medicine
Georgetown University, School of Nursing and Health Studies
Washington, D.C.

Brent W. Thompson, PhD, RN
President
HandheldCare LLC
Associate Professor (Retired) Department of Nursing
West Chester University of Pennsylvania
West Chester, Pennsylvania

Elizabeth M. Tsarnas, DNP, ARNP, FNP-BC
Nurse Practitioner
Santoriello Gynecology
Stuart, Florida
Adjunct Professor
Florida Atlantic University
Boca Raton, Florida

Theresa M. Valiga, EdD, RN, CNE, ANEF, FAAN
Professor Emerita
Duke University School of Nursing
Durham, North Carolina

Esperanza Zuriguel-Pérez, PhD
Head of Nursing Research Group
Knowledge Management Department
Hospital Vall d'Hebron
Barcelona, Spain

PREFÁCIO

PENSAMENTO CRÍTICO: UM IMPERATIVO INTERNACIONAL DE CUIDADOS DE SAÚDE

Mudanças radicais na educação em saúde e enfermagem – muitas delas impulsionadas pela tecnologia da informação e pesquisas sobre as melhores práticas que aprimoram a qualidade, a segurança e o aprendizado enquanto diminuem os custos – estão revolucionando a maneira como pensamos, aprendemos e prestamos atendimento ao paciente.

Embora a quantidade de mudanças com que lidamos diariamente possa, às vezes, parecer opressora, revisar esta edição me deu um lugar privilegiado de observadora do progresso significativo que viemos fazendo. Esta edição foi completamente transformada para abordar o que é necessário para pensar criticamente e ter sucesso na prática e na educação do século XXI.

O pensamento crítico, o raciocínio clínico, a tomada de decisões e o julgamento clínico são desafiadores no ensino e no aprendizado. Por meio de linguagem simples, exemplos práticos e ilustrações fáceis de entender, este livro traz a clareza necessária para fazer profundas alterações no raciocínio pessoal e profissional. Além disso, incentiva o leitor a se tornar autoconsciente e o ajuda a traçar um curso para desenvolver hábitos de pensamento que promovam um raciocínio sólido em desafios clínicos, de ensino e de estudo.

Esta obra foi organizada assim:

- Os **Capítulos 1 a 3 fornecem a base para o desenvolvimento de pensamento crítico, raciocínio clínico, tomada de decisão e habilidades de julgamento clínico.** Eles descrevem a relação entre essas habilidades e exploram como fatores pessoais, como personalidade, educação e cultura afetam o raciocínio. Você aprende a importância das *culturas de segurança e aprendizagem* – nas quais todos se concentram na segurança e todos ensinam e aprendem – e

ganha estratégias para um aprendizado simulado, conceitual e clínico, bem como para fazer testes de grande importância (p. ex., o NCLEX®)

- Os **Capítulos 4 a 6 abordam o raciocínio, a tomada de decisões e o julgamento no ambiente clínico**, detalhando o conhecimento e as habilidades necessárias para prestar cuidados de enfermagem seguros e eficazes. Esses capítulos destacam a aplicação de *princípios* de raciocínio clínico. O **Capítulo 5** fornece a base para o raciocínio moral e ético, prática baseada em evidências, melhoria da qualidade, profissionalismo e liderança. O **Capítulo 6** oferece oportunidades de praticar o raciocínio clínico e as habilidades de tomada de decisão abordadas no **Capítulo 4**, trabalhando com cenários de caso baseados em incidentes reais. Exemplos de habilidades nessa seção incluem *avaliar sistematicamente, detectar sinais e sintomas (pistas), distinguir relevantes de irrelevantes, tirar conclusões válidas* e *definir prioridades*

- O **Capítulo 7 auxilia no desenvolvimento da comunicação, do trabalho em equipe e das habilidades de autoconduta** necessárias para liderar e ter sucesso na prática interprofissional (p. ex., lidar com conflitos e reclamações, atravessar as mudanças, dar e receber *feedback* e administrar o tempo).

O QUE É NOVO NESTA EDIÇÃO

Embora o foco principal deste livro seja a *aptidão prática* – ser capaz de pensar criticamente no contexto do ambiente clínico interprofissional, centrado no paciente e orientado para resultados atuais –, você encontrará claras conexões entre os termos *clínicos* e os termos utilizados no exame *Next-Generation NCLEX®* (*NGN*). Por exemplo, os médicos tendem a usar *sinais e sintomas*; já o modelo de julgamento clínico NGN usa *pistas* para se referir aos *sinais e sintomas*. Um conteúdo sólido, que vai do simples ao complexo, ajudará você a obter todas as habilidades que provavelmente serão testadas no NGN (p. ex., reconhecer e analisar pistas, avaliar resultados, gerar hipóteses, avaliar as opções e agir).[1]

Além disso, o novo conteúdo implica:

- Como se tornar um pensador crítico
- Como aplicar princípios conceituais de aprendizagem para maximizar o aprendizado
- Discussão detalhada sobre as competências de Qualidade e Segurança para Educação em Enfermagem (QSEN) e Enfermeiro do Futuro (*Nurse of the Future*), conforme abordadas por organizações e publicações importantes de enfermagem e cuidados de saúde (ver **Capítulo 1**)
- Papéis dos preceptores e das residências de enfermagem
- Mais conteúdo sobre simulação e *debriefing*
- Estratégias para avaliar o raciocínio clínico
- O **Capítulo 4**, completamente reescrito, agora aborda:
  - Responsabilidades da enfermagem e como pensar como um enfermeiro para garantir que o "pensamento de enfermagem" seja incluído no raciocínio clínico interprofissional (você verá que não é tanto *como* os enfermeiros pensam que torna suas contribuições únicas, e sim *o que* eles pensam)
  - Como ADPIE (avaliar, diagnosticar, planejar, implementar e avaliar) e AAPIE (avaliar, analisar, planejar, implementar e avaliar) se relacionam com o processo de enfermagem, novos modelos de julgamento clínico, padrões de prática e raciocínio clínico interprofissional
  - Como pensar *com* tecnologia da informação em saúde (TIS)
  - Princípios de raciocínio clínico detalhados que promovem julgamentos clínicos sólidos em todas as profissões da área da saúde
  - Como tomar decisões sobre o escopo da prática, definir prioridades e delegar cuidados

- A importância da liderança e do profissionalismo
- Praticamente todos os novos exercícios promovem aplicação e retenção de conteúdo.

O QUE SE MANTÉM NESTA EDIÇÃO

- Como tornar a segurança e o bem-estar do paciente e do cuidador as principais prioridades em todos os pensamentos, incluindo assumir a responsabilidade de ser "uma rede de segurança" ao ajudar os colegas de trabalho, antecipando o que eles podem precisar e contribuindo para evitar erros
- Como usar modelos preditivos (*Prever, Prevenir, Administrar, Promover*)
- Como manter a vigilância (monitorar continuamente os pacientes para detectar sinais e sintomas e mantê-los seguros)
- Qual a importância de desenvolver a curiosidade e a autoeficácia
- Quais os papéis da lógica, intuição e criatividade
- Qual a importância de pensar antecipadamente, pensar ao agir e repensar (refletir sobre a prática)
- Como usar *indicadores de pensamento crítico* (IPCs) e o modelo de quatro círculos para facilitar o desenvolvimento do pensamento crítico (esses modelos agora são usados em todo o mundo)[2]
- Exercícios de *Pense, Compare, Compartilhe*, que promovem o aprendizado profundo por meio da colaboração entre colegas e especialistas
- Diagramação com elementos que ajudam a distinguir o que é mais relevante
- **Acesso a recursos adicionais** – incluindo o *Evidence-Based Critical Thinking Indicators* mais atualizado e outras ferramentas – em http://www.AlfaroTeachSmart.com (conteúdo em inglês).

QUEM DEVE LER ESSE LIVRO?

Leia este livro se:

- Você é um educador, líder ou preceptor que precisa de estratégias e ferramentas baseadas em evidências para promover o pensamento crítico em alunos e funcionários

- Você é estudante ou enfermeiro iniciante e deseja estar mais confiante e competente ao tomar decisões sobre cuidados com o paciente
- Você precisa se preparar para exames-padrão, como o NCLEX®, e exames de certificação profissional.

SUGESTÕES PARA EDUCADORES

Você pode usar este livro como orientação de um curso específico ou como um complemento para outros programas. Se começar a usá-lo nos cursos iniciais e continuar consultando-o à medida que avança pelos vários estágios de aprendizagem, obterá os melhores resultados. Você pode até considerar a leitura obrigatória de partes do livro antes de iniciar o curso de enfermagem. Por exemplo, alunos pré-enfermagem, geralmente, podem se beneficiar com a leitura dos **Capítulos 1 a 3**.

Em vez de gastar horas intermináveis desenvolvendo *slides* e palestras, peça aos alunos para *levarem o livro para a aula* e *interagirem com seu conteúdo* (*muito* tempo foi gasto na apresentação do conteúdo de maneira lógica e compreensível). Gaste seu tempo pensando em *como você pode estimular a discussão*. Por exemplo, usando a abordagem *Pense, Compare, Compartilhe*, diga: "Reserve alguns minutos para revisar a Tabela 4.1 e, em seguida, dê-me sua opinião sobre o pensamento do iniciante *versus* o do especialista". Essa abordagem é tanto interativa quanto capaz de manter todos focados em onde o conteúdo pode ser encontrado no texto. O desenvolvimento de um raciocínio sólido exige que os alunos primeiro se tornem cientes do conteúdo, depois *o revisitem e o apliquem de forma consistente*, até que tenham desenvolvido novos hábitos. Com muita frequência, o conteúdo é diluído ou alterado inadvertidamente devido ao tempo e à capacidade cerebral dedicados ao *desenvolvimento dos slides*. Por sua vez, os alunos dizem: "Você não precisa ler o livro... está tudo nos *slides*" (mas todos nós sabemos como isso pode ser equivocado).

O **Boxe 1** mostra a melhor maneira de ler este livro. O **Boxe** 2 aborda pressupostos e promessas que orientam a maneira como este livro foi escrito e projetado.

Boxe 1 A melhor maneira de ler este livro.

A melhor maneira de ler este livro é como você decidir lê-lo.

1. Se você gosta da abordagem tradicional, leia do começo ao fim. Você apreciará a narrativa, a abordagem lógica e os vários cenários e exemplos projetados para ajudá-lo a compreender e lembrar-se do conteúdo
2. Se você gosta de usar sua própria abordagem – por exemplo, de trás para frente (ler os resumos antes do texto), "pulando" para o que parece mais interessante" ou lendo o conteúdo dos testes –, aqui estão alguns dos recursos que vão ajudá-lo a se concentrar no mais importante:

- **Visão geral do capítulo:** permite que você verifique os subtítulos principais
- **Resultados da aprendizagem e Conceitos-chave:** ajudam a concentrar o que é mais importante e a definir seu posicionamento em relação ao que precisa aprender

- **Exercícios de pensamento crítico e raciocínio clínico:** orientam você a usar o conteúdo, elucidando a compreensão e levando informações para a memória de longo prazo
- **Resumo e pontos-chave:** lembram você do conteúdo mais importante.

Outros recursos que você precisa conhecer:
- **Principais respostas:** no Apêndice I, estão disponíveis exemplos de respostas para todos os exercícios da obra, exceto para os exercícios *Pense, Compare, Compartilhe*
- **Momentos críticos e outras perspectivas:** essa seção fornece estratégias simples que fazem uma grande diferença nos resultados e oferecem pontos de vista interessantes (e às vezes divertidos).

(continua)

Boxe 1 A melhor maneira de ler este livro. (*continuação*)

Leitura eficiente

Utilize uma abordagem de aprendizado organizada e eficiente, por exemplo:

- **Pesquisa:** verifique resumo, subtítulos, tabelas e ilustrações
- **Pergunta:** tansforme os tópicos principais em perguntas
- **Leitura:** leia, faça anotações e responda às suas perguntas

- **Revisão, descrição e releitura:** revise o capítulo (ou suas notas), descrevendo o conteúdo principal em voz alta e se pergunte: "O que ainda não está claro aqui?". Leia novamente as seções que você não entendeu e prepare perguntas para fazer em sala de aula ou discutir com seus colegas.

Boxe 2 Pressupostos e promessas.

Antes de começar a escrever este livro, fiz algumas pressuposições:

- Você quer aprender
- Seu tempo é valioso e você não quer desperdiçá-lo
- Você gosta de aprender as coisas mais importantes primeiro
- Você aprende melhor quando está motivado, sabe por que as informações são relevantes e escolhe sua própria maneira de aprender
- Você se conhece muito bem, por isso não é apropriado dizer-lhe como pensar

- Você se sente realizado quando adquire o conhecimento e as habilidades que o ajudam a ser mais independente.

Por causa dessas suposições, eu prometo:

- Deixar você saber o que é mais importante
- Usar muitos exemplos e apresentar as informações de forma utilizável
- Dar as razões subjacentes às regras
- Incentivá-lo a escolher o que funciona para você
- Ajudá-lo a desenvolver as habilidades necessárias para ser um pensador melhor, um aluno independente e um enfermeiro mais eficaz.

PACIENTES, CLIENTES, CONSUMIDORES, PARTES INTERESSADAS E "ELE/ELA"

Para refletir que os pacientes e clientes são consumidores de cuidados de saúde e *indivíduos* com necessidades, valores, percepções e motivações únicas, muitas vezes um nome fictício ou as palavras "alguém", "pessoa", "consumidor" ou "indivíduo" são usados (em vez de "paciente" ou "cliente"). O termo *partes interessadas* agora é usado quando se fala sobre todos os indivíduos e grupos que têm interesse na maneira como o cuidado é prestado (p. ex., pacientes, outras pessoas importantes, cuidadores e companhias de seguros). *Ele* e *ela* são utilizados alternadamente para evitar a estranheza de "ele/ela".

DIGA-NOS O QUE VOCÊ PENSA

Queremos ouvir suas dificuldades e preocupações. Se você tem um problema com algo, é provável que outras pessoas também o tenham. Suas questões são nossas oportunidades de aprender, melhorar e ajudar outras pessoas com problemas semelhantes. Por favor, deixe-me saber o que você pensa.

Rosalinda Alfaro-LeFevre, MSN, RN, ANEF
Presidente da Teaching Smart/Learning Easy
http://www.AlfaroTeachSmart.com

REFERÊNCIAS BIBLIOGRÁFICAS

1. NCSBN. *NGN News - Summer 2018*. Retrieved from, www.ncsbn.org; 2018.
2. Zuriguel-Pérez E, Falcó-Pegueroles A, Roldán-Merino J, et al. Development and psychometrics properties of the nursing critical thinking in clinical practice questionnaire. *Worldviews Evidence-Based Nursing*. 2017;14(4):257–264. https://doi.org/10.1111/wvn.12220

AGRADECIMENTOS

Gostaria de agradecer ao meu marido, Jim; ao meu enteado, Alex; à minha nora, Hillary; e aos meus netos, Reid e Grant, por seu amor, apoio, senso de humor e diversão. Também gostaria de agradecer aos meus demais familiares e às seguintes pessoas por seu apoio e contribuição constantes para meu crescimento pessoal e profissional: Heidi Laird, Ledjie Ballard, Terri Patterson, Grace e Frank Nola, Charlie Nola, Chuck e Pat Morgan, Dan Hankison, Ivonne Bullon, Virginia McFalls, Bill Perry, Brent Thompson, Carol Taylor, Sharon Johnson, Terry Valiga, Mary Ann Rizzolo, Annette Sophocles, Melani McGuire, Maria Sophocles, Barbara Cohen, Patti Cleary, Ruth Hansten, Nancy Konzelman, Hilda Hernandez-Piloto Brito, Esperanza Zuriguel-Pérez, Louise Fitzpatrick, M. Louise Fitzpatrick College of Nursing Faculty e à equipe de enfermagem atual e pregressa do Paoli Hospital, de Paoli, Pennsylvania. Não consigo agradecer suficientemente a vocês, sempre dispostos a aconselhar e dispor ilimitadamente seu tempo e sua expertise.

Agradeço especialmente às seguintes pessoas da Elsevier: Lee Henderson, executiva de conteúdo estratégico; Ellen Wurm-Cutter, gerente sênior de desenvolvimento de conteúdo; Melissa Rawe, especialista em desenvolvimento de conteúdo; Patrick Ferguson, designer; Umarani Natarajan, gerente sênior de projeto; e à equipe de vendas e marketing, por seu trabalho essencial para o sucesso deste livro.

Rosalinda Alfaro-LeFevre, MSN, RN, ANEF
http://www.AlfaroTeachSmart.com

SUMÁRIO

1   O Que São Pensamento Crítico, Raciocínio Clínico e Julgamento?, *1*

2   Tornar-se um Pensador Crítico, *25*

3   Pensamento Crítico e Culturas de Aprendizagem: Ensino, Aprendizagem e Realização de Provas (Exames), *55*

4   Raciocínio Clínico, Julgamento Clínico e Tomada de Decisão, *81*

5   Raciocínio Ético, Profissionalismo, Prática Baseada em Evidências e Melhoria da Qualidade, *125*

6   Práticas de Raciocínio Clínico, Julgamento Clínico e Habilidades na Tomada de Decisão, *147*

7   Habilidades de Prática Interprofissional: Comunicação, Trabalho em Equipe e Autogestão, *181*

APÊNDICES

A   Mapeamento de Conceitos: Entrada no Estado Mental "Certo", *213*

B   Resumo do Processo de Enfermagem, *215*

C   Exemplos de IPC no Modelo de Quatro Círculos, *217*

D   Exemplo de Direitos e Responsabilidades dos Pacientes, *218*

E   DEAD ON! – Um Jogo para Promover o Pensamento Crítico, *219*

F   Principais Partes do Cérebro Envolvidas no Pensamento, *220*

G   Exemplo de Ferramenta de Comunicação SBAR, *221*

H   Resultados de Dois Estudos que Descrevem Habilidades de Pensamento crítico, *222*

I   Principais Respostas para os Exercícios dos Capítulos 1 a 6, *223*

Glossário, *235*

Índice Alfabético, *239*

Pensamento Crítico, Raciocínio Clínico e **Julgamento Clínico** para **Enfermagem**

1

O Que São Pensamento Crítico, Raciocínio Clínico e Julgamento?

VISÃO GERAL DO CAPÍTULO

Pensamento crítico: por trás de cada paciente que se curou, 2

Pensamento crítico: não sendo simplesmente crítico, 3

Benefícios de aprender a pensar criticamente, 3

Competências do enfermeiro do século XXI, 4

Como este livro ajuda você a melhorar o pensamento, 6

Descrição do pensamento crítico, 7

Prática clínica interprofissional e raciocínio, 10

Pensamento focado em problemas *versus* pensamento focado em desfechos, 11

E quanto ao senso comum?, 11

Como se parecem os pensadores críticos?, 12

Indicadores de pensamento crítico, 12

O que é familiar e o que há de novo?, 15

Modelo de Quatro Círculos do Pensamento Crítico: entendeu a ideia?, 17

Pensamento antecipado, pensamento em ação e repensar (refletir), 17

Juntando tudo, 19

Exercícios de pensamento crítico, 20

Pense, compare, compartilhe, 20

Momentos críticos e outras perspectivas, 21

RESULTADOS DA APRENDIZAGEM

Depois de concluir este capítulo, você será capaz de:

1. Comparar e contrastar *pensamento* com *pensamento crítico*.
2. Explicar (ou mapear) como *a comunicação, o pensamento crítico, o raciocínio clínico, o julgamento clínico, a tomada de decisão, a solução de problemas e o processo de enfermagem* se inter-relacionam.
3. Explicar por que a avaliação, o diagnóstico, o planejamento, a intervenção e a evolução (ADPIE) fornecem as bases para o raciocínio clínico e a aprovação no National Council Licensure Examination (NCLEX®) e em outros exames.
4. Analisar a importância de adquirir Habilidades de Enfermagem e Competências com Qualidade e Segurança na Educação em Enfermagem (QSEN; do inglês, Quality and Safety Education for Nurses) do século XXI.
5. Descrever como ambientes de trabalho saudáveis e culturas de aprendizagem e de segurança favorecem o pensamento crítico.
6. Descrever os principais elementos da prática interprofissional.
7. Explicar (ou resumir) as fases de raciocínio representadas pelas siglas ADPIE e AAPIE (avaliação, análise, planejamento, intervenção e evolução).
8. Discutir como ADPIE se relaciona com o raciocínio clínico interprofissional, o processo de enfermagem, os exames do NCLEX® e os exames de certificação.
9. Descrever (ou mapear) o pensamento crítico e como ele se relaciona com o método científico e o método de solução de problemas.
10. Comparar e contrastar o *pensamento com foco no problema* e o *pensamento com foco no resultado*.
11. Definir o termo *indicador de pensamento crítico pessoal* (IPC).
12. Explicar por que as habilidades interpessoais são tão importantes quanto as habilidades clínicas.
13. Usar o IPC, junto com o modelo de Quatro Círculos do Pensamento Crítico, para identificar cinco características de pensamento crítico ou habilidades que você gostaria de melhorar.
14. Comparar e contrastar *pensar antecipadamente, pensar em ação* e *repensar*.

CONCEITOS-CHAVE

AAPIE; ADPIE; julgamento clínico; raciocínio clínico; pensamento crítico; indicadores de pensamento crítico; modelo de Quatro Círculos do Pensamento Crítico; comunicação; tomada de decisão; ambiente de trabalho saudável; raciocínio e prática interprofissionais; cultura de aprendizagem; processo de enfermagem; desfechos; método de resolução de problemas; método científico; engajamento do paciente; cultura de segurança; grupo de interesse

PENSAMENTO CRÍTICO: POR TRÁS DE CADA PACIENTE QUE SE CUROU

Uma citação poderosa de um *blog* on-line prepara o terreno para este capítulo: "Por trás de cada paciente que se curou está um enfermeiro que aplica o pensamento crítico".[1] O pensamento crítico – a capacidade de concentrar seu pensamento para obter os resultados de que precisa – faz a diferença entre atingir o sucesso ou fracassar. Faz a diferença entre manter o enfermeiro e seus pacientes seguros e estar em risco. Independentemente de estar tentando definir prioridades, colaborar com uma pessoa difícil ou desenvolver um plano de cuidados, o pensamento crítico – pensamento deliberado e informado – é a chave.

A maioria dos alunos se considera *bem preparada* para o pensamento crítico necessário para ser aprovado no NCLEX® (National Council Licensure Examination – exame nacional para licenciamento de enfermeiros nos EUA). Mas, quando eles começarem em seu primeiro emprego, perceberão que estão *despreparados* para atuar no complexo ambiente clínico atual, em que a maior percepção do paciente e a diminuição do tempo de internação são as normas.[2-4] Eles descobrirão que tornar-se clínicos competentes com pensamento crítico é um desafio intelectual, emocional e físico, o que faz que muitos se sintam oprimidos. Devido a essas questões, é cada vez mais difícil manter novos enfermeiros em um momento em que realmente precisamos deles.

Ao longo deste livro, será encontrada uma inter-relação entre como desenvolver *suas próprias habilidades pessoais de pensamento crítico* (como se tornar um pensador crítico) e como obter *habilidades de pensamento crítico em enfermagem* (competência-chave para o enfermeiro do século XXI[5-17]). Resumindo, este livro o ajuda a:

- Conectar-se com seus talentos e incertezas, dando-lhe a clareza e as estratégias necessárias para aproveitar ao máximo sua maneira única de pensar
- Conquistar as percepções e a confiança de que necessita para atingir seus objetivos pessoais e profissionais. Muitos de vocês – como eu quando era jovem – não têm consciência de seu incrível potencial
- Desenvolver habilidades de pensamento crítico que atendam bem a pacientes, famílias, comunidades e a si próprio
- Preparar-se para assumir o seu lugar como um membro valioso da equipe de saúde, fazendo contribuições profundas que mudam a segurança e a qualidade do cuidado à saúde.

O desenvolvimento do pensamento crítico começa com uma boa compreensão do que ele *é*. Como um colega meu disse, muitas pessoas consideram que o pensamento crítico é como uma "bolha amorfa" que não pode ser descrita – algo que você "apenas deveria *fazer*". Para melhorar o pensamento, é necessário ser específico a respeito daquilo que está envolvido ao pensar criticamente em várias situações.

Este capítulo o ajuda a iniciar a jornada para melhorar sua capacidade de pensar criticamente em duas etapas: (1) primeiro, aprende-se por que as organizações de saúde e escolas de enfermagem enfatizam a necessidade do pensamento crítico; (2) em segundo lugar, analisa-se exatamente o que são e como se relacionam o raciocínio clínico, o julgamento clínico, o processo de enfermagem, a tomada de decisão e a resolução e a prevenção de problemas.

> ### PRINCÍPIO ORIENTADOR
>
> O primeiro passo para desenvolver o pensamento crítico é compreender profundamente o que isso acarreta em várias circunstâncias. O ditado em inglês *one size doesn't fit all* – que teria como equivalente em português "cada cabeça uma sentença" – quer dizer que cada pessoa pensa de um jeito, tem pensamento próprio e, portanto, tem opinião diferente das outras). Esse dito popular se aplica ao contexto do pensamento crítico, visto que ele muda dependendo do contexto; o que funciona em uma situação pode ser impróprio em outra.

PENSAMENTO CRÍTICO: NÃO SENDO SIMPLESMENTE CRÍTICO

Pensamento crítico (PC) não significa simplesmente ser negativo ou cheio de críticas. Significa não aceitar informações pela aparência sem avaliá-las cuidadosamente. Ao pensar criticamente, você avalia suposições e evidências e descobre valores e razões subjacentes antes de tirar conclusões e tomar decisões.

No *pensamento crítico*, o termo *crítico* pode ser substituído por *importante*. Em outras palavras, o PC é um "pensamento importante" que se deve ter em várias situações, ou seja, usar estratégias baseadas em evidências para avaliar, prevenir e administrar problemas. Por exemplo, "Estamos implementando um protocolo de prevenção de quedas baseado em evidências para ajudar os enfermeiros a prever quando os pacientes estão em risco de queda".

BENEFÍCIOS DE APRENDER A PENSAR CRITICAMENTE

Aprender o que é PC – o que "parece" e como você "aplica" quando as circunstâncias mudam – ajuda a:

- **Ganhar confiança**, característica fundamental para o sucesso; a falta de confiança é uma "drenagem cerebral" que impede o pensamento

- **Ser seguro e ter autonomia**; isso o ajuda a decidir quando tomar iniciativa e agir de forma independente e quando buscar ajuda
- **Manter os pacientes seguros e melhorar a qualidade do atendimento e a satisfação no trabalho** (nada é mais gratificante do que ver as respostas dos pacientes e suas famílias aos cuidados porque você fez a diferença).

Considere como os seguintes pontos se relacionam com a importância de desenvolver habilidades de PC:

- O PC é a chave para prevenir e resolver problemas. Se não for capaz de pensar criticamente, torna-se parte do problema
- O PC é crucial para a aprovação em exames que demonstram que você está qualificado para exercer a enfermagem (p. ex., NCLEX® e outros exames de certificação)
- Em todos os ambientes, espera-se que os enfermeiros assumam novas responsabilidades, colaborem com diversos indivíduos e tomem decisões mais independentes
- As funções dos enfermeiros no contexto da força de trabalho de hoje, a escassez de enfermagem, as questões sociais e a tecnologia continuam a se expandir. Como enfermeiro, é necessário ser um agente-chave na concepção e implementação de cuidados à saúde mais eficazes e eficientes
- Atualmente, a complexidade do atendimento requer profissionais experientes que sejam orientados pelo pensamento, em vez de pela tarefa. Para que o público valorize a necessidade de enfermeiros, devemos mudar nossa imagem de simplesmente "uma ajuda atenciosa e prestativa" para uma que mostre que temos o conhecimento específico vital para manter os pacientes seguros e ajudar a estabelecer o bem-estar
- Pacientes e seus familiares devem participar ativamente da tomada de decisões; como diz o ditado, "uma andorinha não faz verão", ou seja, coletivamente, se consegue mais do que individualmente. Saber como ensinar e capacitar pacientes e familiares para conduzir seus próprios cuidados exige excelentes habilidades interpessoais e de PC

- As habilidades de PC são fundamentais para estabelecer a base da aprendizagem ao longo da vida, um ambiente de trabalho saudável e uma cultura organizacional valoriza mais o relato de erros e promove a segurança do que a "apontar dedos" e "culpar" (Boxe 1.1).

COMPETÊNCIAS DO ENFERMEIRO DO SÉCULO XXI

Para se ter a percepção da complexidade do cuidado hoje, é necessário levar em conta as seguintes qualidades e habilidades que as principais publicações e organizações de enfermagem consideram importantes para ser um enfermeiro do século.[5-17]

Competências com Qualidade e Segurança na Educação em Enfermagem (QSEN)[5]

- **Cuidado centrado no paciente:** reconhecer que os pacientes e familiares (ou seus representantes) devem ser a fonte de controle. Eles devem ser parceiros plenos no processo de prestar cuidados humanizados e coordenados com base no respeito por preferências, valores e necessidades individuais
- **Trabalho em equipe e colaboração:** atuar de modo eficaz nas equipes de enfermagem e interprofissionais, promovendo comunicação aberta, respeito mútuo e tomada de decisão compartilhada para obter atendimento de qualidade ao paciente

---

Boxe 1.1 Ambiente de trabalho saudável e cultura de segurança e aprendizagem.

Ambiente de trabalho saudável

Padrões de local de trabalho saudáveis formam a base para um clima que estimula o pensamento crítico, proporcionando uma atmosfera respeitosa, curativa e humana. Esses padrões enfatizam a necessidade de (1) comunicação eficaz, (2) colaboração verdadeira, (3) tomada de decisão eficaz, (4) equipe apropriada, (5) reconhecimento significativo e (6) liderança autêntica. Um ambiente seguro e respeitoso requer que cada padrão seja mantido, porque os estudos mostram que não se obtém resultados eficazes quando se considera qualquer um dos padrões como opcional.

Cultura de segurança

Quando um grupo tem uma cultura de segurança, todos se sentem responsáveis pela segurança e a buscam regularmente. A segurança do paciente é a prioridade. Para identificar as principais causas dos erros e construir sistemas para evitá-los, há que se ter mais preocupação em relatá-los do que encontrar culpados. Enfermeiros, médicos e técnicos cuidam uns dos outros e se sentem confortáveis para apontar comportamentos inseguros (p. ex., quando a higienização das mãos foi esquecida ou quando óculos de segurança devem ser usados). A segurança tem precedência sobre egos ou pressões para completar tarefas com pouca ajuda ou tempo. A organização valoriza e recompensa tais ações.

Cultura de aprendizagem

Em uma cultura de aprendizagem, o ensino e o aprendizado são partes essenciais das atividades diárias. Todos são incentivados a criar oportunidades de aprendizagem e compartilhar informações livremente. Líderes, professores e funcionários são acessíveis e promovem a autoestima e a confiança, tratando os alunos com gentileza e mostrando interesse genuíno por eles como pessoas. Os alunos são encorajados a sentir que pertencem à equipe. As estratégias de ensino são adaptadas aos indivíduos, não às tarefas. Promover a pesquisa e melhorar a qualidade do atendimento é "trabalho de todos".

Referências bibliográficas

American Association of Critical Care Nurses. Is Your Workplace Healthy? Disponível em: https://www.aacn.org/nursing-excellence/healthy-work-environments

The Joint Commission. National Patient Safety Goals. Disponível em: http://www.jointcommission.org/PatientSafety/NationalPatientSafetyGoals/

© 2018 Alfaro-LeFevre, R. http://www.AlfaroTeachSmart.com.

CAPÍTULO 1 O Que São Pensamento Crítico, Raciocínio Clínico e Julgamento?

- **Prática baseada em evidências:** integrar as melhores evidências atuais com a experiência clínica e as preferências e valores do paciente/família para a otimização da prestação de cuidados de saúde
- **Melhora da qualidade:** utilizar dados para monitorar os desfechos dos processos de atendimento e métodos de melhoria para projetar e experimentar mudanças continuamente, a fim de melhorar a qualidade e a segurança dos sistemas de saúde
- **Segurança:** minimizar o risco de danos aos pacientes e prestadores de cuidados por meio da eficácia do sistema e do desempenho individual
- **Informática:** utilizar informações e tecnologia para comunicar, administrar conhecimento, mitigar erros e apoiar a tomada de decisões.

Qualidades e habilidades adicionais[6-17]

- **Qualidades pessoais:** demonstrar independência, autoconfiança, autocontrole, sociabilidade, integridade, resiliência, responsabilidade e compromisso
- **Controle do estresse:** fazer que a redução de estresse e a autorrenovação se tornem habituais; descansar o suficiente e fazer exercícios; estabelecer prioridades considerando trabalho (carreira/ambições) e estilo de vida (necessidades de saúde, lazer, família)
- **Pensamento crítico, raciocínio clínico, tomada de decisão e julgamento clínico:** saber como focar seu pensamento para alcançar desfechos (resultados) e minimizar riscos e tempo perdido
- **Raciocínio ético:** manter a privacidade e a confidencialidade; aplicar padrões profissionais do que é certo ou errado para agir no melhor interesse dos pacientes
- **Ensino/aprendizagem:** comprometer-se com a aprendizagem e o autoaperfeiçoamento ao longo da vida; avaliar a educação em saúde; ensinar/orientar pacientes, familiares, cuidadores e colegas de trabalho; e fomentar uma cultura de aprendizagem

- **Documentação:** certificar-se de que os registros de saúde demonstrem a adesão aos padrões de prática, administração de cuidados e padrões de documentação
- **Maximização de recursos:** destinar tempo, dinheiro, materiais, espaço e recursos humanos
- **Estabelecimento de relações:** promover uma atmosfera de respeito, confiança e apoio mútuos; trabalhar com pacientes, familiares e colegas de trabalho diversos e multigeracionais
- **Liderança e profissionalismo:** organizar e priorizar o atendimento a um grupo de pacientes; orientar pacientes, familiares e colegas de trabalho em direção a objetivos comuns; defender os pacientes, familiares e enfermeiros; e resolver conflitos profissionalmente. Demonstrar comportamentos de acordo com os padrões de conduta profissional
- **Colaboração interprofissional:** envolver-se com profissionais de várias disciplinas para promover o aprendizado e permitir a cooperação para melhorar os desfechos do paciente
- **Pensamento sistêmico:** reconhecer conexões, prever consequências de ações e aprender como os problemas clínicos tendem a se desdobrar com o tempo
- **Função na prática baseada em sistemas:** reconhecer todos os processos no sistema de saúde que interagem para fornecer um atendimento com boa relação custo-benefício para pacientes individuais e populações específicas
- **Competências espirituais, culturais e de saúde da população:** responder às necessidades relacionadas com crenças espirituais, cultura, raça, gênero, idade e vários grupos/populações (idioma, personalidade, orientação sexual, deficiência e fatores socioeconômicos)
- **Navegar e facilitar a mudança:** traçar um curso para se adaptar às mudanças e ajudar os outros a fazer o mesmo
- **Desenvolvimento de abordagens inovadoras:** pensar criativamente, gerando e avaliando ideias. Enquanto se trabalha no

desenvolvimento do PC e nas competências do enfermeiro do século XXI, há um princípio abrangente que se aplica a tudo o que você faz.

> ### PRINCÍPIO ORIENTADOR
>
> **Todo raciocínio depende da qualidade da comunicação.** Houve uma *troca mútua* de informações, pensamentos e sentimentos? As informações mais importantes foram compartilhadas? As informações foram trocadas de maneira oportuna, factual, completa e respeitosa? A comunicação deficiente é um erro comum de pensamento crítico.

COMO ESTE LIVRO AJUDA VOCÊ A MELHORAR O PENSAMENTO

Para manter o seu interesse e ajudá-lo a compreender e lembrar o que leu, este livro foi projetado de acordo com os princípios da aprendizagem baseada no cérebro ou neurociência.[18] Vamos, primeiro, abordar a aprendizagem cerebral e, em seguida, a maneira como este livro está organizado para ajudá-lo a melhorar, independentemente do seu nível de competência.

Aprendizagem baseada no cérebro

A aprendizagem baseada no cérebro ou neurociência usa estratégias que ajudam seu cérebro a se "conectar com o aprendizado". Por exemplo:

1. **Aprende-se melhor quando há uma progressão lógica de conteúdo** e você está envolvido por um estilo coloquial que fornece muitos exemplos, estratégias e exercícios para ajudá-lo a aplicar o conteúdo ao "mundo real".
2. **Obter um entendimento profundo requer uma análise intensiva,** o que significa pensar sobre os mesmos tópicos de várias maneiras.
3. **Compreender e reter o que se lê exigem que você torne o aprendizado significativo** usando sua própria maneira de processar como o conteúdo se relaciona com você pessoalmente, em vez de tentar memorizar diversos fatos.

4. **O humor reduz o estresse, mantém seu interesse e ajuda no aprendizado.**
5. **Pensar é como outra habilidade qualquer (p. ex., música, arte e atletismo).** Cada um de nós tem seus próprios estilos e capacidades inatas ou aprendidas. Todos nós podemos melhorar ao ganhar perspicácia, adquirir instrução e *feedback* e trabalhar deliberadamente nas habilidades em situações reais e simuladas.

Organização para iniciantes e especialistas

Independentemente de ser um iniciante ou um especialista, a organização a seguir ajudará a se conectar com o que você já sabe e seguir em frente para desenvolver as habilidades complexas de que precisa para ter sucesso atualmente

- Os **Capítulos 1 a 3** fornecem a base para o desenvolvimento do pensamento crítico, do raciocínio clínico, da tomada de decisões e do julgamento clínico. Aprende-se o motivo e o modo do pensamento crítico; a maneira como fatos da personalidade, educação e cultura afetam o pensamento; e quais estratégias podem ajudá-lo a superar desafios pessoais. Você explora a importância das culturas de aprendizagem – nas quais "todos ensinam e todos aprendem" – e adquire estratégias para aprendizagem simulada, conceitual e clínica, além de passar em exames desafiadores (p. ex., NCLEX®)
- Os **Capítulos 4 a 6** tratam do raciocínio clínico do julgamento e da tomada de decisão. Aqui, você examina o conhecimento e as competências necessárias para desenvolver um julgamento clínico sólido e tomar decisões seguras e eficazes. Aprende os princípios-chave do raciocínio clínico e como "pensar *com* tecnologia da informação em saúde". Alcança uma base para o raciocínio moral e ético, prática baseada em evidências, melhoria da qualidade, profissionalismo e liderança. No **Capítulo 6**, você aplica o que aprendeu nos **Capítulos 4** e **5**, trabalhando com cenários de caso a partir de eventos reais. São praticadas habilidades

CAPÍTULO 1 O Que São Pensamento Crítico, Raciocínio Clínico e Julgamento?

importantes, como avaliar sistematicamente, chegar a conclusões válidas e definir prioridades

- O **Capítulo 7** ajuda a desenvolver as competências de comunicação, o trabalho em equipe e a autoadministração necessários para liderar e ter sucesso na prática interprofissional (p. ex., dar e receber *feedback*, atravessar as mudanças e gerenciar seu tempo). Essas são as competências necessárias para colaborar com outros profissionais e defender seus pacientes, você e sua comunidade.

DESCRIÇÃO DO PENSAMENTO CRÍTICO

Às vezes, chamamos de "descascar a cebola" o ato de tentar compreender algo profundamente. Ao descascar uma cebola, passamos por muitas camadas para chegar ao miolo. Vamos "descascar a cebola do pensamento crítico", examinando várias descrições do que isso implica.

Pensamento em geral *versus* pensamento crítico

Você pode estar se perguntando qual é a diferença entre *pensamento em geral* e *pensamento crítico*. As principais diferenças são *propósito* e *controle*. O pensamento em geral se refere a qualquer atividade mental. Pode ser "insensato", como quando você está sonhando acordado ou fazendo tarefas rotineiras, como escovar os dentes. O PC é controlado e objetivo, com estratégias bem fundamentadas para obter os resultados de que você precisa.

A melhor definição

O PC é um processo complexo que muda de acordo com o contexto (circunstâncias). Por essa razão, não existe uma definição *correta*. Dependendo do contexto, uma ou mais definições podem ser aplicadas. Muitos autores desenvolvem suas próprias descrições para complementar e esclarecer as de outra pessoa (o que é, a propósito, um bom exemplo de pensamento crítico: o PC exige que a informação seja "personalizada" – para analisá-la

e decidir o que ela significa para você, em vez de simplesmente memorizar palavras de outra pessoa). Na verdade, a descrição feita com suas próprias palavras pode ser a melhor, porque tem maior probabilidade de afetar suas habilidades de raciocínio.

Um sinônimo: raciocínio

Um bom sinônimo para pensamento crítico é *raciocínio*, porque implica pensamento cuidadoso e ordenado. Assim como no jardim de infância, os alunos começam a aprender leitura, escrita, aritmética e raciocínio (do inglês, os *Quatro Rs*: *reading, 'riting, 'rithmetic* e *reasoning*).

Descrições comuns do pensamento crítico

Observe como as seguintes descrições de PC se complementam e esclarecem:

- "Saber como aprender, raciocinar, pensar criativamente, gerar e avaliar ideias, ver os fatos com os olhos da mente, tomar decisões e resolver problemas"[10]
- "Pensamento razoável e reflexivo que se concentra no que acreditar ou fazer"[19]
- "A capacidade de resolver problemas dando sentido às informações usando processos mentais criativos, intuitivos, lógicos e analíticos... e o processo é contínuo"[20]
- "Saber como concentrar seu pensamento para obter os resultados de que necessita (incluindo a aplicação da lógica, intuição, padrões e prática baseada em evidências)".[21]

Pensamento crítico, raciocínio clínico, tomada de decisão e julgamento

Os termos *pensamento crítico, raciocínio clínico, tomada de decisão* e *julgamento clínico* são frequentemente usados de forma intercambiável. Contudo há uma ligeira diferença na forma como os usamos:

- **Pensamento crítico** – um termo amplo – refere-se ao raciocínio dentro e fora do ambiente clínico
- **Raciocínio clínico e tomada de decisão** – termos específicos – referem-se ao processo usado para pensar sobre os problemas do paciente no ambiente clínico – por exemplo,

decidir como prevenir e gerenciar problemas de mobilidade. Para raciocinar a respeito de outras questões clínicas (p. ex., trabalho em equipe, colaboração e simplificação do fluxo de trabalho), os enfermeiros geralmente usam o termo *pensamento crítico*

- **Julgamento clínico** se refere ao resultado (desfecho) do pensamento crítico, do raciocínio clínico e da tomada de decisão – a conclusão, decisão ou opinião formada depois de analisar as informações.

Para esclarecer as relações entre pensamento crítico, raciocínio clínico, tomada de decisão e julgamento clínico, ver a Figura 1.1. Esta figura, desde as edições anteriores, corresponde à forma como o National Council of State Boards of Nursing (NCSBN) define o *julgamento clínico* ("o desfecho observado do pensamento crítico e da tomada de decisão"[22]).

Pensamento crítico *versus* processo de enfermagem

Os padrões da American Nurses Association (ANA) afirmam que o processo de enfermagem – *avaliação, diagnóstico, planejamento, implementação e evolução* (ADPIE)* – serve como um modelo de pensamento crítico que promove um nível competente de cuidado.[23]

Para manter os padrões da ANA, planejar seu caminho por meio de exames de licenciamento e certificação e fornecer cuidados com competência, é necessário saber como aplicar os princípios do processo de enfermagem conforme descritos neste livro. Por exemplo, sempre avaliar antes de agir e monitorar as respostas do paciente (desfechos) de perto enquanto agir.

---

*Os padrões da ANA adicionam a *identificação de desfechos*, que faz parte do *planejamento*.

Definição aplicada: pensamento no ambiente clínico

Para entender pontos importantes sobre o pensamento no ambiente clínico – um ambiente que é desafiador, complexo e regulado por leis e padrões –, é necessário estudar a definição aplicada a seguir.

O **pensamento crítico em enfermagem** – que inclui raciocínio clínico, tomada de decisão e julgamento clínico – é um pensamento proposital, informado e focado em desfechos com as seguintes características:[24]

- **Orientação por padrões**, políticas, códigos de ética e leis (atos do exercício profissional específicos de cada estado e comissão estadual de regulação da prática de enfermagem)
- **Impulsão pelas necessidades do paciente, dos familiares e da comunidade**, bem como as necessidades dos enfermeiros para prestar cuidados com competência e eficiência (p. ex., otimizando gráficos para liberar os enfermeiros para o cuidado do paciente)
- **Com base nos princípios do processo de enfermagem, na resolução de problemas e no método científico** (exige a formação de opiniões e a tomada de decisões baseadas em evidências)
- **Concentração na segurança e na qualidade**, constantemente reavaliando, corrigindo-se e se esforçando para melhorar as práticas pessoais, profissionais e sistêmicas
- **Identificação cuidadosa dos principais problemas**, questões e riscos envolvidos e inclusão de pacientes, familiares e principais interessados na tomada de decisões no início do processo. As partes interessadas são as pessoas que serão mais afetadas (pacientes e familiares) ou de quem os

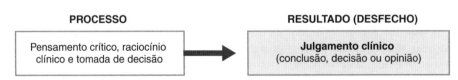

Figura 1.1 Julgamento clínico – o resultado de pensamento crítico, raciocínio clínico e tomada de decisão.

requisitos serão extraídos (p. ex., cuidadores, companhias de seguros, profissionais terceirizados e organizações de saúde)
- **Uso de lógica, intuição e criatividade,** e base em conhecimentos, habilidades e experiência específicos
- **Solicitação de estratégias que aproveitem ao máximo o potencial humano** e compensem os problemas criados pela natureza humana (p. ex., prevenção de erros com a utilização da tecnologia).

A Figura 1.2 mostra as relações de muitos aspectos do PC.

> **PRINCÍPIO ORIENTADOR**
>
> **O pensamento crítico, o raciocínio clínico, a tomada de decisão e o julgamento clínico são guiados por padrões profissionais, políticas, códigos de ética e leis (atos específicos do exercício profissional em cada estado e comissões estaduais de regulação da prática de enfermagem).** Não se espera que você saiba tudo, mas espera-se que peça ajuda quando não tiver certeza sobre como proceder em situações clínicas que lhe são novas. Não estar familiarizado com padrões, políticas e leis não é desculpa para ações inadequadas.[14]

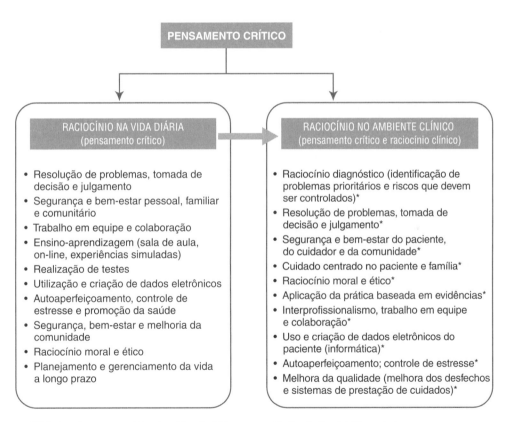

*Relacionado com os padrões de prática da ANA, as competências da The Joint Commission Standards, Quality and Safety Education for Nurses e as competências do Institute of Medicine

Figura 1.2 *Pensamento crítico* **é um "termo genérico" que inclui o raciocínio dentro e fora do ambiente clínico.** Os termos *raciocínio clínico, pensamento crítico, julgamento clínico, solução de problemas* e *tomada de decisão* estão intimamente relacionados e frequentemente são usados de forma intercambiável. Sua capacidade de raciocinar bem em sua vida diária afeta sua capacidade de raciocinar no ambiente clínico. (Copyright 2018 de R. Alfaro-LeFevre. http://www.AlfaroTeachSmart.com.)

PRÁTICA CLÍNICA INTERPROFISSIONAL E RACIOCÍNIO

A estrutura de raciocínio clínico mais comumente usada entre os profissionais da saúde é a **ADPIE** (*avaliação, diagnóstico, planejamento, implementação, evolução*). O foco da ADPIE muda conforme a função do profissional da saúde. **Exemplos:**

- **Os médicos se concentram em problemas médicos** (promoção do funcionamento do sistema corporal, cura de doenças e alívio de sintomas)
- **Os fisioterapeutas respiratórios** se concentram na promoção da função pulmonar
- **Os enfermeiros se concentram nas questões de enfermagem** (p. ex., monitoramento do estado de saúde e respostas do paciente a problemas de saúde; administração de regimes de tratamento; prevenção de complicações; e promoção de conforto, mobilidade, bem-estar e independência, conforme detalhado nos **Capítulos 4** e **6**).

A ADPIE orienta os médicos a fazer registros que comuniquem claramente o cuidado à equipe interprofissional, atenda aos padrões legais e forneça os dados de que os pesquisadores precisam para desenvolver práticas baseadas em evidências. Alguns enfermeiros usam a **AAPIE** em vez da **ADPIE**, nomeando a segunda fase, *Análise*. Chamar a segunda fase, então, de *Diagnóstico* concentra-se no resultado final da análise: tirar conclusões (diagnosticar problemas e riscos).

Revise na sequência o resumo das fases da ADPIE – tenha em mente que essas fases acontecem no contexto de situações humanas em desenvolvimento (em evolução) e que os termos *diagnóstico* e *identificação de problemas* são frequentemente utilizados alternadamente.

FASES DO RACIOCÍNIO CLÍNICO*	
• **A**valiação	Detecção/**percepção** de pistas (sinais, sintomas, riscos)
• **D**iagnóstico	Análise, síntese e **interpretação** de dados; diagnóstico diferencial (criação de uma lista de problemas; avaliação da probabilidade de um problema em relação a outro que está intimamente relacionado); NCLEX® considera esta fase *geradora de hipóteses*
• **P**lanejamento	**Resposta**; previsão de complicações; antecipação de consequências; consideração de ações; definição de prioridades; tomada de decisão; garantia da segurança
• **I**mplementação	**Resposta**; ação; monitoramento de respostas; **reflexão**; ajustes
• **E**volução	**Reflexão**; repetição da ADPIE conforme indicado

*Os termos em negrito indicam o modelo de julgamento clínico de Tanner (perceber, interpretar, responder, refletir).[25]

Em vez de linear e gradual, a ADPIE é um ciclo dinâmico de processos de pensamento inter-relacionados. A Figura 1.3 resume o que fazer durante cada uma das fases.

Conforme a saúde evolui, é provável que você aprenda outros modelos para orientar o pensamento. A ADPIE deve ser a *primeira* ferramenta com a qual se aprende a pensar criticamente em enfermagem, porque sustenta virtualmente todas as abordagens de gerenciamento ou manejo de cuidados. Quando há problemas de raciocínio ao utilizar outros modelos, os médicos geralmente voltam ao ADPIE, perguntando: "Nós avaliamos, diagnosticamos, planejamos, implementamos e evoluímos suficientemente bem?". Não importa o modelo usado, lembre-se do texto do boxe Princípio Orientador a seguir.

CAPÍTULO 1 O Que São Pensamento Crítico, Raciocínio Clínico e Julgamento?

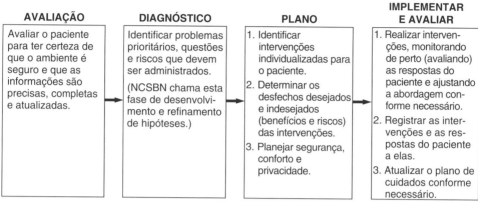

Figura 1.3 Resumo das fases da ADPIE.

> **PRINCÍPIO ORIENTADOR**
>
> **Engajar os pacientes, familiares e cuidadores e garantir sua segurança e bem-estar devem ter prioridade** em todos os raciocínios e tomadas de decisão.

PENSAMENTO FOCADO EM PROBLEMAS *VERSUS* PENSAMENTO FOCADO EM DESFECHOS

O pensamento focado no problema e o pensamento focado no desfecho estão intimamente relacionados. É necessário ter excelentes competências na resolução de problemas para alcançar os desfechos (resultados) desejados e minimizar os riscos. Contudo, considere o seguinte:

- **Há muitas formas de se resolver problemas.** Existem soluções rápidas, bem como soluções a longo prazo e temporárias. O pensamento focado no desfecho (orientado para os resultados) objetiva corrigir os problemas de forma a obter *os melhores resultados ao longo do tempo*
- **Às vezes, há tantos problemas, que a melhor abordagem pode ser focar nos** *desfechos* **em vez de nos** *problemas*. Por exemplo, se você trabalha em uma equipe com muitos problemas interpessoais, seu chefe pode dizer: "Quero que todos trabalhemos em equipe. Peço que coloquem os problemas de lado e cheguem a um acordo sobre funções, responsabilidades e comportamento para que nossos pacientes recebam um bom atendimento e nós

gostemos de vir trabalhar". Se você se concentrar apenas nos problemas, poderá perder soluções fáceis (Figura 1.4).

E QUANTO AO SENSO COMUM?

O PC é simplesmente bom senso, algo que não pode ser ensinado? A resposta é "não". Algumas pessoas nascem com o dom do bom senso, mas muito se *aprende com a experiência*. Se você expuser alguém com grande bom senso a uma situação nova ou estressante, provavelmente verá comportamentos que não parecem sensatos. Pense no seguinte cenário, uma história verídica.

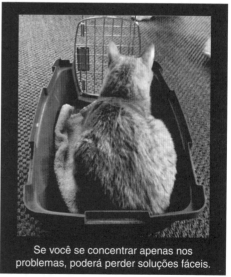

Figura 1.4 Se você se concentrar apenas nos problemas, poderá perder soluções fáceis.

SITUAÇÃO PENSAMENTO CRÍTICO: SIMPLESMENTE BOM SENSO?

Como supervisora noturna, parei para verificar uma nova enfermeira que estava trabalhando pela primeira vez. Ela parecia estar "perdida", nervosa e com pressa. Calmamente, perguntei como iam as coisas. Ela respondeu: "Tudo bem, exceto pelo paciente do quarto 203. Sua temperatura era de 40°C havia 1 hora. Coletamos hemoculturas, demos ácido acetilsalicílico e iniciamos os antibióticos". Perguntei "Qual é a temperatura agora?". Ela respondeu: "Será verificada às 20 h" (3 horas depois). Parece-me sensato que você verifique a temperatura com mais frequência quando ela estiver tão alta. Querendo definir um tom colaborativo, frisei a necessidade de verificar com mais frequência e pedi-lhe que me mantivesse informada. Também me certifiquei de voltar com frequência para ver como as coisas estavam indo. Na época, eu acreditava que essa enfermeira não tinha bom senso, mas ela acabou se tornando uma excelente profissional com um histórico de sucesso. Ela era simplesmente inexperiente, nervosa e oprimida em uma nova situação. Ela pode até ter desejado, subconscientemente, uma supervisão.

O bom senso pode ser inato, mas também vem do conhecimento e da experiência. O que é bom senso para você, com base em sua educação, escolaridade ou experiência, pode não ser para outra pessoa. Se você encontrar alguém que pareça não ter bom senso, não tire conclusões precipitadas. Aprofunde-se um pouco mais para determinar as questões reais: há problemas de conhecimento, confiança, comunicação ou habilidades organizacionais? A pessoa é simplesmente inexperiente ou estressada por estar em um novo ambiente? A pessoa se tornou complacente? Uma deficiência de aprendizagem pode estar contribuindo para o problema? Como o PC, o bom senso geralmente pode ser ensinado se você determinar os problemas subjacentes e fizer algo a respeito.

COMO SE PARECEM OS PENSADORES CRÍTICOS?

A pesquisa mostra que a maioria dos pensadores críticos tem frontes altas e sobrancelhas franzidas, provavelmente por causa de todos os seus pensamentos. Se você não está questionando esta afirmação, então não está pensando criticamente sobre o que está lendo. Quando pergunto: "Como são os pensadores críticos?", quero dizer "Que características vemos em alguém que pensa criticamente?". Para responder a essa pergunta, considere a próxima seção sobre *indicadores de pensamento crítico*, que foi desenvolvida após uma extensa revisão da literatura e pesquisas de especialistas em enfermagem.[24] Tenha em mente que os *indicadores* sugerem que algo está acontecendo – por exemplo, uma luz verde em um aparelho é um indicador de que a energia está ligada.

INDICADORES DE PENSAMENTO CRÍTICO

Um *indicador* é algo observável que serve para definir um conceito de forma prática (p. ex., um teste de inteligência é um indicador de inteligência). Estudar indicadores de pensamento crítico (IPC) – comportamentos observáveis que indicam PC – proporciona uma visão de como os pensadores críticos "se configuram". Ver o Boxe 1.2, que lista IPC pessoais – os comportamentos e as características de pensadores críticos. O desenvolvimento de IPC pessoais é a base para o pensamento crítico. Decida onde você se encontra em relação a cada indicador usando a seguinte escala de 0 a 10:

0 = eu preciso trabalhar neste indicador
10 = este indicador é um hábito para mim

Ao se autoavaliar, lembre-se de que alguns de vocês – por sua natureza – serão mais rígidos consigo mesmos do que outros. Se você tem alguns amigos, colegas ou familiares de confiança, pergunte como eles veem seu comportamento. Peça-lhes que se concentrem nos *padrões usuais de comportamento* (não em episódios únicos) e deem exemplos específicos. Os resultados desse exercício podem confirmar ou surpreender você.

O Boxe 1.3 mostra como outros autores descrevem as características do PC. Essas características foram incorporadas aos IPC usando termos simples. A Tabela 1.1 dá exemplos do que é e do que não é PC.

CAPÍTULO 1 O Que São Pensamento Crítico, Raciocínio Clínico e Julgamento?

Boxe 1.2 Indicadores pessoais de pensamento crítico.

AUTOCONSCIÊNCIA: identifica as próprias preferências de aprendizagem, personalidade e estilo de comunicação; esclarece preconceitos, pontos fortes e limitações; reconhece quando o pensamento pode ser influenciado por emoções ou interesse próprio.

SINCERIDADE/AUTENTICIDADE: mostra o verdadeiro eu; demonstra comportamentos que indicam valores declarados.

COMUNICAÇÃO EFICAZ: ouve bem (mostra profunda compreensão dos pensamentos, sentimentos e circunstâncias alheios); fala e escreve com clareza (comunica os pontos-chave aos outros).

CURIOSIDADE E INQUISIÇÃO: faz perguntas; procura razões, explicações e significados; busca novas informações para ampliar o entendimento.

ATENÇÃO AO CONTEXTO: procura mudanças nas circunstâncias que justificam a necessidade de modificar abordagens; investiga minuciosamente quando as situações indicam um pensamento preciso e profundo.

REFLEXÃO E AUTOCORREÇÃO: considera cuidadosamente o significado dos dados e das interações interpessoais; pede *feedback*; corrige o próprio pensamento; está alerta para possíveis erros cometidos por si e por outros; encontra maneiras de evitar erros futuros.

ANÁLISE E PERCEPÇÃO: identifica relacionamentos; expressa uma compreensão profunda.

LÓGICA E INTUIÇÃO: tira conclusões razoáveis (se é assim, isso sucede porque...); usa a intuição como guia; age por intuição apenas com conhecimento dos riscos envolvidos.

CONFIANÇA E RESILIÊNCIA: demonstra fé na capacidade de raciocinar e aprender; supera problemas e decepções.

HONESTIDADE E RETIDÃO: procura a verdade, mesmo que ela seja indesejada; demonstra integridade (adere aos padrões morais e éticos; admite falhas de pensamento).

AUTONOMIA/RESPONSABILIDADE: autodirigido, autodisciplinado e aceita responsabilidade.

CUIDADO E PRUDÊNCIA: procura ajuda quando necessário; suspende ou revisa o julgamento conforme indicado por dados novos ou incompletos.

ACESSIBILIDADE E IMPARCIALIDADE: mostra tolerância com diferentes pontos de vista; questiona como os próprios pontos de vista estão influenciando o pensamento.

SENSIBILIDADE À DIVERSIDADE: mostra apreciar as diferenças humanas relacionadas com valores, cultura, personalidade ou preferências de estilo de aprendizagem; adapta-se às preferências quando viá

CRIATIVIDADE: oferece soluções e abordagens alternativas; apresenta ideias úteis.

REALISMO E PRÁTICA: admite quando algo não é viá procura soluções úteis.

PROATIVIDADE: antecipa conseências; planeja o futuro; nas oportunidades.

CORAGEM: defende crenças; advoga pelos outros; não se esconde dos desafios.

PACIÊNCIA E PERSISTÊNCIA: espera o momento certo; persevera para alcançar os melhores resultados.

FLEXIBILIDADE: muda as abordagens conforme necessário para obter os melhores resultados.

ORIENTAÇÃO PARA A SAÚDE: promove um estilo de vida saudável; usa comportamentos saudáveis para controlar o estresse.

ORIENTAÇÃO PARA A MELHORA (DE SI MESMO, DOS PACIENTES, DOS SISTEMAS): **de si mesmo** – identifica as necessidades de aprendizagem; encontra maneiras de superar limitações; busca novos conhecimentos; **dos pacientes** – promove saú maximiza a função, o conforto e a conveniência; **dos sistemas** – identifica riscos e problemas nos sistemas de saú promove segurança, qualidade, satisfação e contenção de gastos.

De Alfaro-LeFreve, R. (2019). *Evidence-based critical thinking indicators.* Todos os direitos reservados. Disponível em: http://www. AlfaroTeachSmart.com.
NOTA: Esta lista é a ideal – ninguém é perfeito.

PRINCÍPIO ORIENTADOR

Não existem pensadores críticos ideais – ninguém é perfeito. Mesmo as capacidades dos melhores pensadores variam de acordo com as circunstâncias, como nível de confiança e experiência anterior. O que importa são os *padrões* ao longo do tempo (a pessoa demonstra características de pensamento crítico na maioria das vezes?).

Boxe 1.3 Como outros autores descrevem as características do pensamento crítico.

Hábitos mentais de Scheffer e Rubenfeld[1]

- **CONFIANÇA:** garantia da própria capacidade de raciocínio
- **PERSPECTIVA CONTEXTUAL:** consideração de toda a situação, incluindo relacionamentos, histórico e ambiente relevante para algum acontecimento
- **CRIATIVIDADE:** A inventividade intelectual é usada para criar, descobrir ou reestruturar ideias. Imagina alternativas
- **FLEXIBILIDADE:** capacidade de adaptar, acomodar, modificar ou mudar pensamentos, ideias e comportamentos
- **INQUIRIÇÃO:** ânsia de saber demonstrada pela busca de conhecimento e compreensão por meio da observação e do questionamento cuidadoso para explorar possibilidades e alternativas
- **INTEGRIDADE INTELECTUAL:** busca da verdade por meio de processos sinceros e honestos, mesmo que os resultados sejam contrários às suas suposições e crenças
- **INTUIÇÃO:** perspicácia para saber sem o uso consciente da razão
- **MENTE ABERTA:** um ponto de vista caracterizado por ser receptivo a pontos de vista divergentes e sensível aos preconceitos
- **PERSEVERANÇA:** busca de rumo com determinação para superar obstáculos
- **REFLEXÃO:** contemplação sobre um assunto, especialmente em suas suposições e pensamentos para fins de compreensão e autoavaliação mais profundas.

Disposições de pensamento crítico de Facione[2]

- **BUSCA DA VERDADE:** um desejo corajoso pelo melhor conhecimento, mesmo que tal conhecimento não apoie ou enfraqueça preconceitos, crenças ou interesses próprios de alguém
- **MENTE ABERTA:** tolerância com pontos de vista divergentes; autovigilância para possíveis vieses
- **ANALITICIDADE:** exigência da aplicação de razão e evidência; alerta para situações problemáticas; inclinação para antecipar consequências

- **SISTEMÁTICA:** valorização da organização; concentração; diligente sobre os problemas em todos os níveis de complexidade
- **PENSAMENTO CRÍTICO AUTOCONFIANTE:** confiança na capacidade própria de raciocinar, vendo-se como um bom pensador
- **INQUIRIÇÃO:** curiosidade e ansiedade por adquirir conhecimento e apreender explicações, mesmo quando as aplicações do conhecimento não são aparentes imediatamente
- **MATURIDADE:** prudência em fazer, suspender ou revisar julgamentos; consciência de que várias soluções podem ser aceitáveis; apreciação da necessidade de chegar à conclusão mesmo na ausência de conhecimento completo.

Traços intelectuais de Paul e Elder[3]

- **HUMILDADE INTELECTUAL:** consciência dos limites do seu conhecimento; disposição para admitir o que não sabe
- **CORAGEM INTELECTUAL:** conscientização da necessidade de enfrentar e abordar de forma justa ideias, crenças ou pontos de vista aos quais não prestou atenção
- **EMPATIA INTELECTUAL:** consciência da necessidade de se colocar imaginativamente no lugar dos outros para compreendê-los genuinamente
- **AUTONOMIA INTELECTUAL:** controle sobre as próprias crenças, valores e inferências; ser um pensador independente
- **INTEGRIDADE INTELECTUAL:** fidelidade ao próprio pensamento; aplicação de padrões intelectuais ao pensamento; permanecer nos mesmos padrões que mantêm os outros; disposição para admitir quando seu pensamento pode ser imperfeito
- **CONFIANÇA NA RAZÃO:** confiança de que, a longo prazo, usar o próprio pensamento e encorajar os outros a fazer o mesmo alcança os melhores resultados
- **JUSTIÇA:** compreensão da necessidade de tratar todos os pontos de vista da mesma forma, com a consciência de interesses adquiridos.

CAPÍTULO 1 O Que São Pensamento Crítico, Raciocínio Clínico e Julgamento?

Tabela 1.1 Pensamento crítico: o que é e o que não é.

Pensamento crítico	Pensamento não crítico	Exemplo de pensamento crítico
Crítico para melhorar e atuar no melhor interesse dos principais participantes envolvidos	Ser crítico sem conseguir identificar melhorias; crítico para fazer do seu jeito	Descobrir maneiras de alcançar os mesmos (ou melhores) desfechos com mais eficiência
Inquisitivo sobre intenções, fatos e razões por trás de ideias ou ações; pensamento e conhecimento orientados	Desconhece os motivos, fatos e razões por trás das ideias ou ações; orientado para a tarefa, em vez de para o pensamento	Buscar compreender plenamente as situações e procedimentos antes de prestar cuidados; modificar as abordagens conforme necessário
Sensível à influência poderosa das emoções, mas focado em tomar decisões com base no que é moral e eticamente correto a se fazer	Emoção dirigida; pouco claro sobre quais são essas emoções ou como elas influenciam o pensamento	Descobrir como alguém se sente sobre algo e, em seguida, discutir o que é moral e eticamente correto

O QUE É FAMILIAR E O QUE HÁ DE NOVO?

Entendemos algo melhor comparando-o com algo que já sabemos: como é o mesmo e como é diferente? Vamos examinar o que é familiar e o que há de novo sobre o PC.

O que é familiar
Resolução de problemas

Conhecer estratégias específicas de prevenção e solução de problemas é uma parte fundamental do PC (e do NCLEX®). Por exemplo, se você está cuidando de alguém após uma cirurgia cardíaca, é necessário saber quais estratégias são usadas para prevenir e lidar com complicações. Esteja ciente, no entanto, que usar a *solução de problemas* de forma intercambiável com o *pensamento crítico* pode ser um "assunto delicado". A solução de problemas perde conceitos importantes de prevenção, criatividade, melhoria e busca pelos melhores resultados. Mesmo que não haja problemas, você deve pensar de forma criativa, perguntando: "O que poderíamos fazer melhor?" e "Existem riscos que precisamos abordar para evitar problemas antes que eles aconteçam?".

Análise

Embora ser analítico seja importante, o PC requer mais do que análise. É preciso ter novas ideias (pensamento com o lado direito do cérebro) e avaliar a utilidade dessas ideias (pensamento com o lado esquerdo do cérebro). Algumas pessoas excessivamente analíticas sofrem de "paralisia da análise", pensando demais nos problemas quando deveriam estar agindo.

Tomada de decisão

A *tomada de decisão* e o *pensamento crítico* são usados, às vezes, de forma intercambiável. Tomar decisões é uma parte importante do pensamento crítico e do julgamento clínico.

Método científico

O método científico é uma excelente ferramenta de PC. Foi bem estudado e aplica os seguintes princípios de investigação científica (todos utilizados no NCLEX®):[22]

- **Observação:** coletar dados continuamente para compreender e verificar se há alterações nas circunstâncias
- **Classificação de dados:** agrupar informações relacionadas para que surjam padrões e relacionamentos
- **Tirar conclusões** que seguem logicamente: "se for assim, então é provável que..."
- **Geração de hipóteses (palpites, suposições ou suspeições:** criar uma lista de supostos problemas e soluções

- **Condução de experimentos/análise de dados:** realização de estudos para examinar e analisar dados
- **Testar hipóteses:** determinar se há evidências factuais para apoiar palpites, suposições ou suspeitas
- **Tirar conclusões e fazer julgamentos** que se seguem logicamente com base nas etapas anteriores: "se nossas análises e estudos nos oferecem evidências de que é assim, então é provável que...".

O que é novo

Inteligência emocional/quociente emocional

A inteligência emocional (IE), também chamada de *quociente emocional* (QE) e *quociente de inteligência emocional* (QIE) – a capacidade de reconhecer e administrar suas próprias emoções e ajudar os outros a fazerem o mesmo – é tão importante para o PC quanto o quociente de inteligência (QI).

As chamadas "habilidades leves" não são leves

Durante anos, chamamos as habilidades de comunicação e interpessoais de "habilidades leves" da enfermagem, o que implica que as habilidades clínicas, como manejar acessos intravenosos, são as habilidades mais importantes. Agora sabemos que as habilidades de comunicação e interpessoais, como envolver os pacientes, lidar com pessoas difíceis e resolver conflitos, são cruciais para o PC.

Pensamento dos lados direito e esquerdo do cérebro

O PC requer pensamentos com o lado direito (criativo e intuitivo – produzindo novas ideias) e com o lado esquerdo do cérebro (lógico e analítico – avaliando o valor dessas ideias). Você provavelmente tende a pensar com o lado direito ou esquerdo do cérebro, mas deve trabalhar para utilizar ambos os lados.

Maximização do potencial humano

Estamos apenas começando a identificar meios de maximizar o potencial humano de pensar criticamente. Por exemplo, novas técnicas de imagens cerebrais nos mostram quais partes do cérebro estão sendo usadas em vários pensamentos e tarefas, ajudando-nos a aprender como usamos nosso cérebro. As pessoas sobrevivem a lesões cerebrais que costumavam ser fatais, e continuam a aprender com sua reabilitação. Por exemplo, algumas pessoas que sofreram um acidente vascular enecfálico (AVE) não conseguem falar, mas conseguem cantar algumas palavras.

Mapeamento como estratégia para ensinar e aprender

Mapas conceituais e árvores de decisão criados por especialistas orientam enfermeiros experientes e iniciantes. Mapas criados por alunos promovem uma compreensão pessoal profunda. Eles ajudam os alunos a fazer conexões entre conceitos e informações a sua própria maneira. Você pode encontrar o "como fazer" do mapeamento de conceitos no Apêndice A.

Mudança na forma como vemos os erros

Os especialistas concordam que "errar é humano" e que a maioria dos erros ocorre devido a vários fatores e problemas sistêmicos (p. ex., medicamentos semelhantes ou equipe inadequada ou mal preparada). Os seres humanos são vulneráveis a cometer erros devido a "fatores humanos" (p. ex., estresse, fadiga e sobrecarga de informações).[26] Reduzir erros relacionados com fatores humanos (p. ex., usando computadores e sistemas de apoio à decisão) agora é uma prioridade. Também sabemos que poder errar em situações seguras (p. ex., simulações) é uma poderosa maneira de aprender.

Preparação para cenários hipotéticos

No mundo atual, enfatizamos a necessidade de desenvolver políticas e procedimentos a serem preparados para cenários "hipotéticos" (p. ex., ataques terroristas, incluindo bioterrorismo).

Pensamento baseado em evidências

Espera-se que os clínicos forneçam evidências que apoiem as opiniões, soluções e cursos de ação. Devemos estar confiantes quando nos perguntam: "Que evidência você tem de que isso vai funcionar?" ou "Quais dados você está usando para comprovar que esse é o problema ou que essa é uma boa solução?".

Avaliação de desfechos (resultados)

Em vez de avaliar os resultados subjetivamente (p. ex., *"o paciente parece estar controlando bem sua dor"*), o PC exige o foco em desfechos – muito específicos, maneiras objetivas de medir os resultados (p. ex., *"2 horas após a medicação, o paciente avalia sua dor em 2 em uma escala de 0 a 10, em que 0 significa sem dor e 10 significa a pior dor possível"*).

Pensamento colaborativo

Abordagens colaborativas são a norma atualmente. A força de trabalho é diversificada e precisamos facilitar "encontros de mentes" para alcançar os melhores desfechos. Continuamos a desenvolver maneiras de promover o cuidado interprofissional e garantir que os pacientes estejam envolvidos nos processos de identificação de problemas e gerenciamento ou manejo dos cuidados.

Relacionar-se em um "nível humano" é importante

Manter o profissionalismo, compreender os interesses e paixões pessoais dos pacientes e mostrar seu "lado humano" ajudam a construir os relacionamentos necessários para o PC (Figura 1.5).

MODELO DE QUATRO CÍRCULOS DO PENSAMENTO CRÍTICO: ENTENDEU A IDEIA?

Enquanto os IPC descrevem comportamentos que promovem o PC, o modelo de Quatro Círculos do Pensamento Crítico (Figura 1.6) oferece uma "imagem" do que o PC envolve. Este modelo – utilizado em muitas regiões, desde a América do Sul à Europa e à África – é a base para um questionário de PC de prática clínica, conforme abordado em um artigo em *Worldviews on Evidence-Based Nursing*.[27] Verifique os quatro círculos a seguir.

Observe que o PC requer uma combinação de características próprias, conhecimento teórico e experiencial, habilidades interpessoais e habilidades técnicas. Perceba que o círculo superior – características do PC – corresponde aos IPC pessoais listados no Boxe 1.2. Nos próximos capítulos, discutiremos os outros círculos com mais detalhes. Por enquanto, lembre-se de que, se você desenvolver as características e atitudes de PC do círculo *superior* (p. ex., confiança, resiliência e proatividade), será mais fácil desenvolver as habilidades dos *outros* três círculos do modelo.

PENSAMENTO ANTECIPADO, PENSAMENTO EM AÇÃO E REPENSAR (REFLETIR)

Vamos terminar este capítulo abordando a importância de olhar para o PC a partir de três perspectivas: *pensamento antecipado, pensamento em ação* e *repensar (pensamento reflexivo)*.

Considere as seguintes descrições e pense a respeito das diferenças em cada circunstância.

1. **Pensar antecipadamente:** antecipar o que pode acontecer e ser proativo, identificando

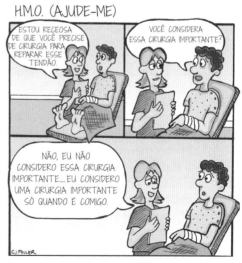

Figura 1.5 Mostrar seu "lado humano" ajuda a construir os relacionamentos necessários para o pensamento crítico.

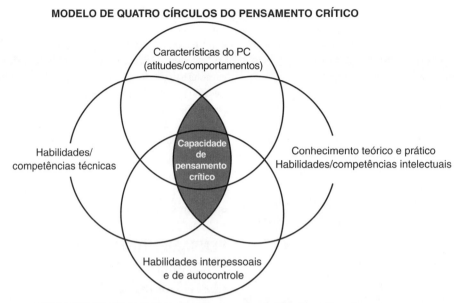

Figura 1.6 O modelo de Quatro Círculos do Pensamento Crítico fornece "uma imagem" do que é necessário para se pensar criticamente. Seguindo no sentido horário a partir do topo, o que você precisa fazer consiste em: (1) desenvolver características e comportamentos de pensamento crítico. Se você desenvolver características de pensamento crítico, as habilidades dos outros círculos surgirão prontamente; (2) adquirir conhecimento teórico e experimental, bem como habilidades intelectuais relacionadas com a resolução de problemas e o processo de enfermagem (p. ex., avaliar sistematicamente e definir prioridades); (3) adquirir habilidades interpessoais e de autocontrole. Por exemplo, aprender como resolver conflitos e envolver os pacientes nos cuidados; aprender a controlar suas emoções, estresse e tempo; (4) expandir suas competências técnicas. Quando você não tem as competências técnicas relacionadas (p. ex., com cateter intravenoso [IV], tubos nasogástricos, computadores), tem menos capacidade cerebral para o pensamento crítico (por causa da "fuga cerebral" de aprender habilidades técnicas). (De Alfaro-LeFevre R. Evidence-based critical thinking indicators. 2019. Disponível em http://www.AlfaroTeachSmart.com. Não use sem permissão.)

o que você pode fazer para estar preparado. Para os iniciantes, pensar antecipadamente é difícil e, às vezes, restrito à leitura de manuais de procedimentos e livros didáticos. Uma parte importante de ser proativo é fazer perguntas como: "O que posso levar comigo para ajudar a refrescar minha memória e manter o foco e a organização?".

2. Pensamento em ação: muitas vezes, isso é chamado de "pensar com os pés no chão". É um raciocínio rápido e dinâmico que considera várias fatos ao mesmo tempo, dificultando sua descrição. Por exemplo, suponha que você encontre seu fogão em chamas. Conforme você entra em ação, sua mente dispara, pensando em muitas coisas ao mesmo tempo ("Como posso apagar?" "Onde está o extintor de incêndio?" "Devo chamar o corpo de bombeiros?"). Pensamento em ação é altamente influenciado pelo conhecimento anterior e pela experiência prática. Para manter a segurança em primeiro lugar em todas as situações importantes, tenha por perto especialistas que disponham de amplo conhecimento experimental armazenado em seus cérebros. Se você se deparasse com um incêndio, não gostaria de ter um

CAPÍTULO 1 O Que São Pensamento Crítico, Raciocínio Clínico e Julgamento?

bombeiro ao seu lado? O pensamento em ação está sujeito a respostas e decisões "instintivas". Usando o exemplo do fogo novamente, uma pessoa sem treinamento pode jogar água em uma chama de óleo, o que pode piorar a situação.

3. **Repensar (refletir sobre o pensamento):** analisar e desconstruir seu raciocínio para procurar falhas, obter mais entendimento e fazer correções. Enfermeiros experientes verificam novamente seu pensamento de maneira dinâmica enquanto agem. Isso não substitui, no entanto, o pensamento reflexivo que *ocorre após o fato* (usando *debriefing* para examinar experiências clínicas e identificar as lições aprendidas).

Levar em consideração as três fases do pensamento ajuda a examiná-lo de uma forma holística. Se você olhar apenas para *uma fase*, perderá partes importantes do pensamento.

JUNTANDO TUDO

Agora, você deve ter uma ideia inicial do que o pensamento crítico, o raciocínio clínico, a tomada de decisão e o julgamento clínico pressupõem. Para aumentar sua compreensão deste capítulo, revise, primeiro, a seção a seguir sobre como aproveitar ao máximo os exercícios deste livro. Em seguida, conclua os exercícios de pensamento crítico e analise os pontos-chave do final do capítulo.

Tirando o máximo proveito dos exercícios deste livro

- **Aplique estratégias que usem suas próprias preferências de estilo de aprendizagem.** Por exemplo, considere fazer desenhos, diagramas e mapas conceituais para estabelecer conexões entre conceitos. Se precisar de ajuda com o mapeamento, consulte *Mapeamento de conceitos: entrando no estado mental "certo"* (Apêndice A)
- **Ao escrever as respostas, preocupe-se mais com o conteúdo do que com a gramática** (como faria se estivesse escrevendo um diário). No entanto, conforme você progride, aplique as regras gramaticais e deixe suas respostas claras para os outros. Tornar suas respostas compreensíveis para os outros ajuda a esclarecer seus pensamentos. Seguir

as regras gramaticais melhora a clareza e proporciona prática para escrever outros documentos e informativos importantes
- **Não tenha medo de parafrasear.** A paráfrase o ajuda a entender por que você explica o que lê usando uma linguagem familiar (a sua). Para evitar preocupações com plágio, cite os números das páginas que você está parafraseando
- **Considere como os exercícios podem ser melhorados.** Dê sugestões ao seu instrutor.
- **Você pode encontrar exemplos de respostas para todos os exercícios, exceto para os sob o título** *Pense, Compare, Compartilhe* no Apêndice I.

Exercícios Pense, Compare, Compartilhe

Esta estratégia promove a aprendizagem cooperativa e eficiente e tem três etapas principais:

1. Pense sobre uma pergunta ou assunto de forma independente, anotando três pensamentos ou perguntas que lhe pareçam importantes.
2. Forme uma dupla com um parceiro. Discuta o que cada um anotou; escreva pontos que seu parceiro listou e que você

não anotou; junto com sua dupla, escolha de um a três dos pontos mais importantes que deseja compartilhar com o grupo.
3. Compartilhe isso em uma discussão em grupo. Você pode encontrar um modelo para realizar os exercícios *Pense, Compare, Compartilhe* em http://www.AlfaroTeachSmart.com (conteúdo em inglês).

❓ EXERCÍCIOS DE PENSAMENTO CRÍTICO

Encontre exemplos de respostas no Apêndice I deste livro.

1. **Preencha as lacunas escolhendo entre as seguintes palavras:** ADPIE; avaliação; julgamento clínico; IPC; ciclo; leis; bem-estar; prioridade; processo; crítico; segurança; contexto, códigos de ética; dinâmica

    A. Paciente e cuidador (a) _____ e (b) _____ devem estar em primeiro lugar (c) _____ em todo pensamento crítico na assistência à saúde.

    B. Embora o pensamento se refira a qualquer atividade mental (seja focada ou não), _____ pensar implica um raciocínio intencional, deliberado e atento.

    C. O pensamento crítico e o raciocínio clínico descrevem o (a) _____ que você usa para chegar a (b) _____ (conclusão, opinião ou decisão).

    D. O pensamento crítico frequentemente muda, dependendo de _____.

    E. O desenvolvimento de características e comportamentos pessoais de pensamento crítico, conforme descrito por _____, é a base para o pensamento crítico.

    F. _____ é o modelo de raciocínio mais comum utilizado entre os profissionais da saúde.

    G. O raciocínio é um (a) _____ de processos de pensamento que são fluidos e (b) _____, em vez de linear e passo a passo.

    H. O pensamento crítico, o raciocínio clínico e o julgamento clínico são orientados por padrões profissionais, políticas, (a) _____ e (b) _____ (atos do exercício profissional de cada estado e comissões estaduais de regulação da prática de enfermagem).

2. Quando forma uma opinião, você tira uma conclusão dos fatos (evidências).

    A. Qual é a diferença entre fatos e opiniões?

    B. Como você pode determinar se uma opinião é válida?

3. Qual é a relação entre indicadores de pensamento crítico (ver Boxe 1.2) e comportamento?

4. Qual é a relação entre alcançar os desfechos (resultados desejados) e identificar os problemas, questões e riscos envolvidos?

5. Se você estiver em uma situação nova ou desconfortável, o que provavelmente acontecerá com sua capacidade de demonstrar indicadores de pensamento crítico?

6. O que os "cinco C" (contexto, confiança, coragem, curiosidade, comprometimento) têm a ver com o pensamento crítico?

7. Por que é importante pensar a partir de três perspectivas: pensamento antecipado, pensamento em ação e repensar (refletir)?

⁙ PENSE, COMPARE, COMPARTILHE

Com um parceiro, em um grupo ou em uma anotação no diário:

1. Complete as seguintes frases e compare suas respostas com as de outras pessoas:

    a. Se eu fosse explicar a alguém o que é pensamento crítico, diria que...

    b. Eu elaboro melhor o meu pensamento quando...

    c. Eu elaboro pior o meu pensamento quando...

2. Discuta como o foco da ADPIE muda dependendo se você é médico, fisioterapeuta respiratório, nutricionista ou enfermeiro.

3. Desenhe um mapa conceitual que mostre a natureza fluida e cíclica da ADPIE.

4. Discuta os momentos em que você experimentou algumas das descrições listadas em "Pensamento não crítico" na Tabela 1.1. Como isso afetou seu pensamento?

5. Discuta como ter um ambiente de trabalho saudável e culturas de aprendizagem e segurança afeta o desenvolvimento de habilidades de pensamento crítico.

CAPÍTULO 1 O Que São Pensamento Crítico, Raciocínio Clínico e Julgamento?

6. Identifique cinco IPC pessoais (ver Boxe 1.2) que são especialmente desafiadores para enfermeiros iniciantes. Compartilhe suas ideias a respeito do motivo de eles serem desafiadores.
7. Discuta sua posição em relação à aquisição das habilidades abordadas no modelo de Quatro Círculos do Pensamento Crítico.
8. Compartilhe sua posição em relação à compreensão dos conceitos-chave e à obtenção dos desfechos de aprendizagem mencionados no início deste capítulo.
9. Discuta seus pensamentos sobre os seguintes *Momentos críticos e outras perspectivas*.

MOMENTOS CRÍTICOS E OUTRAS PERSPECTIVAS

Boa pergunta!

Sócrates aprendeu mais questionando os outros do que lendo livros. Aprenda a ter confiança ao fazer perguntas. Busque outras opiniões e questione profundamente para compreender. Não pense que você precisa saber todas as respostas. Muitas vezes, dizer simplesmente "Boa pergunta!" desperta um grande pensamento crítico.

Aham!

Dizemos "Aham!" quando de repente percebemos algo ou temos nossas suspeitas confirmadas. Dizemos "Aham!" quando nos conectamos com algo que estava no fundo de nossas mentes, mas nunca havia se transformado em palavras. Ao ler este livro, compartilhe seu(s) "Aham(s)". Esses momentos de "epifania" são energizantes. Eles trazem novas ideias e o estimulam a aprender mais.

O que é mais importante – saber ou cuidar?

As pessoas não se importam com o quanto você sabe até que saibam o quanto você se importa.

Teddy Roosevelt

Efeitos da qualidade de vida dos enfermeiros

"Sabemos [que] se os prestadores de cuidados de saúde também forem saudáveis, é mais provável que falem [aos pacientes a respeito de saúde] e tenham credibilidade quando falam com os clientes sobre saúde." Enfermeiros, que representam 1% da população dos EUA, são responsáveis pelo bem-estar de seus pacientes, embora sejam uma população, em grande parte, não saudável. Eles sabem o que precisam fazer para melhorar sua saúde, mas estão aquém do restante da população em todas as medidas de saúde, exceto fumar.[28]

Marla Weston, CEO da American Nurses Association

Ambientes de trabalho saudáveis *versus* insalubres

"Trabalhei em uma unidade onde ninguém se dava bem, nunca se ouvia um obrigado, e eu odiava ir trabalhar. Agora trabalho em uma unidade em que o serviço que faço é reconhecido. Nunca ouvi meu chefe falar mal de outros colegas. Não sou alguém que vem trabalhar em busca de amigos, mas quero que trabalhemos juntos e façamos o trabalho. Que diferença é trabalhar em um ambiente no qual você é valorizado!" (Adaptado de uma postagem da American Nurses Association no LinkedIn).[19]

RESUMO E PONTOS-CHAVE

- Este capítulo se concentrou em descrever o que o pensamento crítico acarreta em várias situações (o próximo tem seu foco em como se tornar um pensador crítico)
- O pensamento crítico não significa simplesmente ser crítico. Significa não aceitar informações pelo que parecem ser sem avaliar se são reais e confiáveis
- O pensamento crítico é um termo amplo que inclui raciocínio clínico, julgamento e tomada de decisão
- Não existe *uma* definição certa de PC – há várias que se complementam e esclarecem

umas às outras, e uma definição pode se aplicar a uma situação, mas não a outra

- A expressão *pensamento crítico* é frequentemente usada de forma intercambiável com raciocínio clínico, julgamento clínico, resolução de problemas e *tomada de decisão*
- O pensamento crítico, o raciocínio clínico e o julgamento clínico são orientados por padrões profissionais, políticas, códigos de ética e leis (atos do exercício profissional específicos de cada estados e comissões estaduais de regulação da prática de enfermagem) – você deve saber o que está legalmente autorizado a fazer e como deve fazê-lo
- Assim como o processo de enfermagem, o sistema de raciocínio clínico mais utilizado entre os profissionais da saúde é a ADPIE (*avaliar, diagnosticar, planejar, implementar, evoluir*); o foco do ADPIE muda dependendo da função do profissional da saúde
- O raciocínio clínico ocorre em um contexto de desenvolvimento (evolução) de situações humanas; é fluido, dinâmico e cíclico, em vez de linear e gradual
- As habilidades de comunicação e relacionamento interpessoal, tais como envolver os pacientes, colaborar com outras pessoas e resolver conflitos, são essenciais para o pensamento crítico
- Os IPC pessoais (ver Boxe 1.2) são comportamentos que demonstram características que promovem o pensamento crítico. A capacidade de demonstrar IPC varia conforme as circunstâncias, como familiaridade com as pessoas e situações em questão
- O modelo de Quatro Círculos do Pensamento Crítico (ver Figura 1.6) dá uma ideia do que é preciso para pensar criticamente
- O pensamento crítico é como qualquer habilidade (p. ex., música, arte, atletismo). Cada um de nós tem seus próprios estilos e capacidades inatas ou aprendidas. Podemos melhorar tornando-nos autoconscientes, adquirindo instrução, praticando e buscando o *feedback* de outras pessoas
- É importante considerar o pensamento crítico a partir de três perspectivas diferentes: pensamento antecipado, pensamento em ação e repensar (pensamento reflexivo)
- Leia este capítulo para revisar as ilustrações e os Princípios Orientadores.

REFERÊNCIAS BIBLIOGRÁFICAS

1. Behind every healed patient is a critical thinking nurse. (Website). Retrieved from http://www.hcpro.com/NRS-257219-868/Blog-spotlight-Behind-every-healed-patient-is-a-critically- thinking-nurse.html.
2. Kavanagh J, Szweda C. A Crisis in competency: the strategic and ethical imperative to assessing new graduate nurses' clinical reasoning. *Nursing Education Perspectives*. 2017;38(2):57–62. https://doi.org/10.1097/01.NEP.0000000000000112.
3. Boyer S, Valdez-Delgado K, Huss J, et al. Impact of a nurse residency program on transition to specialty practice. *Journal of Nurses in Professional Development*. 2017;33(5):220–227. https://doi.org/10.1097/NND.0000000000000384.
4. Buttaccio J. *3 Reasons Many Nurses are Leaving the Profession*. Retrieved from http://dailynurse.com/3-reasons-many-nurses-leaving-profession/; 2017.
5. Quality and Safety for Nursing Education (QSEN) Competencies. (Website) Retrieved from http://qsen.org/competencies
6. Beauvais A, Kazer M, Aronson B, et al. After the gap analysis: education and practice changes to prepare nurses of the future. *Nursing Education Perspectives*. 2017;8(5):250–254. https://doi.org/10.1097/01.NEP.0000000000000196.
7. Institute of Medicine. *Assessing Progress on the IOM Report: The Future of Nursing*. Washington, DC: National Academies Press; 2015. Retrieved from http://www.nationalacademies.org/hmd/Reports/2015/Assessing-Progress-on-the-IOM-Report-The-Future-of-Nursing.aspx.
8. Sroczynski M, Conlin G, Costello E, et al. Continuing the creativity and connections: the Massachusetts initiative to update the nurse of the future nursing core competencies. *Nursing Education Perspectives*. 2017;38(5):233–236.

https://doi.org/10.1097/01.NEP.00000 00000000200.

9. Benner P. Educating nurses: A call for radical transformation five years later. In: *Northeast Ohio Deans' Roundtable 10th Anniversary Conference, Cleveland, Ohio.* 2015.

10. Secretary's Commission on Achieving Necessary Skills (SCANS). Learning a living: A blueprint for high performance. U.S. Department of Labor. Retrieved from http://wdr.doleta.gov/SCANS/lal/

11. American Association of Colleges of Nursing (Website). Retrieved from www.aacn.nche.edu

12. American Nurses Association (Website). Retrieved from http://nursingworld.org/

13. National Association for Associate Degree Nursing (Website). Retrieved from https://www.oadn.org/

14. National Council of State Boards of Nursing (Website). Retrieved from https://www.ncsbn.org

15. National League For Nursing (Website). Retrieved from http://nln.org/

16. The Joint Commission (Website). Retrieved from https://www.jointcommission.org/

17. The National Center for Interprofessional Practice and Learning (Website). Retrieved from https://nexusipe.org/

18. Tang Y. *Brain-based leaning and education: Principles and practice.* San Diego, CA: Academic Press-Elsevier, Inc; 2017.

19. Ennis R. *What is critical thinking?* Retrieved from http://criticalthinking.net/definition.html; 2017.

20. Snyder M. Critical thinking: A foundation for consumer-focused care. *The Journal of Continuing Education in Nursing.* 1993; 24:206–210.

21. Alfaro-LeFevre R. *Improving critical thinking, clinical reasoning, and clinical judgment.* Retrieved from https://www.nurse.com/; 2018.

22. NCSBN. *NGN News—Summer 2018.* Retrieved from www.ncsbn.org; 2018.

23. American Nurses Association. *Nursing scope and standards of performance and standards of clinical practice.* Washington, DC: American Nurses Publishing; 2015.

24. Alfaro-LeFevre R. *Evidence-based critical thinking indicators.* Retrieved from www.AlfaroTeachSmart.com; 2019.

25. Tanner CA. Thinking like a nurse: a research-based model of clinical judgment in nursing. *Journal of Nursing Education.* 2006;45(6):204–211.

26. Institute of Medicine. *To err is human: building a safer health system.* Washington, DC: National Academies Press; 2000. Retrieved from http://www.nap.edu/openbook.php?record_id=9728&page=1.

27. Zuriguel-Pérez E, Falcó-Pegueroles A, Roldán-Merino J, et al. Development and psychometrics properties of the nursing critical thinking in clinical practice questionnaire. *Worldviews on Evidence-Based Nursing.* 2017;14(4):257–264. https://doi.org/10.1111/wvn.12220.

28. Leins C. *Health Care Professionals' Quality of Life is Critical to Hospital Performance, Industry Leaders Say.* Retrieved from https://health.usnews.com/health-news/hospital-of-tomorrow/articles/2017-11-02/health-care-professionals-quality-of-life-is-critical-to-hospital-performance-industry-leaders-say; 2017.

2

Tornar-se um Pensador Crítico

VISÃO GERAL DO CAPÍTULO

Aprendizagem sobre ler sua própria mente, 26
Cinco estratégias principais, 26
Como sua personalidade afeta
  o pensamento, 26
Conexão com seu estilo de aprendizagem, 30
Autoeficácia: acredite em si mesmo, 31
Efeitos da ordem de nascimento,
  criação e cultura, 32
Diferenças geracionais, 32
Aplicação de princípios da inteligência
  emocional, 33
Comunicação eficaz, 34
Estratégias de comunicação, 36

Construção de relações, 37
Fatores que influenciam a capacidade de
  pensamento crítico, 38
Concentre-se nos desfechos (resultados), 42
Estratégias de pensamento crítico, 43
Indicadores de pensamento crítico de
  conhecimento e habilidades intelectuais, 47
Reflexão sobre o pensamento – solicitação
  de *feedback*,49
Exercícios de pensamento crítico, 50
Pense, compare, compartilhe, 50
Momentos críticos e outras perspectivas, 51

RESULTADOS DA APRENDIZAGEM

Depois de concluir este capítulo, você será capaz de:

1. Resumir cinco estratégias principais para se tornar um pensador crítico.
2. Explicar por que ter autoeficácia é fundamental para desenvolver o pensamento crítico.
3. Abordar como personalidade, estilo de aprendizagem, formação, cultura e diferenças geracionais afetam o pensamento.
4. Identificar estratégias para aproveitar ao máximo a inteligência emocional.
5. Explicar por que desenvolver confiança nos relacionamentos e seguir um código de conduta são fundamentais para promover o pensamento crítico.

6. Resumir os fatores pessoais e situacionais que afetam o raciocínio.
7. Citar pelo menos três hábitos que promovem o pensamento crítico e três que o impedem.
8. Explicar a relação entre objetivos e desfechos (resultados).
9. Descrever como o pensamento crítico se relaciona com a lógica, a intuição e a tentativa acerto-erro.
10. Avaliar o seu progresso em relação ao conhecimento e aos indicadores intelectuais de pensamento crítico (IPC).

CONCEITOS-CHAVE

Viés; preconceito; código de conduta; inteligência emocional; metas; intuição; autoeficácia lógica; sistemas de pensamento.
Ver também o capítulo anterior.

APRENDIZAGEM SOBRE LER SUA PRÓPRIA MENTE

Uma professora da primeira série que conheço conta esta ótima história: "Uma das minhas crianças entrou na aula parecendo satisfeito consigo mesma. Apontando para o meio da testa, ela anunciou: 'Acabei de perceber que posso ler *minha própria mente!*'". Outra amiga minha fala muito sozinha. Quando perguntada: "Por que você está falando sozinha?", ela responde: "Porque eu sou a única que faz algum sentido por aqui!".

Muitas pessoas compreendem pouco o seu próprio pensamento e, ainda *menos*, como os *outros* pensam. Embora eu não possa prometer que a leitura deste capítulo irá impedi-lo de falar sozinho, ele o *ajudará* a ter uma visão de como e por que você pensa da maneira que pensa, como e por que os *outros* pensam da maneira que pensam e o que você pode fazer para se tornar um pensador crítico. Quando o pensamento crítico faz tão parte de você que sua mente o torna um hábito, ele se torna a base para o sucesso em praticamente todos os aspectos da vida – desde o gerenciamento de desafios pessoais e profissionais até a realização de seus objetivos.

Neste capítulo, você examinará os fatores que afetam o pensamento e aprenderá estratégias que poderá utilizar para aproveitar ao máximo seu potencial de pensamento crítico.

CINCO ESTRATÉGIAS PRINCIPAIS

As cinco estratégias a seguir para se tornar um pensador crítico determinam a organização deste capítulo:

1. **Tenha percepção e autoconsciência:** como os especialistas descrevem o pensamento crítico? Como você o descreve pessoalmente? Você está ciente de como sua personalidade, seu estilo de aprendizagem e sua formação afetam o seu pensamento? Você está ciente de como os outros veem seu pensamento e comportamento (p. ex., você pode pensar que está sendo útil, mas os outros podem pensar que você está controlando)? Que fatores influenciam o pensamento? Que hábitos de pensamento você deve desenvolver? (o **Capítulo 1** abordou as duas primeiras perguntas; este capítulo o ajudará a responder as demais.)

2. **Crie confiança nos relacionamentos adotando um código de conduta que promova a comunicação respeitosa em todas as interações (Boxe 2.1)**. Comunicação hábil e *troca* aberta e honesta de fatos, pensamentos, ideias e sentimentos são essenciais.

3. **Esteja comprometido em desenvolver o conhecimento, as atitudes e as habilidades necessárias para o pensamento crítico.** Eles formam a base para hábitos de pensamento que o atendem bem em situações pessoais, profissionais e de aprendizagem.

4. **Utilize uma referência baseada em evidências** para garantir que todos em seu grupo tenham um entendimento comum do que envolve o pensamento crítico. Essas referências servem como "pontos de debate" para discutir o que está indo bem e o que precisa ser melhorado. Todos devem estar alinhados.

5. **Reflita sobre seus processos de raciocínio e peça** *feedback*. Você precisa saber o que está fazendo bem e o que pode fazer para melhorar. As avaliações formal e informal em relação ao seu pensamento e desempenho são fundamentais para melhorar.

Vamos começar examinando a primeira estratégia: "Tenha percepção e autoconsciência".

COMO SUA PERSONALIDADE AFETA O PENSAMENTO

Sua personalidade desempenha papel importante em como você pensa e aprende. Ela determina quais informações você observa, a maneira como você toma decisões e de quanta estrutura e controle você gosta. Conectar-se com as necessidades particulares de sua personalidade o ajuda a entender como e por que você pensa e age da maneira que age. Auxilia você a entrar em contato com seus talentos e pontos cegos e encontrar formas de melhorar. Compreender tipos de personalidade diferentes do seu o ajuda a perceber como e por que os *outros* pensam desse modo. Munido dessas informações, você pode facilitar "encontros de mentes".

Para entender melhor sua personalidade e estilo de pensamento, pense em onde você e outras pessoas que você conhece "se encaixam" nos vários estilos descritos nos **Boxes 2.2** e **2.3**.

Boxe 2.1 Código de conduta da equipe de saúde.

Como membro deste grupo/equipe, concordo em trabalhar para que o seguinte seja parte de minha rotina diária:

1. **Manutenção da segurança e do bem-estar do paciente e dos colegas da equipe como a principal preocupação em todas as interações, incluindo:**
   - Sempre me apresentar aos pacientes, familiares e funcionários que são novos para mim
   - Estar vigilante e monitorar as práticas de cuidado que aumentam os riscos de erros
   - Lembrar que ninguém é perfeito e que todos os seres humanos são vulneráveis a cometer erros
   - Assumir a responsabilidade de ser "uma rede de segurança" ao auxiliar colegas de trabalho, antecipando o que eles podem precisar e ajudando a evitar erros (p. ex., "Acho que essa luva está contaminada; deixe-me pegar uma nova" ou "Aqui está a agulha nova")
   - Fazer disso um princípio da equipe: "Se testemunharmos práticas antiéticas ou inseguras, é nossa responsabilidade abordá-las" (Primeiro, diretamente com a pessoa; depois, por meio de políticas e procedimentos, se necessári).

2. **Promoção de parcerias fortalecidas por:**
   - Valorizar o tempo e a contribuição que você dá para a equipe/grupo
   - Aceitar a diversidade de estilos – reconhecendo que você se conhece melhor e deve poder escolher suas próprias abordagens
   - Prometer ser honesto e tratar-se com respeito e cortesia
   - Promover a independência e o crescimento mútuo aplicando a Regra de Platina[1] (trate os outros como *eles* querem ser tratados, não presumindo que tenham as mesmas necessidades que *você*)
   - Ouvir abertamente novas ideias e outras perspectivas
   - Tentar "colocar-se na posição do outro"
   - Comprometer-se a resolver conflitos sem recorrer ao uso do poder
   - Assumir a responsabilidade pelo meu próprio bem-estar emocional (se me sinto mal com alguma coisa, é minha responsabilidade fazer algo a respeito)
   - Garantir que nós:
     - Mantenhamos o foco em nosso propósito e responsabilidades conjuntas para alcançá-los
   - Tomemos decisões juntos, tanto quanto possível
   - Percebamos que somos responsáveis pelos desfechos (consequências) de nossas ações
   - Temos o direito de dizer não, desde que isso não signifique negligenciar responsabilidades.

3. **Viabilização de uma comunicação aberta e um ambiente de trabalho positivo:**
   - Abordar problemas e comportamentos específicos
   - Reconhecer/desculpar-se caso tenha causado algum inconveniente ou cometido um erro
   - Fazer o "dever de casa" antes de tirar conclusões; validar todos os rumores que escuta
   - Manter a confidencialidade quando usado como confidente
   - Usar apenas UMA pessoa como confidente antes de decidir dar *feedback* ou relevar o problema
   - Verificar todos os boatos que ouvir
   - Redirecionar colegas de trabalho que estão falando sobre alguém para falarem diretamente com a pessoa
   - Abordar comportamento inseguro ou antiético diretamente e de acordo com as normas
   - Oferecer *feedback* conforme indicado:
     - Dentro de 72 horas, utilizando afirmações com "eu" ("Eu sinto..." em vez de "Você me faz sentir...")
     - Descrevendo comportamentos e dando exemplos específicos
     - Limitando o debate ao evento em questão, não discutindo o assunto e expressando a si mesmo, honesta e abertamente, o impacto do comportamento.

4. **Ser acessível e aberto a comentários por:**
   - Assumir a responsabilidade por minhas ações e palavras
   - Refletir objetivamente, em vez de culpar, defender ou rejeitar as críticas
   - Pedir esclarecimentos sobre os comportamentos percebidos
   - Lembrar que sempre há um pouco de verdade em cada crítica
   - Manter o foco no que posso aprender com a situação.

©2019 R. Alfaro-LeFevre. Reproduzido de http://www.AlfaroTeachSmart.com.

Boxe 2.2 Você sabe o que fazer quando alguém fica azul?

Aqui está uma teoria que dá um novo significado para ficar azul, vermelho, branco ou amarelo (não, isso não significa estar cianótico, inflamado, em choque ou com icterícia). O psicólogo Taylor Hartman usa cores para representar tipos de personalidade* (a propósito, ele diz que você não pode realmente *alterar* uma cor ou outra – você é o que *nasceu*). Hartman considera que cada um de nós, desde o nascimento, é abençoado com uma essência motivadora – um impulso para abordar a vida desde uma determinada perspectiva. Usando cores como rótulos, veja como ele descreve quatro tipos distintos de personalidade.

Os VERMELHOS têm tendência para o poder. Eles sabem como assumir o comando e fazer as coisas acontecerem. Os pontos fortes dos Vermelhos são que eles são confiantes, determinados, lógicos, produtivos e visionários. No entanto eles podem ser autoritários, impacientes, arrogantes, argumentativos e focados em si mesmos.

Os AZUIS buscam a intimidade. Adoram conhecer bem as pessoas, têm sentimentos fortes e gostam de falar sobre os detalhes do dia a dia. Os Azuis são criativos, atenciosos, confiáveis, leais, sinceros e comprometidos em servir os outros. Por outro lado, eles podem ser críticos, propensos a preocupações, dúbios, temperamentais e, muitas vezes, têm expectativas irrealistas.

Os BRANCOS lutam pela paz. Eles são pessoas independentes e alegres, que pouco solicitam as pessoas ao seu redor. Os Brancos são perspicazes, flexíveis, tolerantes, descontraídos, calmos, gentis. Mas eles tendem a evitar conflitos a todo custo, são hesitantes, silenciosamente obstinados e podem "explodir", porque se controlam tanto quanto ao que os incomoda, que apenas mais um problema os leva ao limite.

Os AMARELOS são motivados a se divertir e aproveitar o momento. Eles acordam felizes, sabem aproveitar a vida no momento presente e é simplesmente divertido estar perto deles. Os Amarelos são extrovertidos, entusiasmados, otimistas, populares e confiantes. No entanto tendem a evitar enfrentar os fatos e podem ser impulsivos, indisciplinados, desorganizados e não comprometidos.

A aplicação dos princípios do *Código de Cores* ajuda você a se conectar com unidades internas que muitas vezes estão adormecidas, esperando para serem aproveitadas de maneira positiva. Munido com esse conhecimento, é possível tomar melhores "decisões a respeito das pessoas", como estimular uma equipe ou conviver com pessoas difíceis. Imagine como você poderia aplicar essa teoria para ajudar um grupo a se reunir para uma apresentação. Você pode contratar um Vermelho produtivo e visionário para coordenar e liderar o projeto; um Azul atencioso e detalhista para fazer as apostilas; um Branco amante da paz e perspicaz para ser um "depósito humano de sugestões" (ninguém tem medo de se aproximar de um Branco); e um Amarelo divertido e amável para garantir que a aula seja mais do que algo sério (um pouco de diversão, humor e animação torna a experiência de aprendizado agradável e memorável).

Pense no que poderia acontecer nessa situação se você trocasse algumas dessas personalidades e tarefas! O *Código de Cores* facilita um primeiro passo fundamental para melhorar o pensamento – entendendo como e por que pensamos da maneira que pensamos (e como e por que os outros pensam da forma que pensam). São tempos desafiadores que exigem pensar e trabalhar em equipe. A aplicação desses princípios nos ajuda a gastar menos tempo girando as rodas, e mais tempo "engrenados", totalmente engajados no progresso. Para fazer o teste do *Código de Cores* ou solicitar o livro, acesse http://www.ColorCode.com.

*Resumido de Hartman, T. (2013). *The color code; the people code for dealing effectively with different personalities*. Sandy, UT: Autor

Fonte: Adaptado de Alfaro-LeFevre R. *Do You Know What to Do When Someone Turns Blue?* 1998. Reproduzido de http://www.nurse.com.

Boxe 2.3 Qual o seu estilo de pensamento? (Tipo Myers-Briggs)

Extrovertido	Introvertido
Pensa alto	Pensa para si mesmo
Revigora-se estando com as pessoas	Extrai sua energia do silêncio
Sensato	**Intuitivo**
Percebe o mundo discretamente por meio dos cinco sentidos	Percebe o mundo como um todo
Procura fatos	Procura significados
Pensamento	**Sentimento**
Utiliza dados objetivos	Utiliza dados subjetivos
Busca apenas decisões	Busca decisões justas
Julgamento	**Percepção**
Ordena o ambiente	Mantém as situações flexíveis e abertas
Gosta de planejar	Gosta de ser espontâneo

Dados de http://www.humanmetrics.com.

Tenha em mente que um estilo de personalidade não é *melhor* do que outro. O que importa é que você entenda que existem diferenças de estilo e que você (1) se conecte com seu próprio estilo, enaltecendo seus pontos fortes e trabalhando para superar as limitações; e (2) aprenda a se conectar com pessoas com estilos diferentes do seu, respeitando a necessidade de abordar os fatos à *sua* maneira. O **Boxe 2.4** lista os benefícios de ser sensível aos tipos de personalidade.

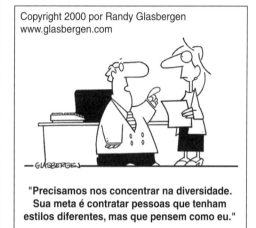

"Precisamos nos concentrar na diversidade. Sua meta é contratar pessoas que tenham estilos diferentes, mas que pensem como eu."

Reimpresso com permissão especial de http://www.glasbergen.com.

Boxe 2.4 Benefícios de ser sensível aos tipos de personalidade.

Parceria e formação de equipe
- Ajudar diversas personalidades a se unirem com compreensão e respeito, promovendo relacionamentos sólidos
- Manter o foco em objetivos comuns, melhorando a qualidade e a eficiência
- Ajudar a identificar estratégias para reduzir e resolver conflitos
- Facilitar a colaboração e aproveitar ao máximo os talentos individuais e da equipe.

Desempenho e manutenção
- Promover o pensamento crítico (as pessoas pensam melhor quando se entendem e confiam umas nas outras)
- Reduzir o estresse, possibilitando mais lucidez para encontrar soluções
- Aumentar a autoconfiança, fornecendo estratégias específicas de estilo.

Satisfação do consumidor e do paciente
- Facilitar a comunicação com pacientes e familiares "difíceis"
- Melhorar os desfechos (resultados), ajudando-se a adaptar abordagens para considerar as necessidades e desejos de diferentes personalidades
- Pacientes e famílias se sentem compreendidos, empoderados e motivados por receber cuidados que estão "em sincronia" com seus estilos próprios e específicos.

CONEXÃO COM SEU ESTILO DE APRENDIZAGEM

Conectar-se ao seu estilo de aprendizagem preferido pode fazer a diferença entre se esforçar para aprender – sentir-se frustrado e fracassado – e aprender com eficiência.

Muitas pessoas acreditam que aprendem mal. No entanto a realidade é que elas simplesmente não estão cientes de suas próprias preferências de aprendizagem. Por exemplo, um amigo disse uma vez: "O que mais gosto em computadores é que nunca fui um bom aluno, mas, com computadores, não importa, porque eu só tenho que descobrir as coisas por mim mesmo... e sou bom nisso". Aprender é *descobrir as coisas por si mesmo*. Quando você percebe as coisas por si próprio, você "possui o material e o torna seu". Você entende profundamente e retém mais. Se você não tem certeza sobre suas preferências de estilo de aprendizagem e estratégias, estude a **Tabela 2.1**.

Tabela 2.1 Estratégias para preferências de estilo de aprendizagem.

Preferências de aprendizagem	Estratégias para promoção de aprendizagem
Observadores (aprendizes visuais) Aprende melhor pela observação. Por exemplo, você prefere assistir a alguém aplicar uma injeção antes de ler o procedimento.	**Na sala, sente-se na frente para manter o foco no professor, e não no que está acontecendo ao seu redor.** Visualiza procedimentos em sua mente, em vez de tentar seguir etapas individuais. Nos laboratórios de habilidades, não vá primeiro. Em vez disso, observe seus colegas de classe e vá depois. Peça experiências de observação. Faça muitas anotações, desenhe mapas conceituais e use um marcador de texto. Reescreva suas anotações quando estiver estudando. Ao aprender novos termos ou conceitos ou tentar se lembrar de algo, escreva-os em *post-its* e coloque-os onde você os veja com frequência (p. ex., no espelho do banheiro, no computador). Visualize capítulos digitalizando títulos e ilustrações.
Executores (alunos cinestésicos) Aprende melhor em movimento, fazendo, vivenciando ou experimentando. Por exemplo, você prefere treinar com uma seringa e injetar em um manequim antes de ler o procedimento.	**Comece fazendo (p. ex., brinque com o equipamento antes de ler sobre como usá-lo)**, pois isso tornará a observação, a leitura e a audição mais significativas. Certifique-se de conhecer os riscos de fazer sem muito conhecimento e encontre maneiras de minimizá-los (p. ex., se você estiver jogando no computador, certifique-se de não poder apagar inadvertidamente um arquivo). Ao fazer anotações, use setas para mostrar as relações. Desenhe quadros e circule os conceitos-chave; use setas ao fazer diagramas e mapas conceituais. Ande enquanto repete as informações para si mesmo; escute um programa educacional enquanto anda de bicicleta. Grave as informações que você está tentando aprender e ouça o que gravou durante o exercício (p. ex., ao andar de bicicleta). Escreva palavras-chave no ar; use os dedos para ajudá-lo a se lembrar (dobre o dedo indicador enquanto memoriza um conceito e, em seguida, dobre o próximo para o próximo conceito e assim por diante). Mude de posição com frequência enquanto estuda; faça pausas curtas frequentes envolvendo atividades. Estude em uma cadeira de balanço; coloque uma música de fundo. Pergunte-se se pode fazer as tarefas de maneira ativa (p. ex., criar um cartaz, fazer parte de um grupo de discussão).

(continua)

Tabela 2.1 Estratégias para preferências de estilo de aprendizagem. (*continuação*)	
Preferências de aprendizagem	Estratégias para promoção de aprendizagem
Ouvintes (alunos auditivos) Aprende melhor ouvindo. Por exemplo, aprende melhor quando pode ouvir sem se preocupar em fazer anotações.	Sussurre enquanto lê, ouvindo suas palavras (especialmente importante ao ler as perguntas do teste). Escute a aula sem fazer anotações, focando em entender o que o professor diz e, em seguida, copie as anotações de outra pessoa. Grave as aulas e ouça a gravação duas ou três vezes antes das provas. Pergunte se você pode fazer um relato oral ou entregar um áudio para pontuação extra. Memorize inventando canções ou rimas. Estude com um amigo para conversar sobre as informações. Grave as informações importantes que são lidas em voz alta.

> **PRINCÍPIO ORIENTADOR**
>
> **Não há maneiras certas ou erradas de pensar ou aprender – existem apenas diferenças.** Conectar-se ao seu estilo preferido ajuda a identificar estratégias para aprender de forma eficiente à sua maneira. Quando você descobre as coisas *do seu jeito*, está pensando criticamente.

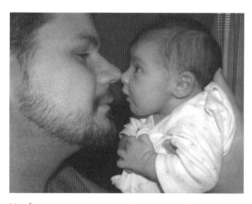

Você nasce com traços de personalidade únicos e hereditários. Sua ordem de nascimento, sexo, educação e cultura também afetam sua personalidade e preferências de aprendizado.

AUTOEFICÁCIA: ACREDITE EM SI MESMO

A autoeficácia – ter confiança em sua capacidade de realizar tudo o que precisa para atingir seus objetivos – é essencial para desenvolver o pensamento crítico. Atualmente, o aprendizado independente em um mundo complexo é a norma. Todos nós devemos ser autossuficientes. Pessoas com um forte senso de autoeficácia tendem a desafiar a si mesmas, recuperar-se melhor de contratempos e se esforçar muito para cumprir os compromissos.[2] Por outro lado, as pessoas com pouco senso de eficácia pensam que não podem ter sucesso. Elas são menos propensas a fazer um esforço sério e extenso e podem ver as tarefas difíceis como ameaças a serem evitadas. Essas pessoas geralmente têm aspirações baixas, o que pode resultar em desempenhos acadêmicos e clínicos decepcionantes e se tornar uma profecia autorrealizável.[2]

Com tanta competição no mundo atualmente, é fácil haver quedas nos níveis de confiança, com pensamentos como *Tenho mesmo o que é preciso para fazer isto?* O desenvolvimento da autoeficácia exige um autotreinamento considerável, conforme observado na seguinte citação:

> *"Você deve ser seu próprio instrutor. Se você não fala consigo mesmo nem se permite conversas estimulantes, comece agora. Foi-se o tempo em que apenas os loucos falavam consigo mesmos; agora, você perde a vez se não o fizer. Nossas mentes são coisas complicadas. Não podemos ceder à dúvida ou negatividade. Devemos nos concentrar nos aspectos positivos, pois o aprendizado e o desempenho dependem disso."*
>
> *– Jean T. Penny, PhD, ARNP*[3]

Se você tem pouco senso de autoeficácia, não se sinta mal com isso. Muitos dos desafios que você enfrenta são comuns. Não é só você! Você pode superar problemas com autoeficácia por meio de treinamento formal e informal. Um mentor, professor ou instrutor sensato pode ajudá-lo a colocar os fatos em perspectiva e identificar sentimentos subjacentes. Eles podem auxiliá-lo a entrar em contato com seus pontos fortes e a desenvolver maneiras de alcançar o sucesso.

EFEITOS DA ORDEM DE NASCIMENTO, CRIAÇÃO E CULTURA

Sua ordem de nascimento – se você é o primogênito, de quem se espera que seja o líder, ou o "bebê", que tinha poucas responsabilidades – afeta a forma como você pensa, assim como o estilo parental de seus pais. Se você foi criado por pais estritos e autoritários que insistiam que você "fizesse o que mandavam, sem perguntar", é provável que considere difícil abordar professores ou líderes para discutir problemas, pedir *feedback* ou dar sugestões. Muitos de nós precisam reunir coragem para superar inseguranças profundamente arraigadas que vêm das duras lições aprendidas na infância.

O local onde você cresceu e a cultura que você adota também afetam o pensamento. Por exemplo, em alguns países, questionar professores é considerado uma indelicadeza. No entanto, quando os alunos fazem perguntas, todos aprendem. Pense na coragem necessária para que o seguinte enfermeiro se apresentasse em um de meus *workshops* e me contasse sua dificuldade em fazer perguntas:

> *"Na minha cultura, fazer perguntas é desencorajado e um sinal de fraqueza e constrangimento. O que estou trabalhando e quero saber é como me tornar mais confiante e capaz [de] fazer perguntas. Eu percebo que é essencial para o pensamento crítico."*
>
> *– Participante do Workshop*

DIFERENÇAS GERACIONAIS

Cada geração tem experiências de vida coletivas que moldam seus valores, estilo de comunicação e o que se espera dos relacionamentos. Esteja você lidando com relações pessoais, de trabalho ou com pacientes, compreender as diferenças geracionais pode fazer a diferença entre mal-entendidos e fazer conexões que aproveitam ao máximo os talentos individuais. Estude a **Tabela 2.2**, que mostra valores e características de várias gerações.

Tabela 2.2 Valores e características geracionais.	
Geração	**Valores e características**
Veteranos/Geração silenciosa (Nascimento entre 1922 e 1946)	Respeito pela autoridade; trabalho duro; estoicismo; mínimo ou nenhum uso de tecnologia.
Geração baby boomers (pós-guerra) (Nascimento entre 1946 e 1964)	Consciência social; trabalho em equipe; concorrência; otimismo; esperam-se longas horas de trabalho; relação de amor-ódio com autoridade; formação contínua; muitos são desafiados pela tecnologia.
Geração X (Nascimento entre 1964 e 1980)	Equilíbrio vida/trabalho; autossuficiência; literacia tecnológica: humor irreverente; informalidade; assume riscos; aprendizado contínuo; quer *feedback*; pessimismo e ceticismo; aceitação da diversidade; vários graus de conhecimento de tecnologia.

(continua)

CAPÍTULO 2 Tornar-se um Pensador Crítico   33

Tabela 2.2 Valores e características geracionais. (*continuação*)

Geração	Valores e características
Geração Y/do milênio (Nascimento entre 1980 e 2000)	Equilíbrio vida/trabalho; empoderamento; liderança autêntica; segurança; privacidade; prontidão; ambientes de trabalho saudáveis; cultura de segurança e aprendizagem; diversidade; confiança; otimismo; trabalho em equipe; figuras de autoridade não temidas; gosto pela mudança, multitarefa e necessidade de *feedback* positivo; vestuário casual; divertido; cético e menos confiante nos outros; facilidade para usar a tecnologia.
Geração Z (Nascimento entre 2000 e 2012)	Semelhante à geração Y mais: flexibilidade entre vida e trabalho: trabalho on-line em um ritmo rápido; compartilhamento de observações acerca de várias questões, mídia e produtos; tecnologia digital como segunda natureza.

APLICAÇÃO DE PRINCÍPIOS DA INTELIGÊNCIA EMOCIONAL

As emoções afetam o raciocínio de modo profundo e intenso. Desde 1995 – quando o jornalista científico Daniel Goleman escreveu o livro inovador *Emotional Intelligence: Why It Can Matter More Than IQ* –, muitos especialistas estudaram como a inteligência emocional afeta o pensamento e o desempenho.[4]

Embora os termos *inteligência emocional (IE)*, *quociente emocional (QE)* e *quociente de inteligência emocional (QIE)* sejam usados de forma intercambiável, usaremos QE para mantê-lo simples. Goleman descreve QE como a capacidade de:

- **Reconhecer suas próprias emoções e as dos outros** (p. ex., "Estou chateado porque sinto que tudo o que ouço é que estou *errado*" ou "Essa pessoa parece chateada e preciso descobrir o porquê")
- **Discriminar entre os diferentes sentimentos e rotulá-los apropriadamente** (p. ex., "Os principais sentimentos aqui são raiva ou insegurança?")

- **Usar informações emocionais para orientar o pensamento e o comportamento** (p. ex., "Se você se sente inseguro aqui, vamos falar sobre isso primeiro")
- **Controlar ou ajustar suas emoções e comportamento para atingir seus objetivos** (p. ex., "Preciso manter a calma, mesmo que sinta que estou sendo ofendido" ou "Preciso mudar a forma como me aproximo das pessoas porque parece que elas se sentem como se eu as tivesse ofendendo").

Ser sensível às emoções alheias e aprender a lidar com comunicações difíceis afetam profundamente sua capacidade de pensar criticamente. Se você não pode aplicar os princípios de QE, suas grandes ideias e intenções se perderão em questões emocionais. Muitas pessoas não estão cientes de seus fortes e profundos sentimentos. Preste atenção às expressões faciais, um dos melhores indicadores de emoções (**Figura 2.1**). Esclareça o que você pensa e sente e o que os outros pensam e sentem – em seguida, ajuste seu comportamento para obter os melhores resultados. O **Boxe 2.5** mostra estratégias para desenvolver seu QE.

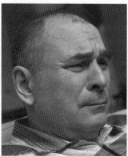 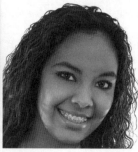 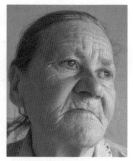

Figura 2.1 As expressões faciais são os melhores indicadores de emoções. Que emoções você lê nessas fotos?

Boxe 2.5 Desenvolvimento da inteligência emocional

Definição: saber reconhecer e controlar as emoções para obter resultados positivos.

1. **Conectar-se com as emoções.** Exponha seus sentimentos em palavras e, por meio do diálogo, ajude os outros a fazerem o mesmo ("Eu sinto... porque...". Se você está tentando se conectar com as emoções dos outros, pergunte: "Quais são seus pensamentos e sentimentos sobre isso?"). Nunca presuma que sabe o que outra pessoa está sentindo. Nunca espere que os outros saibam o que você está sentindo.
2. **Aceitar os verdadeiros sentimentos** pelo que são. Ninguém é culpado pelo que sente.
3. **Aprender a controlar o humor.** Reconheça a importância de se conectar com a forma como as emoções estão afetando o pensamento. Aprenda a controlar sentimentos como raiva, ansiedade, medo e desânimo.
4. **Não se preocupar muito com eventos isolados.** Os padrões de comportamento são o que importa. Não se preocupe com as pequenas coisas.
5. **Lembre-se de que as emoções "contagiam".** Se você está deprimido, pode desencadear depressão em outra pessoa. Se você estiver entusiasmado, pode despertar entusiasmo.
6. **Preste atenção aos níveis de estresse.** Quando a situação ficar difícil, reserve um tempo, concentre-se nos aspectos positivos, encontre senso de humor, divirta-se ou dê um passeio.

Recomendação: Consórcio para Pesquisa em Inteligência Emocional em Organizações (http://www.eiconsortium.org/); site de Daniel Goleman (http://www.danielgoleman.info/)

COMUNICAÇÃO EFICAZ

Se você dissesse: "Cite um hábito em que todos devemos trabalhar para melhorar o raciocínio", eu responderia: "Comunicar-se com eficácia". Tornar-se um pensador crítico requer o desenvolvimento de três habilidades principais de comunicação:

1. Ouvir atentamente para entender o ponto de vista das outras pessoas.
2. Sondar para obter as informações mais importantes sem julgamentos.
3. Transmitir seu ponto de vista de modo claro e sucinto.

Prestar atenção às mensagens verbais e não verbais é essencial para uma comunicação eficaz. A comunicação geralmente é baseada em mais de uma interação e é altamente influenciada por mensagens enviadas pelo *comportamento ao longo do tempo*. Por exemplo, você pode estar comprometido em prestar um bom atendimento ao paciente; entretanto, se chegar constantemente atrasado ao trabalho, passará uma mensagem diferente.

A comunicação com pacientes, familiares e membros da equipe de saúde é um desafio constante. Por exemplo, você deve escolher o melhor canal de comunicação a ser usado para obter os melhores resultados (p. ex., pessoalmente, por telefone ou mensagens eletrônicas). Adaptar o seu estilo para atender às preferências de comunicação das outras pessoas promove a troca oportuna de informações. Por exemplo, muitos de nós usamos mensagens de texto, porque é a única maneira de fazer que nossos familiares, pacientes e clientes respondam.

Em todas as comunicações importantes, pergunte: "Qual é a melhor maneira de se comunicar com essa pessoa nessa situação?". Frequentemente, isso significa usar mais de um canal de comunicação (p. ex., enviar um e-mail de acompanhamento após uma conversa verbal). Com problemas de comunicação, pergunte: (1) "O que, da perspectiva da outra pessoa, estou fazendo que contribui para esse problema?"; e (2) "O que posso mudar para fazer melhor?". Considere também onde você está em relação ao seu potencial de PC (**Figura 2.2**).

Ao longo deste livro, você tem muitas oportunidades de praticar habilidades de comunicação específicas no contexto de vários desafios (p. ex., fazendo relatórios de mudança de turno/plantão, lidando com conflitos e reclamações). Por enquanto, estude as comunicações no seguinte cenário. O que deu errado? O que deu *certo*? Como isso poderia ter sido tratado de forma diferente?

SITUAÇÃO HABILIDADES DE COMUNICAÇÃO QUE AFETAM OS DESFECHOS (RESULTADOS)

Os pais levam um menino ao pronto-socorro com um braço quebrado e dolorido. Eles são recebidos por Jane, a enfermeira, que decide quais pacientes serão atendidos primeiro. Enquanto coloca uma tala na criança, Jane comunica: "Vai demorar pelo menos 4 horas até que ele seja consultado". Os pais perguntam: "Devemos ir para outro lugar?". Jane responde: "Bem, será cobrada uma taxa por isso." Chateada com o ferimento do filho, a mãe grita com raiva: "Quatro horas é inaceitável!". Jane chama o segurança de plantão. A mãe diz: "Isso é humilhante! Estamos indo embora!". Enquanto os pais saem, Bob, outro enfermeiro, puxa-os para o lado e diz: "Escrevam uma carta para a Gestão de Risco sobre isso... foi TERRÍVEL o modo como foi resolvido".

Os pais escrevem uma carta descrevendo sua péssima experiência e também relatam o quão significativo foi a gentileza e a preocupação de Bob. Eles se perguntam se Jane estava apenas tendo um dia ruim. Algumas semanas depois, receberam uma ligação do hospital explicando que, devido a questões de privacidade, não havia muito o que dizer. No entanto a pessoa que ligou disse: "Jane não terá mais dias ruins em nosso hospital".

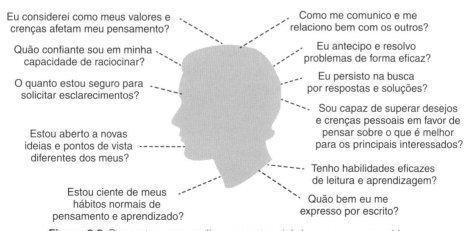

Figura 2.2 Perguntas para avaliar seu potencial de pensamento crítico.

ESTRATÉGIAS DE COMUNICAÇÃO

Aqui estão as estratégias de comunicação que afetam significativamente sua capacidade de obter as informações de que necessita para pensar criticamente.

- **Superar necessidades inatas de estar certo ou saber tudo** praticando dizer coisas como "Você está certo" e "Essa é uma boa pergunta!" (sim, às vezes é preciso prática para falar isso)
- **Objetivo de comunicação consciente.** Isso significa limpar sua mente da "desordem" e prestar atenção em onde você está no momento. Trabalhe para ter uma consciência aguçada da situação, das informações que você obtém e da interação das pessoas envolvidas na comunicação. Para estar atento, faça uma pausa antes de iniciar e, de vez em quando, durante a comunicação, para permitir que você se concentre
- **Sentar-se.** Ao sentar-se para conversar com alguém, você passa a mensagem de que reservará o tempo necessário para trocar pensamentos, sentimentos e ideias. Também o ajuda a estar presente "no momento"
- **Pensar antecipadamente – avalie sua "história pessoal" sobre a comunicação que você está prestes a ter.** Quais são seus pensamentos e sentimentos? Você tem preconceitos? Que suposições e julgamentos você fez? Qual é o seu nível de confiança? O que você pode fazer para ser mais objetivo e positivo na comunicação? Manter a objetividade, superar sentimentos ruins, focar no presente e expressar o desejo de desfechos positivos melhora a qualidade da comunicação
- **Considerar como a outra pessoa pode perceber você e a situação.** Pense nas diferenças culturais e nas preferências de comunicação. O que você pode fazer para deixar a outra pessoa mais confortável? Use uma linguagem clara, concisa e simples
- **Avaliar o seu nível de estresse e o da outra pessoa.** Escolha a hora e o lugar certos
- **Explicar que sua intenção não é julgar, mas entender** (p. ex., "Não estou aqui para julgar. Só quero entender o que está acontecendo")
- **Ouvir primeiro.** Procure entender os pensamentos e sentimentos que os outros estão expressando antes de tentar fazer que eles entendam *você*
- **Utilizar estratégias que o ajudem a ver outros pontos de vista**
  - Pedir esclarecimentos (p. ex., "Você pode esclarecer melhor?" ou "Ajude-me a entender...")
  - Utilizar frases como ou "Do seu ponto de vista" ou "Da sua perspectiva"
  - Repita o que você ouve (p. ex., "Você está dizendo..., correto?")
- **Ouvir com empatia.** Trabalhe para entender as lutas e preocupações da outra pessoa. Isso se chama "tente caminhar um quilômetro no lugar de outra pessoa", e pode ser feito seguindo-se os seguintes passos:[5]
  1. Limpe sua mente de pensamentos sobre como você vê a situação ou de preocupações sobre como vai reagir
  2. Concentre-se em ouvir os sentimentos e as percepções da pessoa
  3. Reformule os sentimentos e percepções como você os entende (p. ex., "Eu percebo que você está frustrado e com raiva").
  4. Desligue-se e volte ao seu próprio modelo de referência
- Utilizar estratégias que o ajudem a obter informações precisas e abrangentes. Por exemplo, use perguntas abertas (aquelas que exigem mais do que uma palavra como resposta: "Como você se sente sobre ir embora amanhã?")
- Usar estratégias que o ajudem a transmitir seu ponto de vista:
  - Espere até que a pessoa esteja pronta para ouvir
  - Ao expressar um ponto de vista, utilize frases que transmitam que você está dando uma opinião, e não fazendo uma imposição (p. ex., "Do meu jeito de ver...." ou "Da minha perspectiva...")
  - Peça à pessoa para repetir o que você disse (p. ex., "Preciso saber se você entende. Você pode explicar com suas palavras o que acabei de dizer?")

CAPÍTULO 2 Tornar-se um Pensador Crítico

- Demonstrar comportamentos que enviam mensagens como *Eu sou responsável*, *Eu posso ser confiável* e *Eu quero fazer um bom trabalho* (cumprir promessas, ser pontual, aceitar responsabilidade e respeitar o tempo dos outros)
- Quando causar um transtorno, cometer um erro ou ofender alguém, ofereça um sincero pedido de desculpas, assumindo a responsabilidade (p. ex., "Eu deveria ter sido mais consciente e lamento que isso tenha acontecido")
- Seja cortês e respeite o território alheio. Peça permissão (p. ex., "Posso auscultar seu tórax?", em vez de "Sente-se e deixe-me auscultar seu tórax")
- Mantenha a mente aberta e pratique a habilidade de escutar (**Boxe 2.6**)
- Para estratégias de comunicação específicas em situações desafiadoras, estude as seguintes habilidades no **Capítulo 7**: *Comunicação de más notícias* (**Habilidade 7.1**), *Lidar com reclamações de maneira construtiva* (**Habilidade 7.2**), *Dar e receber* feedback *construtivo* (**Habilidade 7.4**) e *Condução construtiva de conflitos* (**Habilidade 7.5**).

CONSTRUÇÃO DE RELAÇÕES

Esteja você lidando com pacientes ou colegas de trabalho, construir confiança nas relações é crucial para obter os resultados de que você precisa. Sem confiança, é provável que você tenha conversas superficiais – em vez de significativas –, porque as pessoas têm medo de falar o que pensam. O diálogo aberto e honesto acontece apenas quando há confiança entre os indivíduos. O *Desenvolvimento de parcerias empoderadas* (ver **Capítulo 7**, **Habilidade 7.3**) fornece estratégias para construir confiança nas relações.

PRINCÍPIO ORIENTADOR

As pessoas pensam melhor quando gostam e confiam umas nas outras. O primeiro passo para estabelecer confiança é concordar com um código de conduta e deixar claras as funções e responsabilidades. Seja sensível às diferenças de estilo e siga a *Regra de platina* ("Trate os outros como eles querem ser tratados"), em vez da *Regra de ouro* ("Faça aos outros o que gostaria que fizessem a você").[1] Isso muda seu pensamento de "Isso é o que eu gostaria nesta situação, então é isso que farei" para "Deixe-me primeiro entender o que os outros querem para que eu possa lhes dar".

Boxe 2.6 A importância de escutar

Escutar: uma arte perdida?

Não escutar uns aos outros nos separa da família, dos amigos e colegas de trabalho. Não aprendemos a escutar e, principalmente, escutar com empatia. Escutamos para preparar nossas respostas, seja para contar nossa própria história ou para dar conselhos. A maioria de nós está preocupada com a agitação de nossas próprias vidas e dá pouca atenção às necessidades dos outros de serem ouvidos. Escutamos como se esperassem que respondêssemos. Quando queremos ajudar alguém, ouvimos como podemos fazê-lo. Quando falamos acaloradamente, ficamos na defensiva e respondemos exaltadamente ou recuamos. – Michael Nichols, autor de *The Lost Art of Listening: How Learning to Listen Can Improve Relationships*

Escutar com receptividade: promoção da autoconsciência e crescimento profissional

Como parte de um programa de residência de enfermagem de 1 ano no Dartmouth Hitchcock Medical Center, em New Hampshire, facilitadores treinados em escuta receptiva (ouvir sem valorizar, julgar, ajudar ou mudar) se reúnem mensalmente em sessões de 90 minutos com pequenos grupos de novos enfermeiros. Os enfermeiros relatam que esse tipo de escuta cria um ambiente seguro que contribui para sua autoconsciência, renovação, aprendizagem, resolução de problemas e sentimento de pertencimento e conexão com a organização. A escuta receptiva também demonstrou benefícios diretos para os pacientes em um estudo de doutorado não publicado. Para mais informações, entre em contato com Ellen Ceppetelli em http://www.eliotgroupinstitute.com/.

FATORES QUE INFLUENCIAM A CAPACIDADE DE PENSAMENTO CRÍTICO

Você já se pegou dizendo: "Eu simplesmente não estava pensando" ou "Isso realmente me fez pensar – eu tive algumas ótimas ideias?". Todos nós nos sentimos assim uma vez ou outra. Nossa capacidade de pensar bem varia, dependendo de fatores pessoais e das circunstâncias atuais. Esta seção aborda fatores pessoais e situacionais que influenciam o pensamento.

Fatores pessoais que afetam o pensamento

Além da personalidade, estilos de aprendizado, ordem de nascimento, cultura, educação e tendências geracionais descritos anteriormente, considere como os seguintes fatores pessoais afetam o pensamento:

- **Saúde e felicidade.** Se você não está se sentindo bem, lutando contra a fadiga, o estresse ou outros sintomas, resta-lhe pouca energia para o pensamento crítico. Estudos mostram que pessoas infelizes são propensas a doenças.[6,7] Por isso líderes, organizações e comunidades estão estudando o que faz as pessoas felizes e o que pode ser feito para melhorar a felicidade e a sensação de bem-estar. Alguns fatos interessantes do *Relatório Mundial da Felicidade* – um estudo anual publicado pelas Nações Unidas – incluem: (1) são as suas conexões humanas, e não quanto dinheiro você tem, que o fazem feliz; e (2) muitas pessoas relatam ser mais felizes à medida que envelhecem.[7,8] Aprender a controlar seu humor e ser otimista pode aumentar sua capacidade de ser um pensador crítico – muita energia é perdida com preocupações e negatividade
- **Atenção plena e equilíbrio vida-trabalho.** Atenção plena (prestar atenção nos seus sentimentos, pensamentos e sensações corporais "no momento") e equilíbrio entre vida profissional e pessoal afetam a saúde e a felicidade. A vida, a escola e o estresse no trabalho podem criar "ciclos viciosos" – dias estressantes geralmente significam noites sem dormir. Reserve um tempo para cuidar de si mesmo para poder cuidar dos outros. As pessoas que se preocupam se "seu copo está meio cheio ou meio vazio" não estão dando atenção ao fato de que o copo pode ser preenchido por completo. Reserve um tempo para "encher seu copo" (p. ex., exercitar-se, beber muita água, comer bem e fazer atividades que tragam paz e alegria)
- **Equidade e desenvolvimento moral.** Pessoas justas e com um nível de maturidade de desenvolvimento moral são mais propensas a serem pensadoras críticas.[8,9] Faz sentido que aqueles que estão profundamente cientes de seus próprios valores tenham um bom senso de certo e errado e abordem as situações com uma atitude de "Devo considerar todos os pontos de vista e tomar decisões no melhor interesse dos envolvidos" – eles já são pensadores críticos
- **Idade e maturidade.**[8-11] Quanto mais velho você fica, melhor pensador você se torna. Existem duas razões lógicas para isso: (1) o desenvolvimento moral geralmente vem com a maturidade; e (2) a maioria das pessoas mais velhas teve mais oportunidades de praticar o raciocínio em várias situações. Perceba, entretanto, que, às vezes, essas pessoas são rígidas e obstinadas – nesse caso, a idade impede o pensamento crítico
- **Antipatias, preconceitos e tendenciosidades (vieses) pessoais.**[9] São fatores sutis, mas poderosos, que impedem o pensamento crítico. Perceba que a tendenciosidade (viés) difere do preconceito porque inclui situações pelas quais você é a favor e contra. Reconhecer esses fatores e superá-los para ser objetivo ajuda a pensar de forma mais justa e lógica
- **Autoconfiança.** Muitos autores abordam a necessidade de autoconfiança no raciocínio. Se você não está confiante, gasta muito do seu poder cerebral se preocupando com o fracasso, reduzindo a energia disponível para o pensamento produtivo. *Ocasionalmente*, a autoconfiança impede

o pensamento crítico; algumas pessoas se tornam excessivamente confiantes e acreditam que não podem estar erradas ou têm pouco a aprender com os outros
- **Experiências passadas.** A experiência é geralmente considerada um fator de *melhora*. Você se lembra melhor do que aprendeu com a experiência. Se, entretanto, sua experiência anterior for ruim, pode ser um fator inibidor. Por exemplo, se uma mãe teve uma experiência ruim ao amamentar seu primeiro filho, ela pode não estar disposta a considerar a amamentação dos filhos subsequentes
- **Conhecimento de resolução de problemas, tomada de decisão, processo de enfermagem e método científico.** A familiaridade com esses modelos aprimora o pensamento crítico porque eles formam a base para um raciocínio sólido
- **Avaliação e reflexão iniciais.** Quando você cria o hábito de avaliar previamente – refletindo sobre seu pensamento e verificando se suas informações são precisas, completas e atualizadas –, pode fazer as correções antecipadamente. Você evita tomar decisões com base em informações desatualizadas, imprecisas ou incompletas
- **Habilidades eficazes de escrita.** Quando você aprende como ser claro por escrito, você aplica princípios de pensamento crítico, como identificar uma abordagem organizada, decidir o que é relevante e se concentrar nas perspectivas dos outros
- **Leitura eficaz e habilidades de aprendizado.** Como o pensamento crítico geralmente requer que você use os recursos de forma independente, você deve saber como ler e aprender bem. Ter habilidades de leitura eficazes não significa saber ler rapidamente. Significa saber ler com eficiência, identificar o que é importante e tirar conclusões sobre o que o material implica.

Fatores situacionais que afetam o pensamento

Aqui estão alguns fatores situacionais que afetam o pensamento.

- **Consciência dos riscos.** Em geral, este é um fator de melhora. Quando você conhece os riscos, pensa com mais cuidado (você "pensa antes de agir"). Às vezes, a consciência dos riscos pode aumentar a ansiedade a um nível que impede o pensamento crítico. A maioria de nós lembra como foi difícil pensar criticamente quando aplicamos nossa primeira injeção
- **Conhecimento de fatores relacionados.** Conhecer os fatores relacionados com a criação de soluções é fundamental para o raciocínio clínico. Por exemplo, você pode ter conhecimento a respeito de diabetes, mas, se não *conhecer a pessoa* a quem vai ensinar sobre diabetes – estilo de vida, desejos e motivações –, é improvável que elabore um plano que a pessoa cumpra
- **Consciência de recursos.** A consciência dos recursos é essencial para o pensamento crítico. Ninguém sabe tudo. Você deve saber onde obter ajuda confiável (de recursos humanos e outros recursos de informação)
- **Reforço positivo.** O reforço positivo promove o pensamento crítico ao construir confiança e focar no que está sendo feito da maneira *certa*
- **"Conversa" negativa.** Concentrar-se demais no que pode dar errado impede o pensamento, porque drena sua confiança e desvia sua atenção do que você precisa fazer *certo*
- **Estilos de avaliação (julgamento).** Isso impede o pensamento crítico. Quando você pensa que alguém o está julgando, você despende mais energia cerebral se preocupando com o que a *outra pessoa* está pensando do que com o que *você* está pensando
- **Presença de fatores motivadores.** Ter fatores motivadores (que fazem você querer pensar criticamente) o incentiva a colocar seu cérebro "em marcha". Por exemplo, pense em como você está motivado para aprender algo quando um professor diz: "Você deve saber isso porque estará no teste e você se deparará com muito disso no ambiente clínico"

- **Limitações de tempo.** Podem ser fatores de melhora ou impedimento. Limitações de tempo podem ser fatores motivadores – os prazos nos estimulam a agir. Se houver pouco tempo, no entanto, você pode tomar decisões com mais rapidez do que gostaria e chegar a respostas pouco satisfatórias. É interessante notar que os tribunais são mais tolerantes com as decisões tomadas em situações de emergência do que com aquelas em que houve bastante tempo para se pensar
- **Distrações e interrupções.** Isso impede o pensamento por motivos óbvios – quanto mais distrações, mais difícil é manter o foco. Como as distrações e as interrupções causam erros, muitas organizações estão trabalhando para minimizá-las.

Hábitos que dificultam o pensamento crítico

Como seres humanos, todos nós temos hábitos profundamente enraizados que podem criar barreiras ao pensamento crítico. Tendo em mente que os seguintes hábitos são simplesmente da natureza humana, considere como eles impedem o raciocínio:

- **Autoconcentração.** Concentrar-nos em nós mesmos é uma herança dos primitivos instintos de sobrevivência. Nos primórdios da humanidade, as pessoas precisavam estar profundamente centradas em suas próprias necessidades para sobreviver. Ainda temos esse instinto. O pensamento crítico requer que você supere essa tendência natural e trabalhe para compreender as necessidades, as perspectivas e os desafios que são *diferentes* dos seus
- **O meu é melhor.** Nós temos a tendência de considerar nossas ideias, nossos valores, nossa religião, nossas culturas e nossos pontos de vista superiores aos dos outros. Para pensar criticamente, reconheça quando você está sendo tendencioso e com fortes visões pessoais "pró" ou "contra" que podem influenciar suas opiniões
- **Manter as aparências.** Temos um forte instinto de proteger nossa imagem – tentamos salvar as aparências. O pensamento crítico exige que aprendamos e cresçamos. À medida que aprendemos e crescemos, cometemos erros ou percebemos que nossas velhas maneiras de pensar ou fazer as coisas podem ser melhoradas. Para ser um pensador crítico, devemos estar confortáveis em dizer coisas como "Não tenho certeza", "Eu estava errado" ou "Tenho que pensar sobre isso"
- **Autodecepção.** Trata-se do esquecimento subconsciente de fatos sobre nós mesmos com os quais particularmente não nos sentimos bem. Um exemplo disso são os enfermeiros experientes que acreditam que nunca cometeram erros de aprendizado ou eram tímidos, nervosos ou inseguros quando iniciantes
- **Resistência à mudança.** Todos nós tendemos a resistir às mudanças. Muitas vezes, a mudança é considerada "culpada até que se prove sua inocência". Superar essa barreira não quer dizer abraçar cada nova mudança sem crítica. Significa estar disposto a suspender o julgamento por tempo suficiente para tomar uma decisão informada sobre se a mudança vale a pena (ver **Capítulo 7, Habilidade 7.7,** *Atravessar e facilitar a mudança*)
- **Conformidade.** Embora alguma conformidade – como seguir normas e procedimentos – seja boa, também há conformidade prejudicial, que é quando nos conformamos com o pensamento do grupo apenas para evitar sermos vistos como "diferentes". Conformar-se sem pensar restringe a capacidade de ser criativo e melhorar. Um exemplo de conformidade prejudicial é seguir as regras cegamente, mesmo que haja circunstâncias indicando claramente que elas não se aplicam a essa situação específica
- **Estereotipia.** Nós estereotipamos quando estabelecemos generalizações excessivas e inflexíveis sobre os outros (p. ex., *pessoas sem-teto não são muito inteligentes*). Quando nossas mentes estão determinadas e inflexíveis, é improvável que enxerguemos a realidade. Ao reconhecer nossa tendência para estereotipar, podemos fazer um esforço consciente para superar esse hábito

- **Necessidade de estar certo.** Todos nós precisamos estar certos, muitas vezes fechando nossas mentes para outras possibilidades. Sentir que alguém está dizendo que você está errado traz à tona sentimentos subconscientes de insegurança. Você tem que estar disposto a superar esse instinto e se perguntar: é mais importante estar certo do que ter a percepção do que preciso para melhorar e atingir objetivos comuns?
- **Fazer suposições (quando nossas mentes aceitam algo como fato, embora não o tenhamos examinado de perto).** Todos nos lembramos de ter dito algo como: "Eu estava errado quando presumi...". Stephen Covey, autor de *Os sete hábitos das pessoas altamente eficazes* (título em português), conta esta história tocante sobre fazer suposições:[5] um homem está sentado no metrô quando outro homem entra com três filhos pequenos. As crianças estão rebeldes, gritando e subindo nos assentos. O primeiro homem supõe que lhes falta disciplina. Aborrecido, ele diz ao pai: "Você não acha que deveria falar com eles e fazer que se comportassem?". O pai, parecendo um tanto atordoado, responde: "Estamos voltando do hospital para casa – a mãe deles acabou de morrer e eu não sei o que dizer a eles"
- **Concentre-se na primeira hipótese em que pensamos (tirar conclusões precipitadas).** Alguns médicos usam *palpites* em vez de hipóteses (p. ex., tenho um palpite de que essa pessoa tem problemas mentais). Ao contrário das suposições, que muitas vezes são subconscientes, as hipóteses são *deliberadas* (você decide que algo é verdadeiro com base em evidências limitadas). Hipóteses são importantes pontos de partida para a investigação ou solução de problemas. No entanto nossas mentes tendem a se ancorar na *primeira* hipótese que identificamos, antes que todas as evidências estejam presentes. Se a primeira hipótese em que pensamos estiver *incorreta*, *começamos* com a ideia errada, fazendo com que o restante de nosso pensamento

seja falho. Concentrar-se nas hipóteses erradas também é o que acontece nos próximos hábitos listados aqui
- **Visão estreita.** Nossas mentes tendem a se concentrar exclusivamente em um ponto de vista limitado. Um exemplo clássico de visão estreita é quando um enfermeiro psiquiátrico deixa de considerar se a confusão de alguém está relacionada com um *problema médico* e vice-versa (um enfermeiro médico-cirúrgico não consegue considerar se a confusão de alguém está relacionada com um *problema psiquiátrico*)
- **O mesmo tamanho serve para todos.** Quando temos estratégias que funcionaram bem no passado, é natural que as apliquemos em novas situações. Mas, se você não está obtendo os resultados esperados, supere essa tendência fazendo perguntas como: "O que eu presumi?", "O que estou perdendo?" e "O que devo fazer de forma diferente com base nessa pessoa e situação em particular?"
- **Escolher apenas um.** Quando deparamos com mais de uma opção, tendemos a escolher apenas uma. Esquecemos de pensar em questões como: "Há outras opções melhores?", "Podemos fazer *ambas*?", "Nós temos que fazer também?". Os iniciantes são mais vulneráveis ao hábito de *escolher apenas um*. Eles tendem a aceitar cegamente que, se escolheram pelo menos uma opção, tomaram uma boa decisão. Eles também tendem a presumir que deve haver *uma maneira melhor* de fazer algo, em vez de pensar que provavelmente há várias boas maneiras e que cada uma tem vantagens e desvantagens, dependendo das circunstâncias. Você pode superar essa tendência lembrando-se de perguntar: "Devo escolher apenas um jeito?", ou "Essa é a única maneira?", ou, ainda, "Que abordagens podemos combinar?".

Hábitos que promovem o pensamento crítico

O desenvolvimento de hábitos que promovem o pensamento crítico é um constante "trabalho em andamento". Tornar-se um pensador crítico requer autorreflexão, autocorreção e prática contínuas. Adquirimos conhecimento e experiência *com o tempo*. A seguir estão alguns hábitos de pensamento que podem afetar significativamente sua capacidade de pensamento crítico:

- **Ser proativo e responsável por sua própria vida.** Antecipe as respostas e aja antes que os fatos aconteçam
- **Assumir seu caminho.** Seu trabalho é importante e é um privilégio tê-lo. Mantenha-se concentrado – totalmente presente em tudo o que faz – e dedique-se integralmente a cada ação, interação e tarefa
- **Comunicar-se efetivamente.** Trabalhe para entender outros pontos de vista antes de apresentar os seus
- **Tornar-se um pensador sistêmico**, conforme descrito na seção em destaque a seguir.

Pensamentos sistêmicos[12,13]

- **Procurar** *relações entre as peças-chave do todo* (p. ex., como minha sensação de bem-estar é afetada pelo que está acontecendo na minha vida pessoal, no trabalho [ou na escola] e na minha comunidade?)
- **Pensar nas consequências das ações** (p. ex., se eu decidir mudar para outra comunidade, quais serão as consequências para minha família?)
- **Aprender como os fatos tendem a se resolver com o tempo** (p. ex., de acordo com o que li sobre mudança, se eu decidir me mudar, é provável que haja estresse e sensação de perda no início, seguidos por melhores sentimentos de novos começos e amizades depois de nos instalarmos)
- **Começar com uma finalidade em mente.** Identifique desfechos esperados claros. O que exatamente você deseja realizar? Torne seus objetivos e expectativas explícitos
- **Conhecer suas prioridades – colocar os fatos mais importantes em primeiro lugar.** Decida o que é importante e siga as prioridades a cada momento, dia a dia

- **Manter-se firme em quem você é – "afiar a serra"** (cuide de si física, emocional e espiritualmente).[6] Covey explica "afiando a serra" assim: *um homem está serrando o tronco de uma árvore por horas. A serra está cega e ele está exausto. Alguém sugere que ele faria melhor se afiasse a serra. O homem responde "não tenho tempo" e continua a trabalhar de forma ineficaz*
- **Mostrar boa vontade.** Seus pensamentos e ações positivos ajudam você e as pessoas ao seu redor. Não julgue os outros nem participe de fofocas ou negatividade
- **Pensar em ganhos recíprocos.** Busque o *benefício mútuo* em todas as interações humanas
- **Desenvolver bons hábitos de aprendizagem e manter-se comprometido com ela ao longo da vida.** Aprenda algo novo todos os dias e ajude outras pessoas a fazer o mesmo.

CONCENTRE-SE NOS DESFECHOS (RESULTADOS)

Os pensadores críticos concentram-se em desfechos (orientados para resultados). O que exatamente você está tentando realizar? Esta seção esclarece a relação entre metas e desfechos e explica por que criar o hábito de *concentrar-se nos resultados* é fundamental para o pensamento crítico.

Meta (intenção) *versus* desfecho (resultado)

Os termos *meta*, *objetivo* e *desfecho* têm significados semelhantes e costumam ser usados como sinônimos. Há, no entanto, uma diferença significativa entre eles:

- **Meta (objetivo)** indica a **intenção** geral, o que você pretende fazer. Exemplo: minha meta (ou objetivo) é ensinar sobre diabetes a Steve
- **Desfecho** indica **resultados mensuráveis** e específicos. *Exemplo*: depois que eu terminar de ensinar Steve, ele será capaz de demonstrar injeção de insulina e explicar

CAPÍTULO 2 Tornar-se um Pensador Crítico

como manterá sua glicose dentro da faixa normal por meio de dieta, exercícios e medicamentos.

As metas costumam ser vagas e podem ser idealistas. Os desfechos se concentram nos *benefícios claramente observáveis e nos resultados finais desejados*, forçando você a ser realista e refletir sobre os fatos. Use o seguinte ativador de memória para ajudá-lo a se lembrar desses dois termos.

G = G	Metas (*goals*) = intenção **g**eral (o que você planeja realizar)
O = O	Desfechos (*outcomes*) = resultados **o**bserváveis (o que você observará para determinar o quão bem cumpriu sua meta ou objetivo)

Pense no seguinte cenário, que mostra a importância e os desafios de esclarecer os desfechos.

SITUAÇÃO ELUCIDAÇÃO DOS DESFECHOS (RESULTADOS FINAIS): NÃO É TÃO SIMPLES

Um grupo se reúne para discutir a construção de uma ponte em uma pequena cidade. Alguém diz: "Vamos primeiro ter certeza de que todos concordamos com o resultado final". Vários membros consideram essa uma declaração idiota. O resultado final não será simplesmente que a cidade terá uma ponte? Uma ponte é um desfecho claro e observável, certo? Que tal se eu disser que esse é um pensamento muito limitado? O resultado final real em que você precisa se concentrar é que *quem quiser cruzar essa ponte será capaz de* *fazê-lo*. Você deve prestar atenção aos usuários finais – as pessoas que usarão a ponte. Isso significa começar fazendo perguntas como: "Quem usará essa ponte?", "Quanto espaço é necessário para que os veículos a atravessem?", "Quando houver mais tráfego, quanto pesará esse tráfego?", "Onde é o melhor lugar para essa ponte?". Se essas questões não forem levantadas no início, é provável que você acabe com uma ponte cara, inútil, inconveniente ou até mesmo perigosa.

PRINCÍPIO ORIENTADOR

A determinação dos desfechos exige que você se concentre nas pessoas-chave que demonstrarão que os resultados desejados foram alcançados. Na situação anterior, as pessoas-chave são aquelas que viajam pela ponte. Na área de saúde, são os pacientes, familiares, clientes, comunidades e consumidores.

Você terá oportunidades de praticar a determinação de resultados centrados no paciente (centrados no cliente) no **Capítulo 6** (Habilidade 6.14). Por enquanto, lembre-se de que, se ainda não pensou o suficiente sobre exatamente de quais *resultados finais* precisa, você não está pensando criticamente.

⚡ ESTRATÉGIAS DE PENSAMENTO CRÍTICO

Esta seção primeiro resume 10 questões consideradas centrais para o pensamento crítico e, em seguida, aborda o uso de lógica, intuição e tentativa acerto-erro.

Dez questões principais

Aqui estão 10 principais perguntas que você precisa fazer para promover o pensamento crítico em várias situações:

1. Que desfechos principais (resultados benéficos observáveis) você e as principais partes interessadas (p. ex., paciente, familiares e profissionais) esperam observar no paciente após a conclusão do atendimento? Seja o mais específico possível. Por exemplo, compare o desfecho vago na primeira situação aqui com o desfecho mais específico na segunda situação.

   Situação 1: Jody terá alta em 2 dias.

   Situação 2: Jody terá alta em 2 dias sob os cuidados de sua mãe, que será capaz de demonstrar a troca de curativo estéril até lá.

2. **Quais problemas e riscos prioritários devem ser gerenciados para alcançar os principais desfechos?**

Fazer esta pergunta ajuda você a priorizar. Você tem um limite de tempo – atribua prioridade máxima para abordar problemas, questões ou riscos que podem impedir o progresso na obtenção de resultados. Usando o exemplo anterior, a mãe de Jody diz a você que não tem conhecimento acerca da troca de curativos estéreis e também quer saber como pode melhorar suas habilidades maternas. Se o tempo for curto, dê prioridade a ensiná-la a troca do curativo e lidar com a questão de como ser uma mãe melhor, dando-lhe informações a respeito de materiais de referência e grupos de apoio.

3. **Quais são as circunstâncias (contexto) nessa situação particular do paciente?** A abordagem do pensamento crítico muda conforme as circunstâncias. Por exemplo, imagine que você está em uma aula e é questionado sobre como lidar com um paciente em choque. Você não tem certeza, mas acha que sabe, então é apropriado que você responda. Se você estiver no ambiente clínico, no entanto, tentar controlar o choque com base em conhecimentos incertos é perigoso.

4. **Quais conhecimentos e habilidades são necessários para cuidar desse paciente?** Ter conhecimentos e habilidades específicas de uma disciplina é essencial para o pensamento crítico. Por exemplo, como você pode pensar criticamente sobre como controlar a dor cardíaca se não conhecer suas causas e seus tratamentos comuns? Se você não souber quais conhecimentos e habilidades são necessários, provavelmente não sabe o suficiente para se envolver – peça ajuda.

5. **Quanto espaço há para erros?** Quando há menos espaço para erros, devemos avaliar cuidadosamente a situação, examinar todas as soluções possíveis e fazer todos os esforços para tomar decisões prudentes. Por exemplo, qual das seguintes situações tem menos espaço para erros e como sua abordagem para a tomada de decisões pode mudar em cada situação?

Situação 1: Você precisa decidir se deve dar um anti-histamínico sem prescrição médica a alguém que geralmente está bem de saúde.

Situação 2: Você precisa decidir se deve dar um anti-histamínico sem prescrição médica a alguém com vários problemas crônicos de saúde.

A primeira situação tem mais margem para erro porque a pessoa tem menos probabilidade de ter doenças preexistentes ou estar tomando medicamentos que podem interagir com o anti-histamínico. A segunda situação requer consulta com um médico.

6. **Quanto tempo você tem?** Se você tiver tempo de sobra, pode pensar de forma independente, usando recursos como livros didáticos. Se você não tem muito tempo, deve relatar o problema ao seu supervisor para garantir atenção oportuna. **A segurança e o bem-estar do paciente estão em primeiro lugar.**

7. **Que recursos humanos e de informação podem ajudar?** Identificar recursos (p. ex., livros, computadores ou especialistas) é essencial para obter as informações de que você precisa para pensar criticamente. Por exemplo, você não precisa saber todos os efeitos colaterais de todas as medicações. Em vez disso, saiba quando necessita de informações detalhadas. Procure o medicamento em um manual ou verifique com um farmacêutico para revisar cuidadosamente *todos* os efeitos colaterais.

8. **Quais perspectivas devem ser consideradas?** O pensamento crítico requer que você considere as perspectivas de todos os principais envolvidos; caso contrário, você corre o risco de ter propósitos conflitantes. Por exemplo, para desenvolver um plano eficaz de atendimento domiciliar, você deve considerar as perspectivas do paciente, dos familiares e de outros membros da equipe de saúde. Imagine o que poderia acontecer se você mandasse uma avó para casa com muitos medicamentos coloridos e todos se esquecessem de considerar a perspectiva de uma criança pequena em casa!

9. **O que está influenciando o pensamento?** Reconhecer fatores que podem influenciar, como preconceitos pessoais, nos ajuda a identificar interesses adquiridos, um passo importante para fazer escolhas justas. Por exemplo, um enfermeiro que é contra o aborto deve evitar trabalhar na área de ginecologia, na qual as decisões das mulheres podem dificultar a prestação de cuidados objetivos de enfermagem.

10. **O que deve ser feito para monitorar, prevenir, gerenciar ou eliminar problemas, questões e riscos identificados na pergunta 2 (e quem é responsável por isso)?** Por exemplo, se você tem um paciente acamado que passou por uma cirurgia, a prevenção de lesões cutâneas é um problema que deve ser tratado para prevenir lesões por pressão perigosas e garantir a alta em tempo hábil. Decida *quem* é responsável pelo *que* é essencial para garantir que nada "seja perdido".

PRINCÍPIO ORIENTADOR

Tornar-se um pensador crítico significa desenvolver excelentes habilidades de resolução e prevenção de problemas. Isso inclui sempre avaliar as situações completamente, ser proativo e determinar (1) quais desfechos (resultados) são mais importantes e (2) quais problemas e riscos prioritários devem ser tratados para atingir os desfechos.

Uso de lógica, intuição e tentativa acerto-erro

Vamos considerar como o conhecimento dos princípios da lógica, intuição e tentativa acerto-erro se relacionam com o pensamento crítico.

Lógica – raciocínio sólido com base em fatos (evidências) – é a base para o pensamento crítico. É a abordagem mais segura e confiável. Para todas as decisões e opiniões importantes, certifique-se de explicar a lógica do seu pensamento.

A intuição – uma parte valiosa do pensamento – é mais bem descrita como "saber algo sem evidências". Para os especialistas, palpites intuitivos aceleram a resolução de problemas, porque eles têm muito conhecimento experimental em suas cabeças. Para eles, o pensamento durante a ação é rápido, dinâmico e intuitivo. Os iniciantes devem confiar mais na lógica passo a passo. Lembre-se de que, às vezes, os fatos são contraintuitivos – o *oposto* do que sua intuição lhe diz. Em situações importantes, traga lógica ao seu pensamento e procure evidências para apoiar seus instintos. Se você não tem qualquer evidência para apoiar sua intuição, considere os riscos de agir apenas com base nela. Por exemplo, você consegue se lembrar de uma época em que fez algo no seu computador com base na intuição e acabou em um desastre? Isso também pode acontecer com os pacientes.

Tentativa acerto-erro – tentar várias soluções até encontrar uma que funcione – é arriscada, mas às vezes necessária. Use tentativa acerto-erro apenas quando houver espaço suficiente para erros, quando o problema puder ser monitorado de perto e quando as soluções tiverem sido pensadas de forma lógica. Um exemplo comum e útil de tentativa acerto-erro é procurar determinar a melhor maneira de fazer um curativo em um ferimento delicado – podem ser necessárias várias tentativas antes de determinar a melhor maneira.

Concentração no quadro geral e nos detalhes

Independentemente de você se ver como uma pessoa de "visão ampla" ou de "detalhes", é importante perceber que o pensamento crítico requer foco em *ambos*, tanto no quadro geral quanto nos detalhes – o todo e as partes. Pense nos seguintes exemplos:

- **O Sr. Martins tem problemas cardíacos.** Ele diz que está com dor no peito e tem medo de morrer. Tratar "o todo" (dor e ansiedade do Sr. Martins) e "as partes" (coração do Sr. Martins privado de oxigênio) é essencial para resolver a dor no peito (e, talvez, para salvar sua vida)

- **Você está tentando ensinar Antonia como cuidar de seu recém-nascido.** Você está bem preparado, com um material ótimo. Ela parece interessada, mas continua bocejando e não parece reter as informações por muito tempo. Por fim, você diz: "Existe um momento melhor em que poderíamos fazer isso?". Ela admite que não dormiu a noite toda e está muito cansada. Você volta mais tarde, depois que Antonia teve um bom descanso. Ela aprende prontamente. Nesse caso, prestar atenção a um detalhe importante (fadiga) o ajudou a ser um professor mais eficaz.

Lembre-se de fazer perguntas como: "Qual é o quadro geral aqui?", "Estou considerando as partes e o todo?" e "Estou prestando atenção aos detalhes mais importantes?".

Desenho de mapas conceituais, diagramas e árvores de decisão

Ao desenhar mapas conceituais, diagramas e árvores de decisão, você aprimora sua capacidade de pensamento crítico, ajudando seu cérebro a compreender relações complexas. Você aplica os princípios do *pensamento sistêmico* porque, com mapas e diagramas, você faz conexões entre uma coisa e outra; ao desenhar árvores de decisão, você ilustra as consequências das ações e se concentra em como os fatos provavelmente se desdobrarão ao longo do tempo.

Quando você desenha seu próprio mapa conceitual, diagrama ou árvore de decisão, isso ajuda a "personalizar" as informações e a "torná-las suas". Quando você estuda mapas, diagramas ou árvores de decisão bem elaborados, aprende mais rapidamente, porque seu cérebro entende melhor com "imagens" do que com palavras. Seu cérebro lida com as informações de forma diferente, dependendo de como são apresentadas. Por exemplo, qual das seguintes maneiras de exibir porcentagens é a mais fácil de entender?

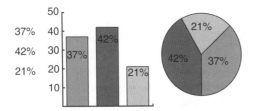

Ao tentar aprender ou ensinar algo a alguém, considere perguntas como: "Como podemos olhar para isso de forma diferente?", "Qual é a melhor forma de representar essas informações?", "Existe uma tabela, mapa conceitual, diagrama ou árvore de decisão que possa contribuir para a compreensão?".

Outras estratégias úteis

A seguir, estão algumas estratégias mais úteis que você pode usar para desenvolver hábitos de pensamento crítico:

- **Prestar atenção em como seu estilo de comunicar-se e seu comportamento afetam a comunicação.** Como as pessoas lhe estão respondendo? Elas parecem confiantes ou inseguras quando se comunicam com você? Você precisa fazer algumas alterações?
- **Desenvolver bons hábitos de investigação.** Desenvolva hábitos que ajudem na busca pela verdade, como manter a mente aberta, verificar as informações e reservar tempo suficiente
- **Antecipar as perguntas que os outros possam fazer.** Isso pode incluir: "O que meu instrutor deseja saber?", "O que os pacientes precisam saber?", "O que o médico vai querer saber?". Isso ajuda a identificar um escopo mais amplo de perguntas que devem ser respondidas para se obter informações relevantes
- **Perguntar "O que mais?".** Altere "Já fizemos tudo?" para "O que mais precisamos fazer?". Perguntar "O que mais?" leva você a olhar mais longe e ser mais completo
- **Perguntar "E se?".** Por exemplo, "E se o pior acontecer?" ou "E se tentarmos de outra maneira?". Isso o auxilia a ser proativo em vez de reativo. Aumenta a sua criatividade e ajuda a colocar as situações em perspectiva
- **Perguntar "Por quê?".** Para entender algo completamente, você deve saber o que é e *por que é assim*. Há um ditado: "Ela, que sabe o quê e como, tem chances de conseguir um bom emprego. Ela, que sabe o porquê, provavelmente é a sua chefe"
- **Pensar em voz alta ou escrever seus pensamentos.** Quando coloca seu pensamento em palavras, você torna explícitas suas

ideias, razões e lógica, tornando mais fácil avaliar e corrigir a si mesmo

- **Pedir a um especialista para pensar em voz alta** (p. ex., "Você pode me dizer como normalmente lida com situações como essa?"). Quando você pede aos especialistas para pensarem em voz alta, geralmente aprende abordagens sistemáticas para resolver problemas e tomar decisões
- **Procurar falhas em seu pensamento.** Faça perguntas como: "O que está faltando?" e "Como isso poderia ser melhorado?". Se você não procurar falhas, é improvável que as encontre. Depois de encontrá-las, é possível corrigi-las antecipadamente
- **Pedir que outra pessoa aponte falhas em seu pensamento** (p. ex., "Aqui está o que estou pensando... Estou perdendo alguma coisa?"). Isso oferece um "novo olhar" para a avaliação e pode trazer novas ideias e perspectivas
- **Interpretar com suas próprias palavras.** A paráfrase ajuda a entender as informações usando uma linguagem familiar (a sua)
- **Comparar e contrastar (o que é igual e o que é diferente?).** Isso o força a olhar de perto para as *partes* de algo, bem como para o *todo*, ajudando-o a se familiarizar com as duas situações que está vendo. Por exemplo, se eu lhe pedir para comparar e contrastar dois tipos de maçã, você terá que olhar atentamente para ambos e sentir o gosto de cada um. Como resultado, é mais provável que você se lembre melhor de cada tipo de maçã
- **Organizar e reorganizar as informações.** Organizar as informações auxilia a ver certos padrões, mas pode fazê-lo *sentir falta* de outros. Reorganizá-las ajuda a ver alguns desses outros padrões. Por exemplo, compare os seguintes grupos de números (cada grupo contém os mesmos números organizados de maneira diferente). Que padrões você vê e quais são mais fáceis de lembrar?

36345643   34343656   33344566

- **Revisitar as informações.** Ao dar "uma segunda chance" a algo – voltando e estudando-o novamente –, você o vê de forma diferente
- **Substituir as frases "Não sei" ou "Não tenho certeza" por "Preciso descobrir".** Isso mostra que você tem confiança e capacidade de encontrar respostas e se mobiliza para localizar recursos
- **Não se levar muito a sério – transforme os erros em oportunidades de aprendizado.** Você não é o único que comete erros. Os erros geralmente são trampolins para melhorias. Se você não está cometendo erros, talvez não esteja tentando algo novo. Crie redes de segurança (fatores que o ajudem a evitar erros). Aprenda a rir de suas áreas sensíveis. Por exemplo, tenho tendência a perder objetos, uma característica embaraçosa que tentei mudar. Desde que alguém me chamou de "professora distraída", eu simplesmente rio e encontro maneiras de lidar com essa característica (como carregar chaves em um cordão em volta do pescoço). O humor reduz o estresse; "martirizar-se" o aumenta.

INDICADORES DE PENSAMENTO CRÍTICO DE CONHECIMENTO E HABILIDADES INTELECTUAIS

Ser um pensador crítico significa reconhecer que você precisa adquirir conhecimentos e habilidades específicas da disciplina para raciocinar bem em várias profissões (p. ex., engenharia *versus* saúde). Esta seção aborda indicadores de pensamento crítico (IPC) relacionados com o conhecimento e as habilidades intelectuais de que você precisa para prestar um cuidado seguro e eficaz (**Boxes 2.7** e **2.8**). Compreender esses IPC de *conhecimento* e de *habilidade intelectual* ajuda a responder às perguntas: "O que eu preciso saber?" e "O que eu tenho que ser capaz de fazer?".

Lembre-se de que o desenvolvimento de IPC de *habilidade intelectual* (ver **Boxe 2.8**) requer que você seja capaz de aplicar os IPC de *conhecimento* (ver **Boxe 2.7**). Por exemplo, para *distinguir o normal do anormal* (listado no **Boxe 2.8**), você deve aplicar o *conhecimento do funcionamento normal e anormal* (listado no **Boxe 2.7**).

Determine sua posição em relação a ter IPC de *conhecimento* e *habilidades intelectuais*; avalie sua capacidade de demonstrar cada um dos indicadores usando a escala de 0 a 10 na p. 49.

Boxe 2.7 Indicadores de pensamento crítico que demonstram conhecimento

(Os requisitos variam, dependendo da prática especializada [p. ex., pediatria *vs.* cuidados de adultos].)

Esclarecer o conhecimento de enfermagem
- Terminologia médica e de enfermagem
- Enfermagem *versus* modelos médicos e outros, funções e responsabilidades
- Escopo da prática de enfermagem (qualificações; normas, leis, regras e regulamentos aplicáveis)
- Anatomia, fisiologia e fisiopatologia relacionadas
- Conceitos espirituais, sociais e culturais
- Crescimento e desenvolvimento normais e anormais (implicações pediátricas, adultas e gerontológicas)
- Função normal e anormal (biopsicossociocultural-espiritual)
- Fatores que afetam a função normal (biopsicossociocultural-espiritual)
- Princípios de nutrição e farmacologia
- Saúde comportamental e controle de doenças
- Sinais e sintomas de problemas comuns e complicações
- Processo e teorias de enfermagem, pesquisa e prática baseada em evidências.

- Razões por trás das normas, procedimentos e intervenções; implicações de exames de diagnóstico
- Princípios éticos e legais
- Manejo de risco e controle de infecção
- Padrões de segurança e de trabalho saudáveis e princípios de aprendizagem e culturas de segurança
- Inter-relação de disciplinas e sistemas de saúde
- Recursos de informações confiáveis.

Esclarecer o autoconhecimento
- Vieses (tendenciosidades) pessoais, valores, crenças, necessidades
- Como a própria cultura, pensamento, personalidade e preferências de estilo de aprendizado diferem das dos outros
- Nível de comprometimento com a missão e os valores organizacionais.

Demonstrar
- Habilidades focais de avaliação de enfermagem (p. ex., sons respiratórios ou avaliação do acesso venoso)
- Resolução de problemas matemáticos para cálculos de medicamentos
- Habilidades técnicas relacionadas (p. ex., tubo nasogástrico ou outro controle de equipamento).

Fonte: Alfaro-LeFevre R. *Evidence-Based Critical Thinking Indicators.* 2019. Reproduzido de http://www.AlfaroTeachSmart.com. Todos os direitos reservados. Proibido o uso sem permissão.

Boxe 2.8 Indicadores de habilidades intelectuais de pensamento crítico

Processo de enfermagem e habilidades de tomada de decisão
- Comunicar-se com eficácia oralmente e por escrito
- Aplicar padrões, princípios, leis e códigos de ética
- Tornar a segurança e o controle de infecções uma prioridade; prevenir e lidar com os erros de forma construtiva
- Incluir paciente, familiares e principais interessados na tomada de decisões; ensinar ao paciente, a si mesmo e aos outros
- Identifica o propósito e o foco da avaliação
- Avaliar de forma sistemática e abrangente, conforme indicado

- Distinguir o normal do anormal; identificar os riscos de situações anormais
- Diferenciar o relevante do irrelevante; agrupar dados relevantes
- Identificar suposições e inconsistências; verificar a precisão e a confiabilidade (validar os dados)
- Reconhecer informações ausentes; obter mais dados conforme necessário
- Concluir o que é conhecido e desconhecido; tirar conclusões razoáveis e fornecer evidências para apoiá-las
- Identificar os problemas e sua(s) causa(s) subjacente(s) e fatores relacionados; incluir as perspectivas do paciente e da família

(continua)

CAPÍTULO 2 Tornar-se um Pensador Crítico   49

Boxe 2.8 Indicadores de habilidades intelectuais de pensamento crítico (*continuação*)

- Reconhecer mudanças no estado do paciente; agir apropriadamente
- Considerar várias ideias, explicações e soluções
- Determinar desfechos individualizados e utilizá-los para planejar e prestar cuidados
- Manejar riscos e prever complicações
- Pesar riscos e benefícios; antecipar consequências e implicações – individualizar intervenções de acordo
- Definir prioridades e tomar decisões em tempo hábil
- Reavaliar para monitorar os desfechos (respostas)
- Promover saúde, função, conforto e bem-estar
- Identificar questões éticas e tomar as medidas adequadas
- Utilizar recursos humanos e de informação; detectar vieses.

Habilidades adicionais relacionadas
- Defender os pacientes, a si mesmo e os outros
- Estabelecer sólidas parcerias com pacientes, familiares, amigos e colegas de trabalho

- Promover relações interpessoais positivas; abordar os conflitos de forma justa; promover um ambiente de trabalho saudável e culturas de aprendizado
- Promover a aprendizagem e o trabalho em equipe (concentrar-se em objetivos comuns, respeitar a diversidade; incentivar os outros a aprender e contribuir à sua maneira)
- Facilitar e atravessar a mudança
- Organizar e administrar o tempo e o ambiente
- Fazer e receber críticas construtivas
- Delegar de forma adequada (fazer corresponder as necessidades do paciente com as competências do funcionário; determinar as necessidades de aprendizado do funcionário; supervisionar e ensinar conforme indicado; monitorar os resultados pessoalmente)
- Liderar, inspirar e ajudar outras pessoas a se moverem em direção a objetivos comuns mutuamente definidos
- Demonstrar pensamentos sistêmicos (mostrar consciência das relações existentes dentro e entre os sistemas de saúde).

Fonte: Alfaro-LeFevre R. *Evidence-Based Critical Thinking Indicators*. 2019. Reproduzido de http://www.AlfaroTeachSmart.com. Todos os direitos reservados. Proibido o uso sem permissão.

---

0 = Não consigo demonstrar este indicador neste momento.

10 = Este indicador é basicamente um hábito para mim.

Se você é um iniciante, não se preocupe com pontuações baixas ao se comparar com os IPC. Essas habilidades são desenvolvidas no trabalho por meio da prática e da experiência. Você também pratica o desenvolvimento dessas habilidades à medida que completar os exercícios ao longo do livro.

REFLEXÃO SOBRE O PENSAMENTO – SOLICITAÇÃO DE *FEEDBACK*

Vamos terminar este capítulo abordando brevemente o quinto ponto-chave para se tornar um pensador crítico: reservar tempo para refletir sobre seu raciocínio, conversar com

outras pessoas acerca de estratégias de raciocínio e pedir *feedback* sobre como os outros veem seu pensamento são atitudes essenciais para a melhoria. O que você aprende ao pedir *feedback* pode surpreendê-lo ou confirmar que você só precisa continuar a fazer o que está fazendo. O uso de ferramentas baseadas em evidências, como os IPC, ajuda a fornecer um ponto de referência durante as discussões sobre as habilidades de pensamento crítico. A **Figura 2.2** oferece outra maneira de refletir sobre sua posição em relação a alcançar seu potencial de pensamento crítico.

Como o *feedback* é frequentemente associado à avaliação de desempenho, entraremos na complexidade de avaliar o raciocínio no próximo capítulo, quando discutirmos as melhores práticas de avaliação do pensamento.

❓ EXERCÍCIOS DE PENSAMENTO CRÍTICO

Encontre exemplos de respostas no Apêndice I.

1. **Preencha as seguintes lacunas, escolhendo entre as seguintes palavras:** hipótese, autoeficácia, comunicação, conclusões, intenção, desenvolvimento, suposições, início, mudança, personalidade, afeto, resultados.

    A. Os principais passos para desenvolver o potencial de pensamento crítico incluem tornar-se consciente de (a) _____ e preferências de aprendizagem e identificação de fatores que (b) _____ raciocínio.

    B. Tornar-se um pensador crítico requer (a) _____ hábitos que promovem o pensamento crítico e (b) _____ hábitos que impedem o pensamento crítico.

    C. Se você tivesse que escolher apenas *uma* habilidade para desenvolver e se tornar um pensador crítico, deveria ser _____.

    D. As hipóteses são semelhantes a _____, exceto que você as faz deliberadamente, em vez de inconscientemente.

    E. A geração de hipóteses é um ponto _____ importante para investigação.

    F. Ancorar sua mente no primeiro (a) _____ que você pensa é um erro de raciocínio comum, porque você deixa de considerar ideias alternativas e (b) _____.

    G. Seu nível de confiança relacionado com sua capacidade de aprender habilidades específicas é denominado _____.

    H. Metas e objetivos geralmente se concentram em geral (a) _____; os desfechos se concentram em (b) _____ específicos e mensuráveis.

2. O pensamento emocional é aquele impulsionado pelos sentimentos: como isso se relaciona com o pensamento crítico?

3. Compare e contraste a *Regra de ouro* com a *Regra de platina*.

4. Existem alguns fatos que são quase impossíveis de entender sem mapear – mas são fáceis de entender se você desenhar um mapa conceitual. Por exemplo, responda à seguinte pergunta: Margarete e Joyce são primas de primeiro grau. Margarete tem uma filha, Heidi, que tem um filho, Eric. Joyce tem uma filha, Paula, que tem uma filha, Laura. *Como Laura e Eric estão relacionados?*

    a. Primos de primeiro grau

    b. Primos de segundo grau

    c. Primos de terceiro grau

5. Para entrar em contato com a tendência humana de fazer suposições, responda ao seguinte enigma. **Enigma:** Jack e Gil foram encontrados mortos no chão, rodeados por água e pedaços de vidro quebrado. Não havia sangue. O que aconteceu?

6. Usando suas próprias palavras e dando um exemplo, explique a relação entre objetivos e desfechos.

7. Qual é a relação entre IPC de *conhecimento* (ver **Boxe 2.7**) e IPC *intelectuais* (ver **Boxe 2.8**)?

👥 PENSE, COMPARE, COMPARTILHE

Com um parceiro, em grupo ou em uma anotação no caderno:

1. Compartilhe como os comportamentos no *Código de conduta da equipe de saúde*, no **Boxe 2.1**, promovem relações de confiança; analise o que poderia acontecer se os comportamentos não fizessem parte do código.

2. Discuta o que se segue em relação a: Você sabe o que fazer quando alguém fica azul? (ver **Boxe 2.3**) e Qual é o seu estilo de pensamento? (ver **Boxe 2.4**).

    a. Qual é o seu estilo de pensamento e o principal motivo segundo o *Código de cores* de Hartman e o Indicador de tipo Myers-Briggs?

    b. Com quais personalidades e estilos de pensamento são difíceis de trabalhar e como você pode melhorar sua

capacidade de trabalhar com pessoas que têm esses estilos?
c. Como sua ordem de nascimento, cultura e formação afetaram seu estilo de pensamento?
3. Compartilhe sua posição em relação à Tabela 2.1; tente "sair de sua caixa de estilo de aprendizado" e usar algumas das outras estratégias de estilo.
4. Pensamentos negativos persistentes podem levar à – ou ser um sinal de – *depressão*, um grande problema de saúde. Muitas pessoas, no entanto, nem mesmo estão cientes de que a maior parte de seu pensamento é negativa. Discuta o que é possível fazer se você ou alguém que conheça parece ter pensamentos negativos constantes. Pense em algo que você pode fazer todos os dias para se sentir feliz; pense em algo que você pode fazer para ajudar os pacientes a se sentirem felizes.
5. Compartilhe como você se saiu quando avaliou sua capacidade de demonstrar os IPC relacionados com o *conhecimento* e as habilidades *intelectuais* (ver os Boxes 2.7 e 2.8).
6. Faça o teste de avaliação do estresse em http://www.teachhealth.com. Compartilhe as fatos estressantes em sua vida. Como você está lidando com eles? Que comportamentos saudáveis podem ajudar?
7. Estude as *Principais partes do cérebro envolvidas no pensamento* no Apêndice F. Decida como a capacidade de pensamento seria afetada por danos cerebrais no lobo frontal ou hipocampo.
8. Escolha um dos seguintes artigos para discutir:
- Treine sua mente para ser mais forte do que suas emoções ou você vai se perder o tempo todo. https://themindsjournal.com/gotta-train-mind-stronger/
- Bohem L. *Seven Elements of Effective Clinical Communication* (blog). Reproduzido de https://www.vocera.com/blog/seven-elements-effective-clinical-communication
- Helliwell J, Layard R, Sachs J. World Happiness Report, 2018. Reproduzido de http://world-happiness.report/
- Yoshikawa Y, Ohmaki E, Kawahata H et al. Benefitial effect of laughter therapy on physiological and psychological function in elders. *Nursing Open*. 2018. Reproduzido de https://onlinelibrary.wiley.com/doi/full/10.1002/nop2.190 https://doi.org/10.1002/nop2.190
- Alfaro-LeFevre R. Happiness: The evidence behind the emotion. 2018. Reproduzido de https://www.nurse.com (pode haver custo).
9. Compartilhe sua posição em relação à compreensão dos conceitos-chave e à obtenção dos resultados de aprendizagem no início deste capítulo.
10. Discuta seus pensamentos sobre os seguintes *Momentos críticos e outras perspectivas*.

MOMENTOS CRÍTICOS E OUTRAS PERSPECTIVAS

Seja você mesmo, mude a si próprio, mantenha a mente aberta

- *Seja você mesmo. Todos os outros já existem.* Oscar Wilde
- *Melhorar o pensamento ajuda a desenvolver a ferramenta mais importante que você tem: você mesmo. Eu tenho um cérebro muito estranho. Mas eu gosto – é o único que tenho.* Ruth Hansten, RN, PhD[14]
- *Não ser genuíno e autêntico – traindo seus verdadeiros sentimentos e crenças – apenas para ser agradável e aceito cria uma carga emocional que esgota seu cérebro e sua alma*
- *Para mudar o mundo, você precisa primeiro mudar a si mesmo.* Autor desconhecido
- *As mentes são como paraquedas. Funcionam melhor quando abertas.* Autor desconhecido.

Como pensar como Einstein

- *Não é que eu seja inteligente, é que fico com os problemas por mais tempo.* Albert Einstein
- *Você não inspira os outros sendo perfeito. Você os inspira pela maneira como lida com suas imperfeições.* Desconhecido
- *Ser um pensador crítico significa ter confiança para admitir suas falhas e o que você não sabe.* Melani McGuire, ARNP.[15]

O maior problema da comunicação

- *O maior problema da comunicação é a ilusão de que ela aconteceu.* George Bernard Shaw
- *Repetir o que você ouve nas comunicações (ou pedir a outros que o façam) ajuda a garantir que a comunicação realmente ocorreu.*

Preocupado com a paralisia da análise?

Para cada pessoa paralisada pelo excesso de dúvida, existem 100 com pouquíssima dúvida e que agem sem reflexão suficiente. Philip Hansten, autor de *Premature Fraculation: The Ignorance of Certainty and the Ghost of Montaigne.*[16]

Considerar alternativas estimula o pensamento crítico

As pessoas não têm sucesso porque vêm com uma resposta ou explicação correta. Em vez disso, vêm com muitas respostas ou explicações. Para obter os melhores resultados, crie o hábito de procurar explicações, problemas ou soluções alternativos.

Limites e prioridades – sem culpa

Reduzir o estresse e controlar seu tempo pode ajudá-lo a encontrar o tempo necessário para se concentrar no desenvolvimento do pensamento crítico. Muitos enfermeiros sentem-se culpados quando dizem não aos pedidos de ajuda. Em um dia, entretanto, existem apenas algumas horas. Não se sinta culpado por estabelecer limites para o que você fará ou não. Você não pode fazer tudo. Ao passar por períodos agitados ou estressantes, evite se distrair das principais prioridades de sua vida. Defina limites.

RESUMO E PONTOS-CHAVE

- As cinco estratégias para se tornar um pensador crítico são: (1) Obter percepção e autoconsciência. (2) Construir a confiança nas relações adotando um código de conduta que possibilite a comunicação respeitosa em todas as interações. (3) Comprometer-se a desenvolver o conhecimento, as atitudes e as habilidades necessárias para pensar criticamente. (4) Utilizar uma referência baseada em evidências para garantir que todos em seu grupo tenham um entendimento comum daquilo que o pensamento crítico implica. (5) Refletir sobre seus processos de raciocínio e pedir *feedback*
- As avaliações formal e informal relacionadas com seu pensamento e desempenho são fundamentais para melhorar
- Compreender o seu estilo pessoal – como e por que você pensa e aprende dessa maneira – é um ponto de partida essencial para melhorar o pensamento
- Compreender os tipos de personalidade e os estilos de aprendizado diferentes dos seus o ajuda a perceber como e por que os outros pensam dessa maneira
- Sua ordem de nascimento, formação e cultura têm impacto sobre o seu pensamento
- A autoeficácia – ter um forte senso de que você é capaz de realizar tudo o que precisa para atingir seus objetivos – afeta muito sua capacidade de obter o conhecimento e as habilidades necessárias para o pensamento crítico
- Desenvolver seu QE – sua capacidade de reconhecer emoções e fazê-las funcionar de maneira positiva – é tão importante quanto desenvolver seu QI
- Os hábitos humanos podem proporcionar ou impedir o pensamento crítico; hábitos que impedem o pensamento crítico geralmente são *resultado da natureza humana*; aqueles que estimulam o pensamento crítico são frequentemente *aprendidos*
- Fazer mapas conceituais, diagramas e árvores de decisão são estratégias úteis para promover o pensamento crítico
- As metas, como se concentram na intenção, podem ser vagas e irrealistas. Identificar desfechos (resultados) observáveis e mensuráveis que enfocam *quem*

deve ser capaz de realizar *o que* ajuda você a ser realista e concentrar-se desde o início

- A lógica – raciocínio sólido com base em evidências – fornece a base para o pensamento crítico. Usar a intuição como guia para procurar evidências é uma estratégia eficaz que deve ser estimulada; antes de agir por intuição apenas, certifique-se de considerar os possíveis riscos de danos

- A abordagem de tentativa acerto-erro (tentar várias soluções até encontrar uma que funcione) é arriscada, mas às vezes necessária para a resolução do problema

- Estude este capítulo para revisar as ilustrações e os princípios orientadores.

REFERÊNCIAS BIBLIOGRÁFICAS

1. Alessandra, T. The platinum rule. Retrieved from http://www.alessandra.com/abouttony/aboutpr.asp.
2. Kirk. K. Self-efficacy: Helping students believe in themselves. Retrieved from http://serc.carleton.edu/NAGTWorkshops/affective/efficacy.html.
3. Penny, J. Personal communication.
4. Goleman Daniel. *Emotional Intelligence: Why It Can Matter More Than IQ*. New York: Bantam Books; 1995.
5. Covey S. *The 7 habits of highly effective people®*. New York: Simon & Schuster; 1989.
6. Helliwell J, Layard R, Sachs J. *World Happiness Report*. retrieved from http://worldhappiness.report/; 2018.
7. Alfaro-LeFevre R. *Happiness: The evidence behind the emotion*. Retrieved from https://www.nurse.com; 2018.
8. Paul R, Elder L. *Valuable intellectual traits* (Website). http://www.criticalthinking.org.
9. Alfaro-LeFevre R. *Evidence-based critical thinking indicators* (Website). http://www.AlfaroTeachSmart.com; 2019.
10. Facione P. *Critical thinking: What it is and why it counts* (Website). http://www.insightassessment.com; 2015 update.
11. Scheffer B, Rubenfeld M. A consensus statement on critical thinking in nursing. *Journal of Nursing Education*. 2000;39:353–359.
12. Dolansky M, Moore S. Quality and Safety Education for Nurses (QSEN): The Key is Systems Thinking OJIN: The Online Journal of Issues in Nursing Vol. 18, No. 3. *Manuscript*. 2013;1. https://doi.org/10.3912/OJIN.Vol18No03Man01.
13. Senge P, Fritz R, Wheattly M. *Learning organizations: The promise and the possibilities*. Retrieved from https://thesystemsthinker.com/learning-organizations-the-promise-and-the-possibilities/; 2018.
14. Hansten, R. Personal communication.
15. McGuire, M. Personal communication.
16. Hansten, P. Personal communication.

3

Pensamento Crítico e Culturas de Aprendizagem: Ensino, Aprendizagem e Realização de Provas (Exames)

VISÃO GERAL DO CAPÍTULO

Culturas de aprendizagem: todos ensinam, todos aprendem, 56

Aprendizagem conceitual: foco em grandes ideias, 57

Aprendizagem baseada em competências, 58

Aprender, desaprender e reaprender, 59

Simulação e *debriefing*, 59

Preceptores e residências de enfermagem, 61

Ajudar os outros a aprender: promoção de independência, 64

Analise e avalie o pensamento: melhores práticas, 66

Melhora das notas e aprovação em exame na primeira vez, 69

Fatos e estratégias do NCLEX®, 73

Exercícios de pensamento crítico, 76

Pense, compare, compartilhe, 76

Momentos críticos e outras perspectivas, 77

RESULTADOS DA APRENDIZAGEM

Depois de concluir este capítulo, você será capaz de:

1. Resumir as principais estratégias para desenvolver e sustentar culturas de aprendizagem.
2. Descrever ou mapear conceitualmente as relações entre culturas de aprendizagem, pensamento crítico e segurança.
3. Explicar como a aprendizagem baseada em conceitos e em competências promove uma aprendizagem eficiente.
4. Detalhar suas responsabilidades relacionadas com a educação de pacientes e cuidadores que você supervisiona.
5. Identificar três estratégias que você usará para aproveitar ao máximo a simulação e o *debriefing*.
6. Explicar por que a prática do que fazer quando o resultado não é satisfatório estimula o pensamento crítico.

7. Explicar as relações entre aprendizagem clínica, preceptores, residências de enfermagem, segurança e retenção de enfermagem.
8. Refletir sobre o progresso do seu aprendizado clínico e pedir *feedback* apropriado.
9. Descrever três práticas recomendadas para analisar e avaliar as habilidades de pensamento crítico dos enfermeiros.
10. Identificar estratégias que o ajudem a estudar com eficiência.
11. Explicar por que você precisa de habilidades para fazer a prova (exames), bem como de conhecimento para ter sucesso na escola e no trabalho.
12. Utilizar estratégias que o ajudem a melhorar suas pontuações nas provas e passar no exame do NCLEX® na primeira tentativa.

CONCEITOS-CHAVE

Debriefing; educação baseada em competências; aprendizagem conceitual; avaliação formativa e somativa; formação em saúde; mentor; preceptor; reabilitação; simulação; provas com alto nível de dificuldade; suposição fundamental. *Ver também os capítulos anteriores.*

CULTURAS DE APRENDIZAGEM: TODOS ENSINAM, TODOS APRENDEM

Construir culturas de aprendizagem que adotem o lema "todos ensinam, todos aprendem" é fundamental para promover o pensamento crítico nas escolas e nas organizações de saúde. Engajar-se no pensamento crítico no mundo atual em rápida mudança requer aprendizado e testes contínuos do que se aprendeu. Quer você tenha 18 ou 80 anos, abraçar a aprendizagem ao longo da vida é a chave para o sucesso pessoal e profissional. Este capítulo ajuda você a desenvolver as habilidades de ensino e aprendizagem necessárias para sobreviver e prosperar no mundo acelerado e em constante mudança de hoje. Ele também fornece estratégias que você pode usar para tornar mais fácil o sucesso em situações de prova (de rotina e padrão, como NCLEX®).

PRINCÍPIO ORIENTADOR

Construir culturas de aprendizagem – ambientes escolares e de trabalho que incentivam todos os alunos e funcionários em todos os níveis a fazer perguntas, compartilhar informações livremente e criar oportunidades de ensino e aprendizagem – é a base para desenvolver o pensamento crítico, melhorar os desfechos (resultados) e manter os pacientes seguros.

Construção de culturas de aprendizagem

Aqui estão cinco estratégias para construir e sustentar culturas de aprendizagem:

1. **Comece mudando atitudes e comportamentos individuais – o que leva a se tornar uma cultura**. Enfatize que estar atento às questões de segurança e fomentar a pesquisa, a melhoria da qualidade e a prática baseada em evidências são tarefas de todos.

Crie um ambiente seguro e de apoio no qual as observações e os comentários entre colegas sejam incentivados com o espírito de melhorar o desempenho organizacional e pessoal. Por exemplo, se você vir alguém fazendo algo inseguro, é apropriado dizer: "Isso parece arriscado (ou inseguro); posso fazer uma sugestão?".

2. **Faça do ensino e da aprendizagem uma parte fundamental das atividades diárias** de seu local de trabalho ou escola (trate disso nos valores organizacionais e nas avaliações de desempenho). Não presuma que os especialistas sabem tudo ou que os alunos têm pouco a oferecer. Não pressuponha que você sabe mais do que seus pacientes. Eles podem ser seus melhores professores. Poucas situações são mais frustrantes para pacientes com condições crônicas do que enfermeiros que tentam abordagens-padrão antes de perguntar algo como: "Você pode me dizer como tem lidado com isso?".

3. **Promova a autoestima e a confiança; seja acessível e mostre que você se preocupa com as experiências dos alunos.** Preste atenção ao contexto (o que está acontecendo no momento que pode afetar o aprendizado).[1]

4. **Mantenha um bom espírito de equipe em que todos trabalhem juntos em prol de objetivos comuns em um clima de confiança e respeito.** Ajude os alunos a sentir que pertencem à equipe.

5. **Adapte as estratégias de ensino aos indivíduos, não às tarefas.** Incentive cada pessoa a aprender à sua maneira. Promova a aprendizagem independente em um ambiente seguro; muito aprendizado acontece com tentativa acerto-erro e autocorreção.

6. **Certifique-se de que os alunos saibam como avaliar a validade dos recursos de informação** (ver a seção em destaque a seguir).

ABCD de avaliação de *sites* e outros trabalhos

AUTORIDADE: Quão conhecido é o autor?

- Você reconhece o autor como um nome bem considerado? Quais são as qualificações do autor?

- O documento fornece informações de contato (p. ex., um endereço de e-mail)?
- Você acessou esse documento usando um *link* de um *site* confiável?

- Existem declarações sobre o processo de revisão para publicação? Publicações revisadas por pares – aquelas publicadas apenas depois de terem sido revisadas por pares de especialistas – são mais confiáveis.

TENDENCIOSIDADE (BIAS): O *site* ou documento tenta persuadir, em vez de informar?
- Qual organização patrocina o *site* ou documento? A organização é confiável?
- A página é realmente um anúncio disfarçado de informação?

CITAÇÕES:
- São fornecidas citações completas para apoiar o trabalho?
- O conteúdo do autor corresponde ao conteúdo da citação?
- Há um selo de aprovação publicado para citações na *web*? Por exemplo, a Health on the Net Foundation (http://www.hon.ch/) dá um selo de aprovação a *sites* que atendem a padrões elevados.

DATAS:
- Quão recentes são as datas listadas?
- As informações de que você precisa exigem dados mais atuais do que os fornecidos nos documentos que você possui?

APRENDIZAGEM CONCEITUAL: FOCO EM GRANDES IDEIAS

Simplificando, o aprendizado conceitual é uma maneira de lidar com a sobrecarga de informações – em vez de tentar aprender tudo de uma vez, você prioriza o que estuda, concentrando-se nas *grandes ideias* (princípios essenciais, conceitos e exemplos) antes dos *detalhes*. Daremos um exemplo de como funciona o aprendizado conceitual aplicando-o a esta seção. Primeiro, estude as *grandes ideias* de aprendizagem conceitual na **Figura 3.1**. Depois de fazer isso, leia o restante desta seção, que fornece os *detalhes* do aprendizado conceitual.

Aqui está o exemplo de um conceito de grande ideia: **oxigenação**. A oxigenação é um conceito importante porque é a chave para sustentar a vida, e muitos problemas de saúde são agravados pela oxigenação inadequada. Se você tem um conhecimento pessoal profundo sobre oxigenação – por que ela é necessária, quais os efeitos da oxigenação inadequada e o que a promove ou impediu –, o aprendizado torna-se eficiente porque você pode transferir o que já sabe sobre oxigenação para estudar *qualquer problema envolvendo questões de oxigenação* (p. ex., doenças respiratórias, infarto agudo do miocárdio e intolerância ao exercício).

A maioria das pessoas pensa que, mesmo com a estrutura das frases, colocar as grandes ideias antes dos detalhes possibilita a compreensão. Qual das frases a seguir – em que o *sangue* é a grande ideia – é mais fácil de entender?

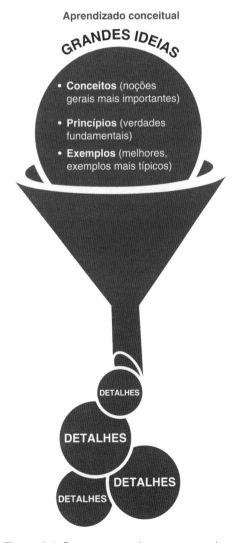

Figura 3.1 Programa com base em conceitos.

- Os eritrócitos (hemácias), leucócitos, plaquetas e plasma constituem o sangue
- O sangue é feito de eritrócitos (hemácias), leucócitos, plaquetas e plasma.

Estratégias de aprendizagem conceitual

Esteja você em sala de aula ou no ambiente clínico, aqui estão algumas estratégias que podem ser utilizadas para promover o aprendizado conceitual:[2]

- Comece personalizando as informações (faça-as do seu jeito); faça perguntas como:
  - Por que eu preciso saber isso?
  - Como essas informações se relacionam com o que já sei?
  - Quais são as grandes ideias ou como posso fazer conexões entre os fatos de forma que as grandes ideias surjam?
  - O que essa informação implica e que perguntas me trazem?
- **Use o mapeamento conceitual** (Apêndice A) ou outras ferramentas de aprendizagem para fazer conexões entre os *conceitos de enfermagem profissional* (p. ex., ética e trabalho em equipe) e *conceitos de cuidados de saúde* (p. ex., oxigenação e mobilidade)
- **Determine semelhanças e diferenças** no manejo de pacientes com problemas de saúde diferentes, porém relacionados (p. ex., cuidado de pacientes com osteoartrite em comparação com artrite reumatoide)
- **Identifique os pontos relevantes.** Pontos relevantes são a parte mais importante que você deve aprender para alcançar uma habilidade ou chegar a um resultado. Por exemplo, antes de administrar medicamentos com segurança, você deve conhecer a matemática envolvida no cálculo das suas dosagens
- **Ao prestar cuidados ao paciente, concentre-se na aplicação de princípios e conceitos**, em vez de tentar combinar os exemplos que você aprendeu com a situação atual do paciente. Por exemplo, pergunte: "Como o conceito de *imobilidade* se aplica a *esse paciente em particular*?",

em vez de "Como esse paciente se compara com os exemplos relacionados que tivemos em aula?"

- **Pratique estratégias de aprendizagem conceitual colaborando com seus colegas para concluir estudos de caso em desenvolvimento** – estudos que discutem como as situações dos pacientes evoluíram ao longo do tempo são especialmente envolventes. Você pode encontrar esses estudos em livros e on-line ou usar pacientes reais que você ou seus colegas tiveram. Refletir sobre como o atendimento ao paciente se desenvolveu nas reuniões pós-atendimento é especialmente útil.

APRENDIZAGEM BASEADA EM COMPETÊNCIAS

Aprendizagem baseada em competências – um método importante a ser usado ao se ensinar tudo que requeira segurança – agora é a norma na educação clínica. A competência tem quatro componentes inter-relacionados: conhecimento, habilidades, comportamento e julgamento.[3] Com a aprendizagem baseada em competências, você, primeiro, trabalha para obter o conhecimento e as habilidades de que precisa para desempenhar uma determinada função. Então, antes de "passar", você deve mostrar que pode *colocar seus conhecimentos e habilidades em ação*. Você deve demonstrar que tem (1) os comportamentos necessários para conduzir com eficácia todas as situações que provavelmente encontrará nessa função e (2) o julgamento para lidar com as situações em que as respostas objetivas não são aparentes.

Por exemplo, vejamos a competência de *usar a técnica estéril*. Se você pode demonstrar um procedimento estéril em uma situação específica, mas não conhece os princípios subjacentes, você tem dois problemas: (1) não está preparado para aprender outros procedimentos em que a esterilidade é essencial; e (2) você não está seguro para praticar, porque não será capaz de adaptar o procedimento quando as circunstâncias mudarem (como todos sabemos que mudam).

CAPÍTULO 3 Pensamento Crítico e Culturas de Aprendizagem

PRINCÍPIO ORIENTADOR

Competência – a capacidade de realizar habilidades específicas com segurança e eficácia sob várias circunstâncias – não é apenas o produto da conclusão dos cursos exigidos nem é medida simplesmente passando-se em uma prova ou completando um *checklist*. Em vez disso, a verdadeira competência é confirmada *depois* de concluir as provas e os *checklists e você* exibir consistentemente comportamentos apropriados e julgamentos sólidos no ponto de atendimento (p. ex., ao lado do leito).

APRENDER, DESAPRENDER E REAPRENDER

Citando Alvin Toffler, autor *de Future Shock*, "os analfabetos do século XXI não serão aqueles que não sabem ler e escrever, mas aqueles que não podem aprender, desaprender e reaprender".[4] A rápida mudança atual requer novas habilidades de aprendizagem – você tem que saber como aprender com eficiência, muitas vezes tendo que "desaprender" métodos antigos e substituí-los por novos.

A reabilitação – reaprender habilidades que já deveriam ter sido dominadas – está associada ao fracasso (talvez porque a maioria das definições afirme que a reabilitação é o processo de consertar algo ruim ou defeituoso). Em vez de colocar a culpa, devemos simplesmente estar alerta para habilidades que podem não ser tão expressivas como antes. Reaprender é uma oportunidade para melhorar, como é possível ver no cenário a seguir.

SITUAÇÃO BOMBAS DE INFUSÃO VENOSA INTELIGENTES PRECISAM DE ENFERMEIROS INTELIGENTES

Uma enfermeira-chefe atenta de uma unidade de terapia intensiva neonatal percebeu que estava ouvindo muitos alarmes de bombas de infusão venosa (IV) inteligentes. As bombas inteligentes contêm um software que soa um alarme se forem inseridas informações incorretas no campo de dosagem. Se um alarme disparar, você deve verificar o que digitou. Para determinar por que parecia haver um aumen-

---

to nos alarmes, a enfermeira-chefe fez um relatório de todas as bombas, detalhando o que aconteceu quando os alarmes dispararam. Depois de analisar o relatório, ela descobriu que o motivo mais comum era que os enfermeiros estavam inserindo as doses incorretas devido a erros de cálculo de casas decimais. Com base nesses resultados, ficou claro que as habilidades matemáticas dos enfermeiros estavam abaixo da expectativa, e todos foram obrigados a concluir um curso que incluía cálculo de casas decimais. A taxa de alarme diminuiu drasticamente.

PRINCÍPIO ORIENTADOR

Lembre-se: use-as ou perca-as. Se você não usa habilidades, você as perde. Por exemplo, se você depende de calculadora, sem nunca verificar a matemática por si só, vai esquecer habilidades básicas como multiplicação e divisão. Nunca tenha receio de dizer: "Não faço isso há algum tempo e preciso praticar antes de ter certeza de que posso fazê-lo com segurança hoje".

O que aprendi com *Candy Crush*™

Recentemente, experimentei o poder da reabilitação ao jogar o popular Candy Crush™. Fiquei presa no mesmo nível por meses! Minha incapacidade de progredir me deixou frustrada. Para recuperar o prazer no jogo, decidi jogar alguns níveis inferiores. Fiquei surpresa ao ver como passei pelos níveis inferiores que antes eram um desafio. Eu percebi que tinha aprendido muito depois de tudo. Arranjar tempo para reaprender ajuda as pessoas que se sentem presas a recuperar a confiança e perceber o quão longe chegaram. Também garante que os pontos mais importantes ensinados no início do processo foram realmente aprendidos.

SIMULAÇÃO E *DEBRIEFING*

O uso de simulação – programas de computador, pacientes-padrão e simuladores de paciente de alta fidelidade (manequins de alta tecnologia que imitam as respostas humanas a intervenções, como fornecer oxigênio e líquidos intravenosos) – pode ajudá-lo a desenvolver comunicação e raciocínio clínico, e adquirir habilidades para tomar decisões em um ambiente seguro. Ser capaz de cometer um erro, detectá-lo e corrigi-lo é uma poderosa maneira de aprender. Usar o *debriefing* – discutir o que deu certo, o que foi desafiador e determinar as "lições aprendidas" – é ainda mais poderoso.[5]

Uma prova simulada pode ser estressante até para o médico mais competente (ouça as conversas em uma sessão de reanimação cardiopulmonar [RCP] e você pode se surpreender com quem está e quem não está nervoso). A pesquisa sobre a melhor forma de projetar e implementar experiências simuladas está em andamento, mas fizemos um progresso significativo.[6] Educadores e especialistas em simulação continuam a agilizar o processo para promover o aprendizado ideal.

Estratégias para aproveitar ao máximo a simulação

Aqui estão algumas estratégias para aproveitar ao máximo sua experiência:

1. **Preparo para a simulação (pensar antecipadamente).** A preparação pode fazer a diferença entre *ganhar confiança e habilidades* e *ficar estressado, cometer muitos erros e se sentir péssimo*. Com tanto a se pensar, colaborar com seus colegas é uma boa maneira de se preparar. Ajuda a identificar preocupações comuns do aluno e a desenvolver estratégias para gerenciá-las.

A seguir, há algumas perguntas que você deve responder para estar preparado:

- Quais ferramentas você tem para orientar o processo de simulação e *debriefing*? (Usar uma ferramenta estruturada e baseada em evidências para guiar a experiência ajuda os alunos e facilitadores a se manter organizados e concentrados no que é mais importante)
- Quais são as principais metas, objetivos ou desfechos do aluno?
- Que procedimentos você fará?
- Que conceitos e princípios você provavelmente aplicará?
- Com quem você precisará se comunicar e como o fará?
- Quais ferramentas e recursos estarão disponíveis para você durante a simulação?
- De quais conhecimentos você precisará e quais habilidades você deve praticar antes da simulação?
- Quais são os problemas de segurança e os erros mais comuns e graves que você precisa evitar?
- O que você fará se algo der errado (e se _____ acontecer?)? Praticar o que fazer se algo der *errado* é tão importante quanto praticar como fazer tudo *certo*. Muitos pilotos atribuem sua sobrevivência às lições aprendidas em simuladores, praticando como responder quando algo dá errado.

2. **Durante a simulação (pensar ao agir).** Aqui estão algumas situações que "devemos" e "não devemos" fazer:

Fazer	Não fazer
• Tentar manter a calma, mesmo ao cometer erros (erros são comuns; é por isso que você está lá)	• Vir despreparado
	• Esperar ser perfeito
• Concentrar-se na segurança; reconheça e corrija seus erros o mais rápido possível e siga em frente	• Encobrir ou ocultar erros
	• Concentrar-se no que está fazendo de *errado* (você perderá a confiança porque se distrairá do que está fazendo *certo*).
• Pensar em voz alta para que o facilitador entenda seu raciocínio.	

CAPÍTULO 3 Pensamento Crítico e Culturas de Aprendizagem

3. *Debriefing* (**repensar/refletir**)

- Lembre-se de que o objetivo do *debriefing* é refletir sobre a experiência e promover o aprendizado, identificando o que você fez bem, o que pode fazer para melhorar e as maiores lições que aprendeu para levar para o futuro
- Lembre-se de que o *feedback* sobre o desempenho pode parecer "pitadas de criticismo"; seja positivo e aprenda a dar e receber *feedback* (ver **Capítulo 7, Habilidade 7.4**)
- Se a sua função é facilitar a simulação:
  - Utilize um método estruturado de *debriefing*

- Incentive os alunos a analisarem o que aconteceu e o que pensaram e sentiram durante a experiência (não julgue – apenas ouça)
- Ajude os alunos a refletirem sobre os aspectos positivos de seu desempenho e dê um reforço positivo
- Tenha uma maneira estruturada para discutir como foi o raciocínio durante a simulação (p. ex., *avaliar, diagnosticar, planejar, implementar e avaliar* ou *notar, interpretar, responder e refletir*)
- Responda às perguntas e expanda o que foi aprendido
- Termine resumindo a experiência e dando sugestões para o futuro.

Recursos de simulação

- International Nursing Association for Clinical Simulation and Learning (inclui padrões e melhores práticas): https://www.inacsl.org
- National League for Nursing Simulation Innovation Resource Center: http:// sirc.nln.org

- Society for Simulation in Healthcare (SSH): http://www.ssih.org
- Association for Standardized Patient Educators: http://www.aspeducators.org

PRECEPTORES E RESIDÊNCIAS DE ENFERMAGEM

Para manter os pacientes seguros, prevenir o esgotamento dos enfermeiros e desenvolver clínicos seguros e eficientes, usar preceptores e programas de residência em enfermagem é, atualmente, a melhor prática. Os preceptores – clínicos experientes que são acadêmica e experiencialmente qualificados para facilitar o desenvolvimento de habilidades de pensamento crítico – trabalham em estreita colaboração com os novos enfermeiros para dar o tipo de apoio que maximiza o aprendizado e a independência. Residências de enfermagem – programas de aprendizagem que incluem uma série de sessões de aprendizagem e experiências de trabalho destinadas a desenvolver habilidades clínicas e profissionais essenciais – também são as melhores práticas.[7,8] Muitos enfermeiros novos ou em transição (enfermeiros que estão mudando de uma especialidade para outra) escolhem emprego com base no

fato de as organizações oferecerem ou não preceptores e programas de residência em enfermagem.[9] A **Figura 3.2** mostra como as características do enfermeiro e o suporte do preceptor mudam à medida que o enfermeiro progride por cinco estágios de desenvolvimento (do iniciante ao especialista). O **Capítulo 4** expande o conteúdo do pensamento do iniciante ao do especialista. Você pode encontrar *links* para recursos gratuitos para preceptores/educadores e alunos, em inglês, no *site* Vermont Nurses in Partnership (http://www.vnip.org).

Estratégias de aprendizagem clínica

As experiências de aprendizagem clínica são desafiadoras porque, muitas vezes, você está em um ambiente desconhecido, há grande preocupação quanto à segurança, e você tem que conciliar o aprendizado com o atendimento real ao paciente. A seguir, estão algumas estratégias para ajudá-lo a lidar com os desafios da aprendizagem no ambiente clínico:

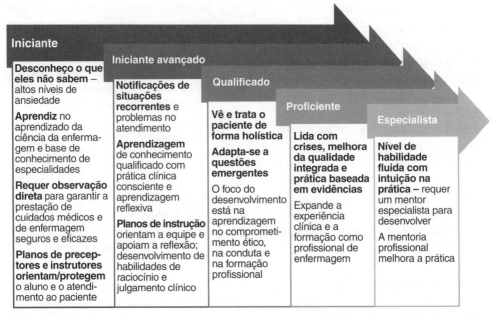

Figura 3.2 Iniciante durante a aprendizagem especializada. (© 2016 Boyer, S. Todos os direitos reservados.)

- **Lembre-se de que, se você é um iniciante, você pode desconhecer o que não sabe.**[7,8] Peça ajuda se você não tiver certeza de algo. Proceda com cuidado se houver riscos de danos ao paciente. Antes de realizar ações de enfermagem, pergunte-se: "Eu sei por que essa *ação, tratamento ou medicamento em particular* é indicado para *este paciente em particular*?". Se não, descubra
- **Desenvolva parcerias fortalecidas** (ver Capítulo 7, Habilidade 7.3). Alunos e preceptores ou educadores devem confiar uns nos outros e concordar com as expectativas; uma pessoa não deve trabalhar mais que a outra
- **Peça uma ferramenta que descreva claramente as expectativas sobre o conteúdo (o que deve ser aprendido) e o processo (como o processo de aprendizagem irá progredir).** Esta ferramenta deve servir como um "ponto de debate" para promover um diálogo contínuo sobre o que está indo bem e o que precisa ser melhorado (ver "Analise e avalie o pensamento: melhores práticas", mais adiante neste capítulo)
- **Use uma ferramenta para ajudá-lo a prestar atenção às informações e** lembretes mais importantes de que você precisa durante o seu dia como clínico. A **Figura 3.3** mostra uma planilha pessoal que criei para mim mesma para me ajudar a ser sistemática quando trabalhei na unidade de terapia intensiva. Se eu trabalhasse sem ela, estaria completamente sem organização
- **Mantenha as referências – textos, dispositivos eletrônicos portáteis, guias de bolso e "fichas de consulta" pessoais – à mão.** Até que você tenha um grande estoque de conhecimento experiencial em seu cérebro, você precisará consultá-las com frequência
- **Aprenda terminologia e conceitos.** Se você deparar com novos termos e não souber o que significam, procure-os à medida que os encontrar para que se tornem parte de sua memória a longo prazo. Aprender termos *no contexto* ajuda seu cérebro a armazenar informações em grupos relacionados, em vez de fatos isolados
- **Familiarize-se com os achados normais** (p. ex., valores laboratoriais normais, achados de avaliação, progressão da doença, crescimento e desenvolvimento) antes de se

CAPÍTULO 3 Pensamento Crítico e Culturas de Aprendizagem

preocupar com achados anormais. Depois de saber o que é normal, você reconhecerá prontamente quando encontrar informações que estão *fora da normalidade* (anormais)

- **Pergunte o porquê.** Descubra por que ocorrem achados normais e anormais (p. ex., "Por que há edema na insuficiência cardíaca, mas nenhum quando o coração está funcionando normalmente?")
- **Aprenda fatos específicos do problema.** Você precisa saber como os problemas de saúde geralmente se apresentam (seus sinais e sintomas), o que comumente os causa e como são tratados. O **Quadro 3.1** fornece perguntas às quais você precisa responder para estar preparado para o ambiente clínico
- **Ao longo do dia, faça o ADPIE** – *avaliação, diagnóstico, planejamento, implementação*

e evolução – um "mantra-guia" em sua cabeça. Analise antes de agir. Use a intuição como guia, mas faça julgamentos com base *em evidências.* Avalie as respostas do paciente e mude as abordagens conforme necessário

- **Use o *debriefing*.** Você aproveita ao máximo o seu aprendizado ao se engajar no *debriefing* e no diálogo com seu instrutor ou em grupos em conferências pós-atendimento. Compartilhe seus desafios clínicos e peça ao seu instrutor, preceptor ou colegas para obter uma visão sobre o que aconteceu e as ações que você deve ter na próxima vez em que estiver em uma situação semelhante
- **Procure modelos.** Essas pessoas costumam ser seus melhores professores.

Nome_____	Diagnóstico médico_____
Quarto_____	Médico responsável pelo paciente
Idade_____ Religião___	_____
Cultura_____	Alergias_____
Dieta_____ Atividade_____	
	Medicações/IV:
Neuro:	
Resp.:	Potenciais complicações:
Oxigen.:	
Card.:	Diagnósticos/problemas:
Circ.:	
Pele:	Resultados de exames
GU (geniturinário):	ECG (eletrocardiograma)
GI (gastrintestinal):	Gasometria arterial
	Eletrólitos
Especial hoje:	Outros

Figura 3.3 Modelo de planilha clínica. Este é um que usei quando trabalhava na unidade de terapia intensiva. Preencher os espaços em branco ajuda a identificar quais informações você possui e quais estão faltando.

> **Boxe 3.1** Preparação para o aprendizado clínico.

Perguntas às quais você deve responder antes de ir para um ambiente clínico:
- Que problemas comuns são observados nessa configuração específica?
- Quais são os sinais e sintomas desses problemas?
- Quais fatores de risco eu conheço ou suspeito de que os pacientes nesse ambiente tenham?
- O que eu avalio para determinar o nível desses sinais, sintomas e fatores de risco?
- Quais são as causas comuns desses problemas?
- O que devo avaliar para determinar a circunstância das causas dos problemas?
- Como esses problemas geralmente progridem e como são conduzidos?
- Como esses problemas podem ser prevenidos?
- Quais são os sinais e sintomas de potenciais complicações desses problemas e como vou monitorá-los?

- Como posso estar preparado para lidar com potenciais complicações?
- Quais medicamentos e tratamentos provavelmente serão usados e por quê?
- Quais problemas relacionados com a medicação ou o tratamento posso encontrar, como vou monitorá-los para detectá-los e como geralmente são tratados?
- Quais fatores de base populacional (p. ex., faixa etária, estilo de vida, cultura, crenças e necessidades de linguagem) podem influenciar as práticas de saúde relacionadas com esses problemas de saúde?
- Quais são os principais pontos que as pessoas precisam saber para gerenciar esses problemas de forma independente e o que farei para garantir que esse conhecimento seja obtido?

AJUDAR OS OUTROS A APRENDER: PROMOÇÃO DE INDEPENDÊNCIA

Você já pode ter escutado alguém dizer: "Os professores não capacitam os alunos. Eles os encorajam a usar o poder com o qual nasceram". Seu papel como facilitador da aprendizagem – ajudando pacientes, familiares e colegas de trabalho a obter o conhecimento e as habilidades de que precisam para estar seguros e independentes – pode ser um dos fatores mais gratificantes, que economizam tempo e são custo-efetivos. Muitos pacientes têm alta "rápida e continuam doentes", tendo que lidar com problemas complexos de forma independente em casa. Eles precisam de profissionais competentes e experientes para ajudá-los a aprender.

A seguir, é mostrado um resumo das perguntas-chave às quais você precisa responder para manter o foco nas *necessidades do aluno*:

1. O que o(a) aluno(a) já sabe?
2. O que ele(a) ainda precisa aprender?
3. Como ele(a) gostaria de aprender?
4. Que recursos podem ajudar?

> ## PRINCÍPIO ORIENTADOR
>
> **Você é responsável por garantir que os pacientes, familiares e cuidadores leigos que você supervisiona tenham o conhecimento e as habilidades de que precisam para prosseguir cuidando com segurança e eficácia.** Se você não fornecer informações que um enfermeiro razoavelmente prudente na mesma situação teria fornecido e isso resultar em danos, você pode ser acusado de negligência.

Educação de pacientes e usuários dos cuidados de saúde

Seu papel na educação de pacientes e usuários dos cuidados de saúde é fundamental para evitar desfechos adversos e readmissões dispendiosas. A seguir, estão algumas estratégias para ajudar seus pacientes e clientes a se envolverem em seu próprio aprendizado:

- **Considere o nível de literacia em saúde do educando e garanta uma comunicação clara entre você e ele durante todo o processo.** *Literacia em saúde* é o grau em que os indivíduos são capazes de (1) obter, processar e compreender informações

CAPÍTULO 3 Pensamento Crítico e Culturas de Aprendizagem

básicas de saúde, e (2) acessar e percorrer os serviços necessários para tomar decisões de saúde adequadas.[10] Você pode encontrar informações atualizadas e ferramentas para desenvolver a literacia em saúde em http://www.health.gov

- **Descubra o que o educando já sabe.** Então, junto com ele, determine:

1. Resultados de aprendizagem desejados (o que exatamente a pessoa deve ser capaz de fazer)
2. Quanto tempo você tem antes que a pessoa seja capaz de fazer isso

Exemplo: Sam será capaz de regular a dosagem de insulina com base nas leituras de glicose no sangue até a alta

- **Dê uma razão convincente para aprender.** As pessoas ficam motivadas quando sabem que aprender algo tornará sua vida melhor
- **Determine a disposição para aprender** (p. ex., "Por onde você gostaria de começar?", "Como você se sente ao aprender isso?", "Quais são suas maiores preocupações?"). Com o ensino do paciente, certifique-se de incluir os familiares e os principais cuidadores, conforme indicado
- **Promova a curiosidade e o interesse.** Diga algo como: "Sinta-se à vontade para interromper e fazer perguntas – não há perguntas tolas. Eu quero saber o quê você está pensando"
- **Identifique as barreiras de aprendizagem** (p. ex., considere a motivação, os sentimentos pessoais e as questões cognitivas e de desenvolvimento)
- **Pergunte sobre estilos de aprendizagem preferidos** (p. ex., fazer, observar, ouvir ou ler) e utilize essas informações para planejar o ensino. *Exemplo:* se você está ensinando técnica de injeção, comece fazendo os educandos a manusearem uma seringa. Se eles preferem ler, peça-lhes que leiam um panfleto primeiro. Melhor ainda, dê-lhes a seringa e o folheto e diga que eles podem começar de qualquer maneira. Dê-lhes algum tempo para aprender por conta própria antes de começar a ensinar

- **Incentive as pessoas a se envolverem.** *Exemplo:* "Diga-me se você tem um jeito melhor de aprender isso. Nem todo mundo aprende da mesma maneira"
- **Reduza a ansiedade oferecendo apoio.** *Exemplo:* "Todo mundo fica nervoso quando aprende a trocar curativos pela primeira vez, mas depois de fazer isso algumas vezes, é muito mais fácil"
- **Minimize as distrações e ensine nos momentos apropriados.** Escolha uma sala silenciosa e momentos em que os educandos provavelmente estarão confortáveis e descansados
- **Use fotos, diagramas e ilustrações** para promover a compreensão e a retenção do aprendizado. Peça aos educandos que façam seus próprios desenhos e mapas conceituais – peça que lhe expliquem
- **Crie imagens mentais usando analogias e metáforas.** *Exemplo:* "A insulina é como uma chave que abre a porta da célula para permitir a entrada de açúcar. Se você não tem a chave (insulina), o açúcar não entra para alimentar a célula. A célula passa fome e o açúcar se acumula no sangue, danificando rins e vasos"
- **Incentive as pessoas a pensarem em voz alta, usando suas próprias palavras.** Por exemplo, um paciente pode dizer: "Eu preciso de material para três coisas: curativo úmido, desbridamento e pós-curativo"
- **Simplifique.** A abordagem explique-para-mim-como-se-eu-fosse-uma-criança-de-10-anos funciona especialmente bem para situações complexas. Se você não consegue simplificar, não está pronto para ensinar
- **Sincronize as respostas de seus educandos e mude o ritmo, as técnicas ou o conteúdo, se necessário.** Se eles não se lembrarem do conteúdo importante, reserve um tempo para revisá-lo; se não parecem entender o que você está dizendo, escreva ou faça um desenho
- **Resuma os pontos principais e não deixe os alunos de mãos vazias.** Dê-lhes os pontos importantes impressos ou on-line

para que possam refrescar a memória mais tarde (muitas organizações de saúde agora publicam vídeos on-line específicos de ensino em saúde)

- **Avalie o que foi aprendido pedindo aos educandos a demonstração** do que aprenderam, conforme abordado no princípio orientador a seguir.

> ### PRINCÍPIO ORIENTADOR
>
> **Muitas das informações que os pacientes recebem são esquecidas imediatamente e o que é retido na mente costuma estar incorreto.**[11] Fornecer diretrizes impressas e usar a abordagem "demonstração de retorno", "mostre-me" ou "diga-me como você vai lidar com isso em casa" é fundamental para se ter uma visão sobre o que o educando entende. Essa abordagem não é um teste de conhecimento do paciente ou do educando. É um teste de quão bem você explicou o conceito.[11]

ANALISE E AVALIE O PENSAMENTO: MELHORES PRÁTICAS

Embora analisar e avaliar o pensamento seja um processo complexo, esta seção fornece algumas das melhores práticas. Lembre-se de que os termos *analisar* e *avaliar* costumam ser usados como sinônimos.

Avaliar o pensamento crítico é importante por dois motivos principais:

1. Você precisa saber o que está fazendo bem e no que precisa trabalhar mais.
2. Educadores, gerentes e empregadores precisam determinar se você tem as habilidades de pensamento necessárias para praticar com segurança e eficácia no ambiente clínico.

Ao contrário do Sr. Spock, de *Star Trek*, nós, humanos, não podemos ler mentes – entender o que está acontecendo na cabeça de outra pessoa é um desafio. Somos todos únicos, com várias personalidades e estilos de pensamento. O que pode parecer um pensamento razoável para *você* pode parecer desorganizado e ineficiente para *outra pessoa*.

Avaliar o pensamento de outra pessoa é uma tarefa difícil que requer conhecimento de muitas questões relacionadas com o pensamento de avaliação, bem como muito pensamento crítico.

Princípios básicos de avaliação do pensamento

A avaliação válida do pensamento de alguém depende de três pontos:

1. **O nível de confiança na relação** (a desconfiança prejudica a comunicação e impede o raciocínio e a avaliação). O diálogo aberto e honesto é a chave
2. **Ter uma compreensão compartilhada de exatamente quais comportamentos de pensamento crítico ou habilidades serão avaliados.** A pessoa que faz a avaliação e aquela que está sendo avaliada devem estar com os propósitos alinhados. Usar os indicadores de pensamento crítico (IPC) nos **Capítulos 1** e **2** (**Quadros 1.2**, **1.7** e **1.8**) é útil para esse propósito.
3. **Ter várias maneiras de avaliar o pensamento da pessoa.** Observar, pedir à pessoa que explique seu raciocínio, avaliar os resultados do paciente e analisar gráficos, exames e outras informações.

> ### PRINCÍPIO ORIENTADOR
>
> **Tirar conclusões sobre o pensamento de alguém requer foco em *padrões ao longo do tempo*, e não em *situações isoladas*.** Por exemplo, é normal ter problemas ocasionais de comunicação, mas se eles acontecerem com frequência, há um padrão de falha de comunicação que precisa ser investigado.

Existem quatro pontos principais a serem considerados ao se avaliar o raciocínio.

1. **Desfechos (resultados):** a pessoa geralmente alcança os resultados desejados?
- No ambiente clínico, isso significa avaliar os pacientes assistidos diretamente pelo enfermeiro para determinar o nível de atendimento. Quando você avalia os pacientes, eles estão seguros, satisfeitos e progredindo conforme o esperado?

CAPÍTULO 3 Pensamento Crítico e Culturas de Aprendizagem

- Em sala de aula, avaliar os resultados da aprendizagem significa analisar os resultados dos testes (provas), os projetos (p. ex., trabalhos e apresentações) e a participação em sala de aula (p. ex., se os alunos derem explicações alternativas ou fizerem perguntas relevantes).

2. Processo: Como o enfermeiro geralmente faz para alcançar os resultados? Você está vendo (ou não) IPC? Por exemplo, o enfermeiro:

- Demonstra consciência dos limites de conhecimento e capacidades?
- Comunica-se com eficácia oralmente e por escrito?
- Inclui o paciente e seus familiares na tomada de decisões?

3. **Comportamento:** Que padrões de comportamento você observa na pessoa? O comportamento observado envia mensagens de IPC (p. ex., *ser responsável e competente*)? Se você não tiver certeza acerca do comportamento, peça uma explicação do *motivo por trás do comportamento*. Por exemplo, "Ajude-me a entender o que você está tentando fazer".

4. **Gráficos e outras meios de comunicação:** as comunicações verbais, escritas e eletrônicas são oportunas, relevantes, claras e concisas? Para avaliar os gráficos eletrônicos, consulte "Pensar por meio da tecnologia de informação em saúde" no **Capítulo 4**.

PRINCÍPIO ORIENTADOR

A avaliação e o *feedback* devem ser um processo contínuo, e não algo que acontece apenas durante as avaliações formais.

Pense em como os princípios e estratégias a seguir se aplicam a você:

- **Existem dois tipos de avaliação – formativa e somativa.** As *avaliações formativas são contínuas* e se concentram em fornecer *feedback* sobre o que fazer para melhorar as habilidades. *Avaliações somativas* são feitas no *final do período de aprendizado* para determinar se os alunos alcançaram as habilidades, resultados e competências necessárias para praticar de forma independente

- **Muitas pessoas pensam que ser avaliado é estressante (é a natureza humana).** Lembre-se de que o objetivo da avaliação não é julgar ou apontar falhas, mas ter certeza de que você tem o *feedback* necessário para desenvolver um raciocínio sólido e uma prática segura e eficaz

- **Certifique-se de ter uma ferramenta estruturada ou plano de treinamento que especifique metas, expectativas, desfechos (resultados) e/ou comportamentos** que sirva como um ponto de referência para a avaliação. Os avaliadores e alunos devem permanecer focados em objetivos e desfechos comuns[7,8,12]

- **Faça a conexão entre o pensamento crítico e o comportamento que você observa (ou não observa).** Por exemplo, "Quando você faz muitas perguntas, está demonstrando curiosidade, uma característica fundamental do pensamento crítico" ou "Quando vejo que você constantemente tem que voltar para fazer avaliações, você não está pensando criticamente, porque, se estivesse, estaria avaliando de forma abrangente e obtendo as informações corretas em primeiro lugar"

- **Preste atenção à linguagem corporal e responda de acordo.** *Exemplo:* "Posso dizer, pela sua linguagem corporal, que você está estressado e inseguro... o que está acontecendo?"

- **Para entender se as opiniões e decisões são baseadas em evidências,** faça perguntas como: "Como você sabe?" e "Quais informações você tem para apoiar isso?"

- **Para determinar se alguém é proativo,** faça perguntas como: "O que você espera que aconteça ao fazer isso?", "Como você lidará com isso se (preencha o espaço em branco) acontecer?", "Quais alternativas você considerou?" e "O que mais é possível aqui?"

- **Perceba que bloqueios mentais ocorrem, mesmo com o melhor pensador.** Quando isso acontece, dizer algumas das seguintes frases pode fazer com que os pensamentos voltem a fluir: "Sei que estou colocando você na 'berlinda'... não tenha pressa e tente explicar" ou "Vamos conversar mais tarde, depois de refletirmos sobre o que estava acontecendo aqui"

- **Para** *feedback* **formativo**, encontre um lugar tranquilo e privado ou tente a abordagem "Vamos caminhar e conversar"; tenha em mente que, se as pessoas estão constantemente lutando contra o raciocínio clínico e o desempenho, isso pode estar relacionado com o estresse em suas vidas pessoais (falar a respeito desse estresse promove a confiança e traz uma percepção das questões reais).

No **Capítulo** 7, a **Habilidade 7.4**, "Dar e receber *feedback* construtivo" analisa estratégias para tirar o máximo proveito do *feedback*.

Autoavaliação, refletir sobre o progresso, iniciar o *feedback*

Avaliar suas próprias capacidades, refletir sobre seu progresso e iniciar *feedback* são essenciais para desenvolver um raciocínio sólido. O que você está fazendo bem? Quais áreas você almeja melhorar? Que conhecimento, habilidades e experiências você precisa adquirir?

Iniciar o *feedback* aumenta a probabilidade de obter avaliação e aconselhamento oportunos. Também ajuda educadores, líderes e preceptores – eles têm trabalhos exigentes que requerem o equilíbrio entre as necessidades do aluno e da equipe.[13] Isso os ajuda a saber que você é alguém que reflete sobre o que está fazendo, mantém-nos informados e eles pedem sua opinião. Aqui estão alguns exemplos do que você pode dizer para iniciar o *feedback*:

- "Quando você tiver tempo, preciso de alguns conselhos"
- "Estou lutando com _____"
- "Estou me sentindo sobrecarregado"
- "Estou percebendo que preciso saber mais a respeito de _____"
- "Eu aprendi muito hoje."

Pensamento crítico e avaliação de desempenho

A maioria das organizações faz avaliações de desempenho formais todos os anos (para novos enfermeiros e aqueles com possíveis problemas, às vezes, a cada 3 a 6 meses). Ferramentas de avaliação de desempenho bem projetadas têm como objetivo avaliar os comportamentos e competências mais importantes necessários para um cuidado seguro e de alta qualidade no contexto de cada ambiente específico (p. ex., área médico-cirúrgica *versus* área de saúde mental).

Seu desempenho clínico está vinculado às suas habilidades de pensamento crítico e raciocínio clínico. O pensamento crítico é o que está acontecendo "nos bastidores da sua cabeça". É o que orienta suas decisões. Por esse motivo, se você está atendendo às expectativas quanto à ferramenta de avaliação clínica de sua escola ou organização, é provável que esteja fazendo as coisas mais importantes que precisa para pensar criticamente em seu ambiente clínico particular. Para ajudar seus instrutores e chefes a avaliar seu raciocínio, aprenda a "pensar em voz alta" e compartilhar os fundamentos por trás de suas ações.

Provas (exames) com alto nível de dificuldade

Nos últimos anos, prestamos mais atenção às provas com alto nível de dificuldade – provas têm consequências significativas para alunos e professores (p. ex., NCLEX®, certificação e outros exames). O uso de provas-padrão ajuda a testar o conhecimento e pode avaliar algumas habilidades de pensamento crítico. No entanto, é importante considerar os seguintes pontos resumidos das declarações e recomendações da National League for Nurses sobre provas de alta dificuldade:[14-16]

- A precisão do exame é extremamente importante quando eles são usados para reprovar ou classificar
- Usar apenas um teste para determinar a reprovação ou classificação dos alunos pode ter um efeito profundo e prejudicial sobre aquele indivíduo
- O uso de testes fora dos objetivos pretendidos afeta negativamente todos os participantes, especialmente aqueles suscetíveis a enfrentar preconceitos sociais, estereótipos e preparação inicial precária
- O ponto central dessas recomendações é o compromisso com as práticas justas para garantir que os exames e as decisões neles

CAPÍTULO 3 Pensamento Crítico e Culturas de Aprendizagem

baseadas sejam válidos, apoiados por evidências sólidas e justos para todos os participantes, independentemente de idade, sexo, deficiência, raça, etnia, nacionalidade, religião, orientação sexual, idioma, estilo de prova, capacidade ou outras características pessoais

- A maioria dos exames padronizados disponíveis fornece pontuações individuais aos alunos que estão vinculadas à probabilidade de aprovação no NCLEX-RN®.

Embora alguns exames prevejam o sucesso, eles não necessariamente preveem a capacidade de pensar criticamente em situações *reais*. Em vez disso, eles indicam a capacidade de aplicar estratégias de fazê-lo e pensar criticamente *no contexto desse exame especificamente*. Se você se sair mal nos exames, pense em como se sairia em situações reais. Por exemplo, às vezes eu me saio mal em exames cronometrados porque gosto de meditar sobre cada pergunta e posso ficar indecisa quanto à melhor resposta. Minha indecisão nos exames, no entanto, não se traduz em ser indeciso *quando é importante*: eu era enfermeira encarregada de uma unidade de terapia intensiva e supervisora noturna de um hospital com 300 leitos. Posso tomar decisões clínicas oportunas, assim como qualquer pessoa.

Se você tem um histórico de sucesso em lidar com situações reais, é muito provável que seja um daqueles pensadores criativos e complexos que lutam para fazer o exame e precisam de muita prática para desenvolver habilidades para responder os exames.

- Para obter um guia prático e completo para avaliação e exame, consulte *Evaluation and Testing in Nursing Education*, de Oermann.[12]

MELHORA DAS NOTAS E APROVAÇÃO EM EXAME NA PRIMEIRA VEZ

Você já ouviu alguém dizer: "Enquanto houver exames (provas), haverá oração na escola"? Quer você seja um estudante ou um profissional experiente, o exame é algo que pode causar ansiedade. Todos nós já estivemos na posição de saber algo bem, mas ficamos confusos em um teste. Muitos pensadores críticos criativos e complexos lutam para "combinar" as respostas certas em um exame. Como um amigo uma vez me disse: "Preciso estar em situações reais para pensar bem". Esta seção ajuda você a usar o pensamento crítico para identificar a melhor maneira de se preparar e responder os testes.

Estudar com eficiência

O sucesso nos exames começa com saber estudar com eficiência. Para muitas pessoas, isso significa mudar o hábito de pensar, *vou repassar isso mais tarde para aproveitar ao máximo o meu tempo usando estratégias para dar sentido às informações agora, na primeira leitura*. Aqui estão algumas estratégias para ajudá-lo a processar, administrar e lembrar informações, todas partes centrais do aprendizado:

- **Nunca leia, assista a vídeos, ouça apresentações ou participe de discussões em aula sem fazer anotações – você retém muito pouco.** Fazer anotações ajuda a processar as informações para que você as entenda e as lembre melhor. Não destaque seu caminho por meio de artigos – escolha apenas algumas ideias principais que se destacam de todas as outras

- **Lembre-se dos princípios de aprendizagem conceitual.** Procure grandes ideias. Pense sobre por que o conteúdo é importante (p. ex., você precisa saber isso para dar um atendimento seguro e eficaz? Se você for testado, que tipo de perguntas provavelmente encontrará?). Nas discussões em classe, é uma boa ideia dizer algo como: *Eu posso estar me esquecendo de algo, mas não tenho certeza disso. Podemos resumir os pontos principais? Podemos falar sobre os pontos mais importantes que aplicaremos no ambiente clínico (ou no exame/prova)?* Esses tipos de comentários são importantes por três motivos: (1) outras pessoas estão pensando o mesmo; (2) eles geram debate, esclarecimento e lembrança; e (3) todos nós aprendemos uns com os outros

- **Para aumentar a compreensão após a "primeira leitura" dos materiais, revise suas anotações e mapas conceituais pelo menos uma vez.** Organizar e reorganizar as informações para encontrar novas relações proporciona um entendimento mais profundo e o ajudará a se lembrar melhor do conteúdo

- **Aprenda estratégias que estimulam sua memória.** Você deve ser capaz de *lembrar-se* de fatos para progredir para níveis mais elevados de pensamento, como *analisar e aplicar informações.* Por exemplo, se você não se lembrar de quais são os achados da avaliação de saúde *normal*, não será capaz de analisar os dados do seu paciente para decidir se há algum achado *anormal*
- **Revise as informações de duas maneiras: pouco antes de dormir e logo depois de ter dormido algumas horas** (alguns especialistas acreditam que seu cérebro move melhor os dados para a memória a longo prazo se revisados no final do dia; outros apontam os benefícios de memorizar quando o cérebro está descansado e relaxado)
- **Crie "ganchos" de memória.** Por exemplo, suponhamos que você esteja estudando pneumonia em sala de aula e cuidando de Fred, que teve pneumonia quando você estava em sua prática clínica. Visualize Fred e como ele se compara com a imagem do livro didático. Fred se torna seu "gancho" de memória. Se você não tem uma situação real para se conectar, reproduza as informações até que venha à mente algo que o ajude a lembrar-se (p. ex., uma rima, uma imagem ou uma história)
- **Use um mnemônico** (um jogo de memória que faz uma associação entre situações fáceis e difíceis de se lembrar). **Exemplo:** ERCIT ajuda a lembrar o que avaliar quanto a medicamentos (**E**feito terapêutico, **R**eações alérgicas ou adversas, **C**ontraindicações, **I**nterações, **T**oxicidade/superdosagem)
- **Crie um acróstico** (uma frase fácil de lembrar que o ajuda a lembrar as primeiras letras das informações das quais está tentando se lembrar). Exemplo: *Maria comeu sopa em um prato separado cinza* tem as primeiras letras do que você deve observar na avaliação neurovascular: **M**ovimento, **C**or, **S**ensibilidade, **E**dema, **P**ulso, **S**ensação e **C**alor.*

---

*N.T.: Em inglês, o acróstico é perfeito: Maggie chewed nuts every place she went: Movement, Color, Numbness, Edema, Pulses, Sensation and Warmth, mas adaptamos para melhor compreensão do leitor.

> ### PRINCÍPIO ORIENTADOR
> **Para testar sua memória, teste a si mesmo sem suas anotações.** Você pode pensar que sabe a matéria quando, na verdade, está dependendo das pistas dos materiais visuais, e não da sua memória.

Base fisiológica de ansiedade no exame (teste ou prova)

Muitas pessoas sofrem de vários níveis de ansiedade durante um exame, de leve a debilitante. O tipo debilitante, que acontece antes ou durante as situações de exame, é acompanhado por superexcitação fisiológica e foco extremo em sintomas somáticos (p. ex., dor ou fadiga). Preocupação, temor, medo do fracasso e catastrofização também são comuns.[17]

Poucos percebem, no entanto, que há uma base fisiológica do estresse que sentem. Quando estamos ansiosos, sentimonos estressados e nosso cérebro responde ativando uma torrente de hormônios como cortisol e epinefrina (chamada de resposta de "luta ou fuga"). Esses hormônios ajudam em situações a curto prazo, como fugir do perigo, mas não favorecem a solução calma, analítica ou intuitiva de problemas – eles a inibem.[18] Com a ansiedade no exame, o estresse se torna um ciclo vicioso: você se sente um pouco ansioso e os hormônios do estresse entram em ação, fazendo com que se sinta ainda mais estressado.

Um bom remédio para a ansiedade que antecede um teste é lembrar-se de que ela age contra você. Diga a si mesmo para ficar calmo, respire fundo, relaxe os músculos e faça o melhor que puder. Isso ajuda a interromper o aumento do cortisol. Se você está estressado enquanto estuda ou na manhã do exame, considere aumentar sua ingestão de vitamina C. Muitos recursos para redução do estresse apontam que a vitamina C medeia a resposta do cortisol ao estresse, auxiliando, assim, a manter a calma. Administre seu estresse de forma holística: coma bem, beba muito líquido, exercite-se e evite situações que interfiram no descanso suficiente.

CAPÍTULO 3 Pensamento Crítico e Culturas de Aprendizagem

Estratégias para a realização de exames

Manter em dia os trabalhos do curso e estudar todas as semanas – em vez de estudar muito no final dos cursos – é a chave para se sair bem nos exames, mas não é a *única* maneira. Saber como raciocinar durante os exames é igualmente importante. Se você tem dificuldade em fazer o exame, não fique dizendo a si mesmo que você é péssimo nisso (isso se torna uma profecia autorrealizável). Em vez disso, aceite o fato de que você precisa aprender a "pensar como o exame" e obter o treinamento de que necessita para ter sucesso.

Esta seção demonstra estratégias gerais para fazer o exame a fim ajudar você a raciocinar em qualquer exame e, em seguida, estratégias específicas para fazer o NCLEX®.

Preparação para as provas

- **Conheça a si mesmo.** Identifique seus comportamentos habituais quando faz provas/exames (p. ex., você fica muito ansioso? Você tende a ficar sem tempo? Você é melhor em um tipo de exame do que em outro?). Procure ajuda para as áreas que você gostaria de mudar
- **Conheça o programa da prova/exame.** Descubra que tipos de perguntas serão feitas e quais informações são as mais importantes para estudar. Se o professor não compartilhar essas informações, analise a finalidade do curso, os objetivos do texto e os resumos – muitas vezes, eles o ajudarão a decidir o que é mais importante
- **Descubra quanto tempo você tem para responder a prova/exame**, quais recursos serão permitidos levar e se você será penalizado por opinar
- **Prepare-se com uma atitude de "Eu posso fazer isso – só preciso descobrir como".** Você é capaz. Às vezes, você precisa se lembrar disso para ter a atitude positiva que é tão importante. A falta de confiança é uma fuga cerebral autodestrutiva. Respire fundo e concentre-se em fazer o melhor que puder
- **Organize-se e administre seu tempo.** Decida o que você precisa estudar, quais são seus recursos (p. ex., anotações, livros, professores e colegas) e quando e como se preparará para a prova/exame
- **Una-se a um grupo de estudo** – certifique-se de que o grupo permanece na tarefa e no tempo previsto
- **Inscreva-se para receber uma pergunta prática todos os dias** em https://www.kaptest.com/nclex/free/nclex-practice
- **Conheça as partes de uma pergunta, como lê-las e como fazer suposições fundamentadas (Quadros 3.2 e 3.3)**
- **Pratique fazer a prova/exame nas mesmas condições que experimentará quando realmente a fizer.** Por exemplo, se for on-line, pratique no computador.

Boxe 3.2 Partes de uma pergunta da prova/exame.

1. **Informação(ões) contextual(is):** as declarações ou frases que informam o *contexto* em que se espera que a pergunta seja respondida (p. ex., palavras em itálico no exemplo a seguir).

   Exemplo de pergunta de prova (exame): você está cuidando de *alguém que tem asma grave, forte sibilância, está confuso e não consegue dormir*. Você verifica as ordens e nota que um sedativo pode ser dado para insônia. Conhecendo os possíveis efeitos de administrar um sedativo a um asmático, o que você faria?

   a. Administraria o sedativo para ajudar o paciente a relaxar.
   b. Não administraria o sedativo, porque agrava a asma.
   c. Não administraria o sedativo e monitoraria o paciente de perto.
   d. Administraria o sedativo, mas monitoraria o paciente cuidadosamente.

2. **O cerne da questão:** uma frase que pergunta ou declara a intenção da questão (p. ex., as palavras sublinhadas na questão anterior).

3. **Conceitos-chave:** os conceitos mais importantes abordados no contexto da pergunta.

(continua)

Pensamento Crítico, Raciocínio Clínico e Julgamento Clínico para Enfermagem

Boxe 3.2 Partes de uma pergunta da prova/exame. (*continuação*)

No exemplo anterior, os conceitos-chave são "asma grave", "forte sibilância" e "efeitos de se administrar um sedativo a um asmático".

4. **Palavra(s)-chave:** as palavras que especificam o que está sendo perguntado e o que está acontecendo. No exemplo anterior, as palavras-chave são "grave", "forte" e "confuso". Essas palavras especificam

que a asma é grave. "Você faria" especifica que uma ação apropriada lhe está sendo solicitada.

5. **Opções (escolhas):** incluem uma resposta correta (chamada de *resposta-chave*) e três a cinco distratores (respostas incorretas). No exemplo anterior, (c) é a resposta-chave e as demais são os distratores.

Boxe 3.3 Diretrizes para suposições fundamentadas.

Suposições fundamentadas já definidas: utilizando estratégias para escolher a resposta certa quando você não tem certeza sobre o conteúdo (quando nenhuma das opções parece sobressair para você).

1. Certifique-se de entender as instruções da prova.
2. Descubra se você será penalizado por opinar.
3. Leia a pergunta *duas vezes*, perguntando-se o seguinte:
   * **Qual** é o cerne da questão que foi pedido? (O **Quadro 3.2** define o cerne da questão)
   * **Quem** é o cliente? (p. ex., idade, sexo, função)
   * **Qual** é o problema? (p. ex., diagnóstico, sinais, sintomas, comportamento)
   * **Que fundamento lógico** é oferecido na pergunta? (p. ex., para prevenir complicações respiratórias... porque o gesso é úmido...)
   * **Em que circunstância temporal** isso está sendo abordado? (p. ex., imediatamente antes da cirurgia, no dia da admissão).
4. Estude todas as respostas:
   * Elimine as respostas que você sabe que estão completamente erradas
   * Procure respostas que estão erradas com base nas instruções
   * Busque por pistas nas perguntas ou respostas que podem ajudá-lo a refinar ainda mais a resposta mais provável (ver as estratégias 5 e 6 a seguir).
5. Utilize as seguintes regras juntamente com seu conhecimento para fazer suposições fundamentadas:
   * **Inicial = Avaliação.** A palavra *inicial* usada em uma pergunta geralmente requer uma resposta de avaliação (o que você avalia?)
   * **Essencial = segurança.** A palavra *essencial* usada em uma pergunta geralmente requer uma resposta segura (o que é necessário para

a segurança?). Lembre-se: "Mantenha-os respirando, mantenha-os seguros"
   * **Os opostos atraem as respostas corretas.** Se você tiver duas respostas opostas uma à outra, a *correta* normalmente será *uma* das duas. Exemplo: a resposta correta aqui provavelmente é (a) ou (b), porque elas são opostas
   * **O homem incomum vence.** A opção mais diferente em comprimento, estilo ou conteúdo geralmente é a correta. A resposta *certa* costuma ser a mais longa ou a mais curta. *Exemplo:* a resposta correta aqui provavelmente é a (b), porque é o "homem incomum"
   * **Mesma resposta = nenhuma.** Se duas respostas dizem o mesmo com palavras diferentes, ambas podem não estar certas, então nenhuma delas está correta. *Exemplo:* taquicardia e batimento cardíaco rápido como opções de resposta
   * **Palavras repetidas significam uma resposta certa.** Se a resposta contiver a mesma palavra (ou um sinônimo) que aparece na pergunta, é mais provável que seja uma resposta correta. *Exemplo:* a palavra *hipotensão* na pergunta, a palavra *hipotensão* ou *choque* na resposta
   * **Absolutamente não.** Respostas que usam palavras "absolutas" geralmente não são as corretas. *Exemplo:* sempre, nunca, tudo, nenhum
   * **Geralmente assim.** Respostas que usam qualificadores que tornam a resposta mais "geral" tendem a significar respostas corretas. *Exemplos:* geralmente, frequentemente, comumente.
6. Ao responder às perguntas sobre como definir prioridades, lembre-se da Hierarquia de Necessidades de Maslow (ver um resumo de Maslow no **Capítulo 6**).

Estratégias desenvolvidas com a ajuda de Judith Miller e Deanne Blach.

O dia da prova

- **Chegue cedo para o aquecimento.** Dê a si mesmo tempo para se acalmar, manter o foco e conferir seus materiais de revisão. Rever as questões práticas também é uma boa maneira de fazer seu cérebro engrenar para fazer a prova

- **Preste atenção às instruções verbais e impressas** e faça anotações para se certificar de que se lembrará delas

- **Se permitido, analise toda a prova e planeje sua abordagem.** Por exemplo, comece respondendo aos tipos de perguntas que você prefere antes de abordar aqueles de que você não gosta (você pode preferir combinar perguntas a fazer uma dissertação). Concluir o que você gosta e sabe primeiro reduz a ansiedade e coloca seu cérebro no modo de "fazer a prova" antes de enfrentar questões mais difíceis

- **Observe o seu tempo e como as perguntas são pontuadas.** Se uma pergunta vale 50% da sua nota, você pode economizar 50% do seu tempo para respondê-la

- **Concentre-se no que você sabe**
  - **Se permitido, pule as perguntas difíceis** e volte a elas mais tarde. Marque as perguntas fáceis e faça-as primeiro
  - **Para provas com respostas curtas e dissertativas:** anote os pontos principais de que você precisa e pergunte-se: "O que mais posso dizer?" ou "O que eu deixei passar?"

- **Se você não entendeu uma pergunta, peça explicação.** Se você não tiver permissão para fazer perguntas durante a prova, escreva algo como: "Não tinha certeza do que você quis dizer, então estou respondendo à pergunta presumindo que você quis dizer..." em sua folha de respostas, se permitido

- **Na dúvida, não altere as respostas.** É mais provável que sua primeira resposta seja a correta

- **Ao ser avaliado mediante relatos de caso, leia as perguntas primeiro.** Em seguida, procure as respostas enquanto lê o histórico do caso

- **Se você estiver preso em uma pergunta**, tente esboçar uma imagem, um mapa conceitual ou um diagrama para ajudá-lo a descrever a resposta.

Depois de responder a prova (exame)

- **Se você se sair mal, não pense que é o fim do mundo.** Mesmo as melhores mentes já falharam em provas (Einstein foi reprovado em álgebra; Edison foi considerado incapaz de aprender). Em vez disso, faça algo. Explique sua dificuldade ao seu instrutor; peça sugestões para se preparar melhor ou verifique se pode fazer um trabalho valendo ponto extra

- **Se houver uma revisão de prova, não deixe de comparecer – você aprenderá.** Muitos alunos pensam que essa é uma oportunidade de faltar à aula porque "nada vai acontecer".

FATOS E ESTRATÉGIAS DO NCLEX®

O NCLEX® baseia-se em pesquisas de habilidades que novos graduados devem ter para praticar com segurança e eficácia (pesquisas são feitas a cada 3 anos). É feito em um computador e leva até 6 horas. As perguntas requerem análise e aplicação. Se responder às perguntas fáceis corretamente, você passa para as de nível superior. Você não pode voltar atrás e mudar as respostas. Não pule perguntas – dê o seu melhor em cada uma.

Assim que você responder a perguntas suficientes para prever se será aprovado ou reprovado, o computador é desligado. Você responde a um mínimo de 75 perguntas; 15 delas estão sendo testadas quanto à confiabilidade e não fazem parte da sua pontuação. O número máximo de perguntas é 265. Antes de fazer o teste, você deve seguir um breve tutorial que explica como responder a perguntas de itens alternativos. Para obter o máximo do tutorial, faça um antes de ir para o centro de exames (é possível encontrá-lo em www.pearsonvue.com/nclex).

Enquanto o NCLEX® está evoluindo, a seguir está o plano de exame no momento desta publicação (ver o plano mais atualizado em www.ncsbn.org).

> ### PRINCÍPIO ORIENTADOR
>
> **O NCLEX® é um teste de potência, e não um teste de velocidade.** Trabalhe devagar e com precisão, em vez de rápida e descuidadamente. Respostas erradas descuidadas podem "cavar um buraco difícil de sair".[19]

Fatos rápidos sobre o plano de exame NCLEX®

- O NCLEX® testa cinco categorias principais:
  1. Ambiente de cuidado seguro e eficaz – gerenciamento de cuidado (17 a 23% do teste)
  2. Ambiente de cuidado seguro e eficaz – controle de segurança e infecção (9 a 15% do teste)
  3. Promoção e manutenção da saúde (6 a 12% do teste)
  4. Integridade psicossocial (6 a 12% do teste)
  5. Integridade fisiológica (cerca de 50% do teste)
     - ➤ Cuidados básicos e conforto; assistência nas atividades de vida diária (AVD) (6 a 12% do teste)
     - ➤ Farmacologia e terapia intravenosa (IV) (12 a 18% do teste)
     - ➤ Redução de risco (9 a 15% do teste)
     - ➤ Adaptação fisiológica (11 a 17% do teste)
- Concentra-se em quatro processos:
  1. Processo de enfermagem
  2. Ensino-aprendizagem
  3. Cuidar
  4. Comunicação e registro
- Avaliação e monitoramento de estresse (cuidado seguro e eficaz) ao longo de:
  1. Avaliação antes, durante e depois do procedimento
  2. Avaliação antes, durante e depois da administração do medicamento
  3. Delegação (o que você deve delegar, a quem e quando?)
  4. Prioridade e gerenciamento de cuidados (o que você deve fazer primeiro?)
- **Você encontrará perguntas sobre todas as principais especialidades**, bem como diretrizes avançadas, prevenção de lesões, sistemas familiares, diversidade cultural, direitos e responsabilidades legais, prevenção de erros, bioterrorismo, resposta a desastres, sexualidade humana e saúde mental. As perguntas podem ser dirigidas a clientes em cuidados agudos/críticos, cuidados de longa duração/reabilitação, pacientes ambulatoriais e ambientes comunitários/domiciliares
- **A maioria das perguntas é de múltipla escolha, requerendo que você selecione a melhor resposta.** Há um número crescente de "perguntas de opções alternativas". Essas perguntas exigem que você escolha uma ou mais respostas. Elas podem aparecer nos seguintes formatos: preencher o espaço em branco (para cálculos), resposta múltipla (selecione todas as que se aplicam), resposta ordenada (coloque na ordem correta) e clique e arraste o mouse para selecionar um "ponto de acesso". Todas as opções podem incluir quadros, tabelas ou gráficos, som e vídeo. Quando as perguntas instruem você a "selecionar todas as que se aplicam", não escolha todas nem apenas uma das respostas. Não há crédito parcial. Todas as respostas estão certas ou erradas

Testa sua capacidade de:

- Utilizar o controle de infecção (p. ex., higiene das mãos, técnica asséptica/estéril)
- Revisar os dados pertinentes antes da administração do medicamento
- Preparar e administrar medicamentos (calcular doses e aplicar os cinco certos da administração de medicamentos)
- Prestar atendimento dentro do âmbito legal da prática
- Manter a confidencialidade do paciente
- Garantir a identificação adequada do paciente
- Exercer a profissão de forma consistente com o código de ética de enfermagem

- Proteger o paciente de lesões (quedas, mau funcionamento de equipamentos, riscos elétricos)
- Priorizar as preferências individuais do paciente e a carga de trabalho geral para administrar o tempo de forma eficaz
- Usar abreviações aprovadas e terminologia padrão ao registrar cuidados
- Cuidar e monitorar pacientes em diálise peritoneal e hemodiálise
- Fornecer cuidados e informação durante o parto
- Facilitar sessões em grupo
- Identificar e relatar exposições ocupacionais/ambientais
- Fornecer atendimento e suporte para o paciente com dependências não relacionadas com substâncias.

Fonte: Resumido do National Council of State Boards of Nursing. 2016 RN-NCLEX test plan. 2016. Disponível em: https://www.ncsbn.org/testplans.htm.

Fazer o exame NCLEX®

- Comece a se preparar cedo; obtenha livros de revisão com antecedência e use-os à medida que progride no programa. Isso o ajuda a se familiarizar com os tipos de pergunta a que você deve responder. Muito aprendizado acontece quando você coloca em prática as perguntas do teste

- Ao praticar as perguntas, aumente o aprendizado e a retenção sempre lendo os fundamentos lógicos. Se você respondeu corretamente, quer ter certeza de que foi pelo motivo certo; se você respondeu incorretamente, precisa entender a razão para a resposta correta. Há uma abundância de informações nas justificativas

- Lembre-se de que você deve concluir o tutorial antes do exame: https://www.pearsonvue.com/nclex

- **Peça ao seu corpo docente para recomendar os recursos de preparação para o NCLEX® (muitas escolas agora têm os recursos necessários).** Encontre pelo menos uma boa fonte para revisão de conteúdo e pelo menos duas fontes para perguntas. Usar duas fontes para perguntas mostra a você mais de um estilo de pergunta (**Quadro 3.4**)

- Complete pelo menos 2.000 perguntas práticas no computador – isso aumentará significativamente suas chances de ser aprovado na primeira vez. Praticar, praticar, praticar é o nome do jogo para fazer o teste. O **Quadro 3.4** inclui recursos gratuitos para questões práticas on-line.

Boxe 3.4 Recursos de estudo, realização de testes e NCLEX®.

Recursos gerais
- Dicas para fazer todos os tipos de teste (ensaio, múltipla escolha, resposta curta, livro aberto): http://www.testtakingtips.com/
- Dicas de estudo, incluindo como fazer anotações e estudar (se necessário): http://www.recordnations.com/articles/record-keeping-students/
- As sete piores atitudes dos alunos quando estudam para os testes: http://www.cracked.com/blog/the-7-dumbestthings-students-do-when-cramming-exams/.

Preparação para o NCLEX®
- Informações sobre o centro de testes e tutoriais práticos: http://www.Pearsonvue.com/nclex

- Ajuda para enfermeiros estrangeiros: http://www.testprepreview.com/cgfns_practice.htm
- Recursos do National Council of State Board of Nursing: https://www.ncsbn.org
- Conselhos estaduais individuais de recursos de enfermagem: http://www.ncsbn.org (clique em "Conselhos de Enfermagem")
- Preparação para o Canadian Registered Nurse Examination: http://www.cno.org/en/be come-a-nurse/entry-to-practice-examinations/
- Enfermagem Kaplan: http://www.kaptest.com/nursing/nclex-prep/
- Tutoria e consultoria NCLEX®: http://judymillerclexreview.com; http://www.DeanneBlach.com

(continua)

Boxe 3.4 Recursos de estudo, realização de testes e NCLEX®. (*continuação*)

Perguntas gratuitas para praticar
http://www.4tests.com/nclex
http://www.mightynurse.com/nclex-practice-questions/

http://www.kaptest.com/nursing/nclex-prep/free-nclex-prep
http://www.varsitytutors.com/example-nclexrn-problems

NCLEX® de última geração

O National Council of State Boards of Nursing (NCSBN) está desenvolvendo "o NCLEX® de última geração" (NUG), que incluirá perguntas de julgamento clínico e habilidades de tomada de decisão.[20]

Os **Capítulos 4** e **6** ajudam a obter virtualmente todas as habilidades que provavelmente serão testadas no novo exame (p. ex., reconhecer e analisar dicas, avaliar resultados, gerar hipóteses, julgar opções e agir[20]). Para obter informações mais atualizadas sobre o NUG, perguntas frequentes (professores e candidatos) e recursos NUG, acesse https://www.ncsbn.org/.

ⓘ EXERCÍCIOS DE PENSAMENTO CRÍTICO

Encontre exemplos de respostas no Apêndice I

1. **Preencha as seguintes lacunas, escolhendo entre as seguintes palavras:** mesmo, prática, formativo, vários, detalhes, *debriefing*, grande, calmo, pronto, saber, ideias, preparação

   A. Duas etapas principais para ensinar os outros são descobrir o que eles já (a) _____ e determinar se eles estão (b) _____ para aprender.

   B. Você demonstra competência quando é capaz de realizar habilidades específicas com segurança e eficácia sob _____ circunstâncias.

   C. Para se sair bem em um teste (exame ou prova), você não precisa apenas ter o conhecimento necessário, mas também (a) _____ fazer o teste de acordo com as (b) _____ condições que você experimentará quando realmente o fizer.

   D. Com o aprendizado conceitual, você identifica as (a) _____ ideias antes de aprender (b) _____.

   E. Você aprende mais com experiências simuladas ao usar _____ para refletir sobre as lições aprendidas.

   F. Iniciar um *feedback* ajuda a obter _____ *feedback* e mantém seus educadores e líderes informados.

   G. Tirar o máximo proveito da simulação requer (a) _____ pela experiência e permanecer (b) _____ durante a experiência e o *debriefing*.

2. Quais são as suas responsabilidades em relação ao aprendizado dos pacientes, dos cuidadores que você supervisiona e o seu próprio?

3. Por que saber como ensinar aos outros e a si mesmo de forma eficiente é essencial para atingir os resultados de enfermagem?

4. Com base em sua experiência pessoal, dê pelo menos um exemplo de onde a regra "use ou perca" se aplica; em seguida, mostre estratégias que você pode usar para aumentar sua memória ou usar as informações com mais frequência.

5. Qual é o propósito da reabilitação?

6. Por que é importante ter uma ferramenta estruturada para simulação, *debriefing* e avaliação?

7. Ao estudar para um teste (exame ou prova), por que é importante ter certeza de que conhece o conteúdo sem olhar suas anotações?

👥 PENSE, COMPARE, COMPARTILHE

Com um parceiro, em um grupo ou em um bloco de anotações:

1. Compartilhe sua melhor e pior experiência de aprendizagem, simulação ou avaliação. Identifique o que fez tudo correr bem e o que não deu certo. O que você aprendeu com essas experiências?

2. Crie um seminário de literacia em saúde com base nas informações e ferramentas

CAPÍTULO 3 Pensamento Crítico e Culturas de Aprendizagem

publicadas em http://www.health.gov (digite "health literacy tools" – ferramentas de literacia em saúde – no campo de busca).

3. Utilize o modelo ABCD para avaliar recursos em relação a um de seus *sites* favoritos.

4. Identifique os pontos-chave do método de ensino, conforme abordado pelo North Carolina Program on Health Literacy, disponível em http://www.nchealthliteracy.org/toolkit/tool5.pdf.

5. Discuta as implicações das avaliações dos alunos no seguinte artigo: Turner K, Hatton D, Valiga T. Student evaluations of teachers and courses: time to wake up and shake up. *Nurs Educ Perspect*, 2018; 39(3): 130-131 doi: 10.1097/01.NEP.0000000000000329.

6. Discuta como as expectativas positivas podem influenciar o desempenho, conforme abordado em *The Pygmalion Effect: Proving Them Right*, disponível em https://fs.blog/2018/05/pygmalion-effect/.

7. Teste suas habilidades de estudo respondendo ao questionário da *Scientific American* em http://www.scientificamerican.com/article/test-your-study-skills-quiz.

8. Compartilhe sua posição em relação à compreensão dos conceitos-chave e à obtenção dos resultados de aprendizagem no início deste capítulo.

9. Discuta seus pensamentos sobre os seguintes "Momentos críticos e outras perspectivas".

MOMENTOS CRÍTICOS E OUTRAS PERSPECTIVAS

Aprendendo provérbios

- *Eu ouço, eu esqueço. Eu vejo, eu me lembro. Eu faço, eu entendo*

- *Um homem que faz uma pergunta pode se sentir um tolo por 5 minutos. Um homem que nunca pergunta é um tolo para o resto da vida*

- *Versão cômica do velho provérbio "Dê um peixe a um homem e ele comerá por um dia": Ensine um homem a pescar e ele o deixará sozinho todo fim de semana.*

O que faz um bom mentor?

"Um mentor não é alguém que anda à nossa frente para nos mostrar como se faz. Um mentor caminha ao nosso lado para nos mostrar o que podemos fazer." – Simon Sinek, autor de *Motivating Learners*. Ao tentar ensinar ou motivar outras pessoas, use o instinto humano para se concentrar em seu benefício. Faça a si mesmo perguntas como: "O que eles ganham com isso?" e "Como posso tornar isso relevante e fazer valer a pena?".

Certifique-se de ensinar o "porquê"

Saber *por que* algo deve ser feito capacita as pessoas a resolver problemas de forma independente. Quando você enfatiza princípios, razões e fundamentos, os alunos são capazes de tomar melhores decisões sobre o que fazer quando algo não sai como o esperado.

Ensinar os outros ajuda você a aprender

Quando você quiser aprender algo, ofereça-se para ensiná-lo a outra pessoa. Você aprende e lembra melhor o que ensina a *outra pessoa*.

Erros mais perigosos na educação do paciente

Os erros mais perigosos na educação do paciente são as suposições. Você presume que eles podem ler. Você presume que eles entendem. Você presume que eles não têm mais perguntas. Você presume que eles podem fazer isso. Você presume que eles farão isso. – Fran London, MS, RN, autor de *No Time to Teach: The Essence of Patient and Family Education for Health Care Providers.*[21]

RESUMO E PONTOS-CHAVE

- Construir culturas de aprendizagem que adotam o lema "todos ensinam, todos aprendem" é fundamental para promover o pensamento crítico e a segurança

- Acessar, analisar e aplicar as melhores informações disponíveis é uma habilidade essencial do século XXI

- A aprendizagem baseada em conceitos ajuda a reduzir a sobrecarga de informações, orientando você a se concentrar em grandes ideias antes dos detalhes

- A aprendizagem baseada em competências – na qual os enfermeiros se concentram em alcançar certas habilidades clínicas antes de aprenderem outras destas habilidades – é importante para qualquer aprendizagem em que a segurança seja uma questão relevante
- Aprender, desaprender e reaprender são desafios comuns; todos devemos estar atentos às habilidades que podem não ser tão precisas como antes e buscar oportunidades de aprimoramento
- O pensamento crítico exige mais do que memorizar fatos – você deve saber como *aplicar* as informações no contexto de várias situações
- Esteja você tentando aprender habilidades clínicas ou de trabalho em equipe, as experiências simuladas – junto com o *debriefing* – são uma maneira poderosa de aprender
- Praticar o que fazer quando algo dá errado é crucial para desenvolver boas habilidades de raciocínio
- Ter preceptores e educadores fortes e participar de programas de residência em enfermagem ajudamm a desenvolver habilidades sólidas em um ambiente de apoio
- A competência tem quatro componentes inter-relacionados – conhecimento, habilidades, comportamento e julgamento.[3] O grau em que você é capaz de exibir esses componentes em várias circunstâncias determina quão clinicamente competente você é
- A avaliação pode ser formativa (contínua para ajudá-lo a melhorar) ou somativa (no final de um período, para testar o pensamento crítico e o desempenho)
- Refletir sobre suas habilidades e pedir *feedback* e ajuda de preceptores e educadores são essenciais para melhorar suas habilidades de raciocínio
- Ajudar os outros a aprender requer trabalhar junto com eles para identificar (1) o que deve ser aprendido, (2) como eles querem aprender e (3) quais recursos podem usar
- Aprender com eficiência exige que usemos estratégias que ajudem a processar, gerenciar e lembrar informações
- O NCLEX® baseia-se em pesquisas de habilidades que os novos graduados devem ter para trabalhar com segurança e eficácia (pesquisas são feitas a cada 3 anos)
- Como passar no NCLEX®, que está evoluindo, tem regras muito específicas, requerendo que você "pense da mesma forma que as perguntas do exame", comece a fazer perguntas práticas precocemente; muito aprendizado acontece quando você pratica as perguntas e lê a lógica sobre por que você as acertou ou errou
- Leia este capítulo para revisar as ilustrações e os Princípios Orientadores.

REFERÊNCIAS BIBLIOGRÁFICAS

1. Forneris S, Fey M. *Critical conversations: the NLN guide for teaching thinking*. Washington, DC: National League for Nursing; 2018.
2. Ignatavicius D. *Teaching and learning in a concept-based curriculum: a how-to best practice approach*. Burlington, MA: Jones & Bartlett; 2019.
3. Wright D. *Competency assessment field guide: a real world guide for implementation and application*. Minneapolis, MN: Creative Health Care Management; 2015.
4. Top 25 Alvin Toffler Quotes. Retrieved from http://www.azquotes.com/author/14696-Alvin_Toffler 1991.
5. International Nursing Association for Clinical Simulation and Learning (INACSL) Standards Committee. INACSL standards of best practices: Simulation debriefing. *Clinical Simulation in Nursing*. 2016;12(5):521–525. https://doi.org/10.1016/j.ecns.2016.09.008.
6. Mariani B, Doolen J. Nursing simulation research: what are the perceived gaps? *Clinical Simulation in Nursing*. 2016;12(1):30–36. https://doi.org/10.1016/j.ecns.2015.11.004.
7. Boyer S, Valdez-Delgado K, Huss J, et al. Impact of a nurse residency program on transition to specialty practice. *Journal for Nurses in Professional Development*. 2017;33(5):220–227. https://doi.org/10.1097/NND.0000000000000384.

8. Boyer S, Mann-Salinas E, Valdez-Delgado K. Clinical Transition framework: integrating accountability, sampling, and coaching plans in professional practice development. *Journal for Nurses in Professional Development.* 2018;34(2):84–91. https://doi.org/10.1097/NND.0000000000000435.

9. Kennedy M. Nurses wanted—almost everywhere. *AJN.* 2018;118(6):7. https://doi.org/10.1097/01.NAJ.0000534825.57362.96.

10. National Action Plan to Improve Health Literacy. Retrieved from http://www.health.gov.

11. North Carolina Program on Health Literacy. *The Teach-Back Method.* (Website) Retrieved from http://www.nchealthliteracy.org/toolkit/tool5.pdf.

12. Oermann MH, Gaberson K. *Evaluation and testing in nursing education.* 5th ed. New York: Springer; 2017.

13. Oermann M. Reflections on clinical teaching in nursing. *Nurse Educator.* 2016;41(4):165. https://doi.org/10.1097/NNE.0000000000000279.

14. NLN. *The fair testing imperative in nursing education*; 2012. (Website) Retrieved from nln.org; .

15. NLN. *National League for Nursing fair testing guidelines for nursing education*; 2012. (Website) Retrieved from nln.org; .

16. NLN. *NLN CEO update on high stakes testing*; 2017. (Website) Retrieved from nln.org; .

17. Broderson L. Interventions for test anxiety in undergraduate nursing students: an integrative review. *Nursing Education Perspectives.* 2017;38(3):131–137. https://doi.org/10.1097/01.NEP.0000000000000142.

18. Weinberg J. *Uncover the Psycho-emotional Roots of Disease to Tap into the Power of the Mind-Body Connection.* (Website) Retrieved from http://www.jenniferweinbergmd.com; 2017.

19. Miller J, personal communication, 1991

20. NCSBN. *NGN News—Summer 2018.* Retrieved from, www.ncsbn.org; 2018.

21. London F. Personal communication.

4

Raciocínio Clínico, Julgamento Clínico e Tomada de Decisão

VISÃO GERAL DO CAPÍTULO

Enfermeiros: a cola e a consciência dos cuidados de saúde, 82

Objetivos e resultados (desfechos) da enfermagem, 82

Cuidado interprofissional centrado no paciente e na família, 83

Habilidades do século XXI e competências do QSEN, 83

Princípios do raciocínio clínico, 84

Responsabilidade da enfermagem – o que os enfermeiros fazem?, 89

Tomada de decisões e padrões e protocolos, 94

Escopo de prática, diagnóstico e tomada de decisão, 97

Pensamento do iniciante na carreira *versus* especialista, 98

Atenção ao contexto, 98

Pensar por meio da tecnologia de informação em saúde, 101

O plano de cuidado está morto?, 104

Pensar em ação – desenvolvimento, raciocínio dinâmico, 105

Transferência de tarefas-padrão: melhora da comunicação, 107

Leis, padrões e tendências que afetam o pensamento, 107

Modelos de tratamento preditivos: e se?, 111

Delegação de tarefas com segurança e eficácia, 115

Cuidado baseado em evidências e desfechos (resultados), 115

Estratégias para desenvolver julgamento clínico, 117

Exercícios de pensamento crítico 4.1, 118

Momentos críticos e outras perspectivas, 123

RESULTADOS DA APRENDIZAGEM

Depois de concluir este capítulo, você será capaz de:

1. Descrever os elementos-chave do cuidado interprofissional centrado no paciente e na família.
2. Comparar e contrastar os termos *responsabilidade* e *comprometimento*.
3. Descrever o que os enfermeiros pensam que é diferente de outros profissionais.
4. Explicar as relações entre segurança, eficiência, engajamento do paciente e da família e raciocínio clínico.
5. Aplicar os princípios do raciocínio clínico para desenvolver o julgamento clínico consistente.
6. Comparar e contrastar modelos médicos e de enfermagem.
7. Discutir as funções dos códigos de ética, padrões, protocolos e leis na tomada de decisões clínicas.
8. Descrever o processo de determinação do escopo da prática de Enfermagem.

9. Comparar e contrastar o pensamento do iniciante e do especialista.
10. Descrever os "quatro passos" e os "cinco certos" da delegação efetiva.
11. Explicar como a tecnologia da informação em saúde (TIS) e os registros eletrônicos de saúde (RES) ou prontuário eletrônico podem promover ou inibir o raciocínio clínico.
12. Descrever o papel da intuição e da lógica no desenvolvimento do raciocínio.
13. Explicar como usar a abordagem *prever, prevenir, manejar, promover* (PPMP).
14. Analisar como usar indicadores de pensamento crítico e o modelo de Quatro Círculos de Pensamento Crítico como ferramentas para desenvolver as habilidades de raciocínio clínico.

CONCEITOS-CHAVE

Comprometimento; cuidado compassivo; coordenação do tratamento; delegação; conforto emocional; conforto físico; empoderamento; delegação de tarefas; promoção de saúde; resposta humana; modelos médicos; manejo de medicamentos e tratamento; mobilidade; modelos de enfermagem; educação do paciente; escopo de prática; determinantes sociais de saúde; vigilância; falha de resgate; prática baseada em sistema; cuidados de base populacional; modelos de cuidados preditivos. *Ver também os capítulos anteriores.*

ENFERMEIROS: A COLA E A CONSCIÊNCIA DOS CUIDADOS DE SAÚDE

Considere as palavras do pai de uma criança gravemente doente: *A compaixão não substitui a competência. Em encontros superficiais e rápidos, um rosto sorridente e a mão gentil impressionam. A longo prazo, é a competência que você valoriza. Você descobre que a gentileza é um produto relativamente abundante. É a confiança, nascida do conhecimento, que muitas vezes está em falta. Isso significa que não estou interessado na compaixão? De jeito nenhum. Mas também descobri que não conta muito, a menos que fosse agregado à competência.*[1]

Ao optar por ser enfermeiro, você se torna parte de uma profissão que muitas vezes é chamada de "a cola e a consciência" dos cuidados de saúde. Os enfermeiros são "a cola" porque mantêm os sistemas de tratamento unidos. Em muitos casos, os enfermeiros são as únicas profissionais de saúde qualificadas disponíveis de forma consistente. Por meio de suas organizações, os enfermeiros são a consciência dos cuidados de saúde.[2]

Os pacientes classificam consistentemente os enfermeiros como as profissionais mais confiáveis.[3] Trabalham na linha de frente em ambientes complexos – hospitais, centros especializados, cuidado domiciliar, cuidado a longo prazo, escolas e comunidades – os enfermeiros e passam mais tempo com os pacientes do que qualquer outro profissional. Elas atuam na promoção da saúde, no monitoramento e manejo de problemas agudos e crônicos e ensinam os pacientes e familiares a fazerem o mesmo.

Sua capacidade de pensar de forma crítica afeta profundamente a vida das pessoas, muitas vezes nos momentos em que mais precisam. É necessário estar preparada para um trabalho que é muito mais do que uma presença atenciosa. Você precisa saber como administrar recursos, prevenir complicações e promover o bem-estar físico e mental de diversos pacientes com problemas complexos.

Usando linguagem simples, este capítulo ajuda a obter o conhecimento, as percepções e as habilidades necessárias para desenvolver consistentemente o raciocínio clínico, a tomada de decisão e o julgamento clínico. Para evitar a sobrecarga, são abordadas no próximo capítulo liderança, ética, prática baseada em evidências e melhoria da qualidade – todas partes importantes do raciocínio clínico. O **Capítulo 6** oferece oportunidades de aplicar o conteúdo deste capítulo, fazendo que você trabalhe em cenários de caso a partir de experiências reais.

OBJETIVOS E RESULTADOS (DESFECHOS) DA ENFERMAGEM

Para entender melhor o pensamento dos enfermeiros, vamos considerar a pergunta: "Quais são os principais objetivos e resultados (desfechos) da enfermagem?".

Objetivos da enfermagem

Os enfermeiros visam alcançar os seguintes objetivos de forma segura, eficiente e humanista:

1. Prevenir doenças, lesões, deficiências e complicações (e ensinar as pessoas a fazer o mesmo).

2. Ajudar as pessoas – estejam elas doentes, feridas, incapacitadas ou bem – a terem uma qualidade de vida ideal (a melhor

CAPÍTULO 4 Raciocínio Clínico, Julgamento Clínico e Tomada de Decisão

função possível, independência e sensação de bem-estar).

3. Melhorar continuamente os resultados (desfechos) do paciente, a prestação de cuidados e a capacidade de serem eficazes e satisfeitas em seu trabalho.

Resultados (desfechos) de enfermagem

A seguir, em termos gerais, são abordados os principais desfechos que demonstram os benefícios dos cuidados de enfermagem.

Depois de receberem cuidados individualizados e com base em evidências, os pacientes demonstrarão melhor bem-estar físico, mental e espiritual, conforme evidenciado pelo que se segue:

- Ausência (ou redução) de sinais, sintomas e fatores de risco de doença, deficiência ou lesão

- Utilização de estratégias e comportamentos que evidenciam a prevenção de doenças e a promoção da saúde, função e qualidade de vida

- Registro de atendimento individualizado, com base em evidências e de última geração que emprega as melhores práticas.

Quais são as implicações?

Existem três implicações principais dos objetivos e resultados (desfechos) da enfermagem:

1. Tendo em vista que as conclusões e decisões que nós, enfermeiros, tomamos afetam a vida das pessoas, nosso pensamento deve ser guiado por um raciocínio consistente – pensamento preciso e disciplinado que promova uma coleta de dados detalhada e que seja tão completa e profunda quanto a situação necessite.

2. O objetivo final da enfermagem é que as pessoas sejam capazes de administrar seus *próprios* cuidados de saúde da melhor maneira possível, o que significa que *devemos nos concentrar nas percepções, necessidades, desejos e capacidades do paciente*.

3. Como a enfermagem está comprometida em alcançar resultados (desfechos) de alta qualidade com boa relação custo-benefício, devemos buscar constantemente melhorar tanto

nossa própria capacidade de prestar cuidados quanto a qualidade e a eficiência gerais da prestação de cuidados de saúde. Devemos trabalhar para encontrar respostas às seguintes perguntas: "Como podemos alcançar melhores resultados (desfechos)?", "Como podemos melhorar a satisfação com nossos serviços?", "Como podemos conter custos, porém manter padrões elevados?" e "Como podemos garantir a prática de enfermagem competente e manter bons enfermeiros?".

CUIDADO INTERPROFISSIONAL CENTRADO NO PACIENTE E NA FAMÍLIA

Passamos de profissionais que trabalham lado a lado – como "jogadores paralelos", com cada um se concentrando em sua própria "parte" do paciente – para o cuidado *interprofissional centrado no paciente e na família* (profissionais trabalhando *juntos* e engajando os pacientes e familiares para garantir que as necessidades individuais sejam atendidas).

Quando enfermeiros, médicos, nutricionistas e outros profissionais trabalham verdadeiramente *juntos*, podemos usar a melhor experiência profissional para alcançar os melhores desfechos. Por exemplo, os farmacêuticos – que costumavam ser vistos apenas atrás do balcão da farmácia – agora trabalham em departamentos de emergência, evitando erros ao revisarem os pedidos de medicamentos e certificando-se de que os registros sejam precisos (reconciliação medicamentosa).[4]

HABILIDADES DO SÉCULO XXI E COMPETÊNCIAS DO QSEN

O **Capítulo 1** detalha as habilidades de enfermagem do século XXI e as competências do Quality and Safety Education for Nurses (QSEN) (cuidado centrado no paciente, trabalho em equipe e colaboração, prática baseada em evidências, melhoria da qualidade, segurança e informática). A **Figura 4.1** mostra como essas habilidades e competências se relacionam com o raciocínio clínico.

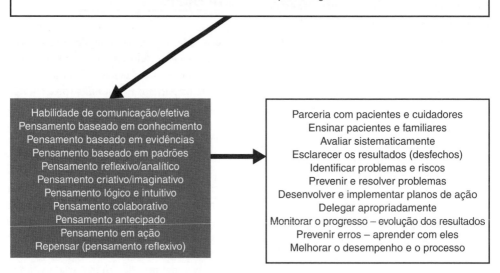

Figura 4.1 Relações entre o raciocínio clínico, as habilidades enfermeirode enfermagem no século XXI e as competências QSEN.

PRINCÍPIOS DO RACIOCÍNIO CLÍNICO

Compreender os princípios do raciocínio clínico é a base para o desenvolvimento de hábitos de pensamento consistentes. Esta seção resume os mais importantes princípios do raciocínio clínico, começando com pontos-chave dos capítulos anteriores. Lembre-se de que o **Capítulo 6** detalha a aplicação desses princípios.

- **Engajar pacientes, familiares e cuidadores e garantir sua segurança e bem-estar devem ser prioridades** em todos os raciocínios e tomadas de decisão

- **Todo raciocínio depende da qualidade da comunicação.** Houve *troca mútua* de informações, pensamentos e sentimentos? As informações que foram trocadas são factuais e completas? Estudos mostram que os problemas de comunicação causam erros ao cuidar de paciente que resultam em desfechos adversos, como queda e perda de cuidados[5-7]

- **O pensamento crítico em enfermagem** – que inclui raciocínio clínico, julgamento e tomada de decisão – é um pensamento intencional, informado e focado no resultado (desfecho), que:

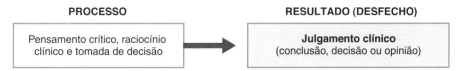

Figura 4.2 Julgamento clínico – o resultado do pensamento crítico, do raciocínio clínico e da tomada de decisão.

- **É orientado por padrões**, políticas, códigos de ética e leis (leis de prática estaduais individuais e conselhos estaduais de enfermagem)
- **É impulsionado pelas necessidades do paciente, da família e da comunidade**, bem como as necessidades dos enfermeiros para prestar cuidados competentes e eficientes (p. ex., agilizar os organogramas para liberar os enfermeiros para o tratamento do paciente)
- **Baseia-se nos princípios do processo de enfermagem, na resolução de problemas e no método científico** (requer a formação de opiniões e a tomada de decisões com base em evidências)
- **Concentra-se na segurança e qualidade**, constantemente reavaliando, autocorrigindo-se e se esforçando para melhorar as práticas pessoais, profissionais e sistêmicas
- **Identifica cuidadosamente os principais problemas**, questões e riscos envolvidos, incluindo pacientes, familiares e principais interessados na tomada de decisões no início do processo
- **Usa lógica, intuição e criatividade** e se baseia em conhecimentos, habilidades, experiência e atitudes profissionais específicos
- **Solicita estratégias que aproveitem ao máximo o potencial humano** e compensem os problemas criados pela natureza humana (p. ex., encontrar maneiras de prevenir erros, usar tecnologia e superar a poderosa influência de visões pessoais)
- **Embora o raciocínio clínico seja centrado nos *pacientes e familiares*, ele começa com VOCÊ**. Suas qualidades pessoais – sua capacidade de demonstrar indicadores *pessoais* de pensamento crítico (IPC), conforme descrito no **Capítulo 1** (ver Boxe 1.2) – afeta seu pensamento tanto quanto sua capacidade de demonstrar *conhecimento* e habilidades *intelectuais*. Os IPC encontram-se no **Capítulo 2** (ver Boxes 2.7 e 2.8). O Apêndice C mostra como os IPC se relacionam com o modelo de Quatro Círculos de PC para as áreas-alvo que você pode querer desenvolver

- **O pensamento crítico e o raciocínio clínico são *processos* de pensamento**; o julgamento clínico é o *resultado* (desfecho) do pensamento (as opiniões que você forma ou as decisões que você toma) (**Figura 4.2**)

- **Ao usar uma variedade de recursos para coletar informações do paciente (p. ex., registros de saúde, entrevistas com a família), sempre considerar a *avaliação direta do paciente* como a principal fonte de informação.** Estudos mostram que as *omissões de avaliação* são a principal causa de desfechos (resultados) adversos para os pacientes.[8] Por exemplo, vários estudos examinaram o conceito de *falha no resgate* (quando os pacientes morrem de doenças tratáveis porque os enfermeiros não conseguiram detectar os primeiros sinais e sintomas de complicações)[9]

- **O raciocínio clínico acontece em um contexto de desenvolvimento (evolução) de situações humanas.** É *fluido e dinâmico*, não linear e passo a passo, exigindo pensamento sistêmico conforme descrito a seguir

Raciocínio clínico e pensamento sistêmico[10,11]

- Reconhecer as *relações entre as peças-chave* do todo (p. ex., como o coração desse paciente pode ser afetado pela drenagem pulmonar? De que modo o atendimento ao paciente é afetado pelos sistemas organizacionais, como, por exemplo, o funcionamento da farmácia afeta a administração oportuna de medicamentos?)

- Pensar nas consequências das ações (p. ex., o que provavelmente acontecerá quando levantarmos esse paciente após a cirurgia e o que podemos fazer para minimizar os riscos?)
- Ter a percepção de como as situações tendem a se desenrolar ao longo do tempo (p. ex., qual é o curso normal de recuperação para alguém que tem uma prótese de joelho?)

- **O National Council of State Boards of Nursing (NCSBN) descreve o raciocínio clínico como iterativo (repetitivo),** ou seja, você passa por rodadas repetidas de análises e ações, ajustando as informações e chegando mais perto dos melhores resultados a cada repetição.[12] Por exemplo, você pode identificar que um paciente tem problemas de adaptação. Podem ser necessárias várias visitas para entender exatamente o que está contribuindo para esses problemas e desenvolver um plano que realmente promova o bem-estar

- **A estrutura de raciocínio clínico mais comum usada** *entre os profissionais da saúde* é a ADPIE (*analisar, diagnosticar, planejar, implementar, avaliar*). O foco da ADPIE muda dependendo da função do profissional da saúde. **Exemplos:**
  - **Médicos se concentram em problemas clínicos** (promoção do funcionamento do sistema corporal, cura de doenças e alívio de sintomas)
  - **Fisioterapeutas respiratórios** se concentram em promover a função pulmonar
  - **Enfermeiros se concentram nas questões de enfermagem** (p. ex., monitoramento do estado e das respostas do paciente aos problemas de saúde; controle de regimes de tratamento; prevenção de complicações; e promoção de conforto, mobilidade, bem-estar e independência, conforme detalhado posteriormente neste capítulo)
- **O uso da ADPIE orienta os profissionais da clínica a registrar de forma que comunique claramente o tratamento** pela equipe interprofissional, atender aos padrões legais e fornecer os dados necessários aos pesquisadores para desenvolver práticas baseadas em evidências. Algumos enfermeiros usam **AAPIE** em vez de **ADPIE**, nomeando a segunda fase, *analisar*. Designar a segunda fase como *diagnóstico* enfoca o *resultado final* da análise: tirar conclusões (diagnosticar problemas de saúde reais e potenciais e tomar decisões sobre o tratamento)

- **Estudos mostram que enfermeiros e outros profissionais de saúde utilizam uma variedade de padrões de raciocínio isolados ou em combinação.**[13] Por exemplo, você pode usar a ADPIE junto com o ABC (vias respiratórias, respiração [*breathing*], circulação) para definir as prioridades iniciais. A *hierarquia das necessidades humanas de Maslow* também é frequentemente usada para definir prioridades (ver **Capítulo 6**, "Definição de prioridades", Habilidade 6.13). Quando há problemas com o raciocínio usando-se outros modelos de raciocínio clínico, muitos médicos voltam a perguntar se as fases ADPIE foram concluídas (p. ex., avaliamos, diagnosticamos, planejamos, implementamos e evoluímos suficientemente bem?)

- **Em termos gerais, o processo de definição acurada dos problemas de saúde requer** *diagnóstico diferencial.* O *diagnóstico diferencial* exige a identificação de sinais e sintomas (pistas), criação de uma lista de problemas suspeitos e ponderação sobre a probabilidade de um problema em relação a outro que está intimamente relacionado (isso é semelhante ao que o NCSBN chama

CAPÍTULO 4 Raciocínio Clínico, Julgamento Clínico e Tomada de Decisão

de *reconhecimento de pista e geração e teste de hipóteses*).[12] **Exemplos:** O diagnóstico diferencial de *ansiedade* pode incluir considerar se o problema pode ser mais bem descrito como uma questão de *enfrentamento, falta de conhecimento* ou *medo*. O diagnóstico diferencial de *rinite* (coriza) inclui rinite alérgica (alergias sazonais), uso abusivo de descongestionantes nasais e resfriado comum

- **Tanner descreve os padrões de raciocínio como** *perceber, interpretar, responder e refletir*.[13] A **Figura 4.3** mostra como o uso de ADPIE leva a julgamentos clínicos, incluindo os pontos em que as fases de Tanner se encaixam

- **O diagnóstico (identificação do problema e do risco) é a maior parte do trabalho do processo de raciocínio clínico.** O diagnóstico é um ponto fundamental do raciocínio: se você não perceber os problemas ou riscos ou os interpretar mal, é provável que o plano todo seja falho. O relatório de referência da National Academy of Medicine, *Improving Diagnosis in Health Care*, identifica o *erro diagnóstico* como uma questão importante e não resolvida de segurança do paciente (a maioria das pessoas experimentará pelo menos um erro diagnóstico em sua vida, às vezes com consequências devastadoras)[14]

- **O** *diagnóstico* **(identificação do problema) estará incompleto até que você determine o que está causando ou contribuindo para os problemas e riscos.** Por exemplo, se o seu paciente tem dor e você não entendeu completamente o que a está causando, como você saberá que não é algo sério e quais estratégias proporcionarão o conforto? O **Boxe 4.1** resume o processo de diagnóstico (identificação do problema)

- **Entender "o porquê" por trás de julgamentos e decisões é crucial para um raciocínio consistente e a segurança do paciente.** Se lhe perguntarem: "Por que você fez isso?", você deve ser capaz de justificar suas ações. Nunca faça algo se não entende por que o está fazendo

- *Avaliação e reflexão* **desempenham papéis importantes em** *todas* **as fases do raciocínio clínico.** Por exemplo, sempre avalie antes de agir para ter certeza de que o ambiente é seguro e as ações ainda são adequadas; reflita sobre as respostas do paciente após a realização de ações. **Lembre-se:** *"avalie, aja, reavalie"*

- **Um erro comum de raciocínio clínico é** *tirar conclusões precipitadas.* Reflita sobre seu pensamento para ter certeza de que tem informações factuais e completas. Algumas suposições foram feitas? Pense de maneira cuidadosa e deliberada e não aceite especulações ou suposições

- **Para priorizar o raciocínio e pensar primeiro nos pontos mais importantes:**

  - **Comece considerando se os sinais e sintomas do seu paciente podem estar relacionados com problemas médicos, medicamentos ou possíveis alergias.** Use a sigla MMA para memorizar e lembrar "problemas médicos, medicamentos, alergias"

  - **Exclua "as coisas ruins" (piores cenários) primeiro.** Por exemplo, se o seu paciente tem dor e edema no tornozelo esquerdo inexplicáveis, considere se isso pode ser um coágulo sanguíneo ou problema cardíaco que precisa ser avaliado pelo médico responsável pelo paciente antes de sugerir gelo, repouso, elevação e um "vamos observar"

  - **Depois de excluir os piores cenários, considere as** *explicações mais comuns.* Por exemplo, no item anterior, lesão desconhecida ou artrite causando dor e edema

- **O desenvolvimento de competência – sua capacidade de raciocinar e fazer julgamentos seguros ao lidar com situações clínicas complexas** – requer *aprendizagem experiencial no trabalho* com a orientação de educadores, mentores, preceptores ou líderes que saibam como treinar e apoiar os educandos.[15,16] Usar uma referência comum como "ponto de discussão" para promover o diálogo sobre o que está indo bem e o que precisa ser melhorado é a chave (muitos lugares usam planos de treinamento para priorizamr isso).

PROCESSO

FASES DO RACIOCÍNIO CLÍNICO
• **A**valiação: Detecção/**percepção** de pistas (sinais, sintomas, riscos)
• **D**iagnóstico: Análise, síntese e **interpretação** de dados; diagnóstico diferencial (criar uma lista de problemas suspeitos; ponderar a probabilidade de um problema em relação a outro com que está intimamente relacionado); o NCSBN considera que, nesta fase, se produzem e priorizam hipóteses
• **P**lanejamento: **Resposta**; previsão de complicações; antecipação de consequências; considerar ações; definição de prioridades; tomada de decisão
• **I**mplementação: **Resposta;** ação, monitoramento de respostas; reflexão; ajustes
• **E**volução: **Reflexão;** repetição da ADPIE conforme indicado

RESULTADOS (DESFECHOS)

JULGAMENTOS CLÍNICOS
Reconhecimento de:
• Necessidades e preocupações prioritárias do paciente/família
• Segurança e riscos de infecção
• Desvios dos padrões esperados de saúde, doença ou processo de recuperação
• Deterioração versus melhora nos sinais e sintomas (pistas)
• Problemas/complicações reais e potenciais
• Problemas e riscos prioritários que devem ser administrados
• Questões de promoção da saúde
• Necessidades de educação de paciente, familiares e cuidador
Determinação de:
• Resultados desejados/esperados; possíveis respostas desfavoráveis
• Ações necessárias para gerenciar problemas e riscos
• Papel/participação do paciente e da família
• Ordem de prioridades (o que deve acontecer primeiro etc.)
• Ações individualizadas baseadas em evidências
• Profissionais mais qualificados para liderar a condução do tratamento de questões importantes
• Como monitorar, avaliar e registrar melhor o progresso do paciente

Figura 4.3 O processo e os desfechos do raciocínio clínico usando-se ADPIE. Os termos em negrito indicam o modelo de julgamento clínico de Tanner (perceber, interpretar, responder, refletir).[13] (Fonte: © 2018 http://www.AlfaroTeachSmart.com. Proibido o uso sem permissão.)

Boxe 4.1 Diagnóstico (identificação do problema).

- Criação de uma lista de suspeitas de problemas/diagnósticos (geração de hipóteses)
- Exclusão de problemas/diagnósticos semelhantes
- Denominação dos problemas/diagnósticos reais e potenciais e esclarecimento sobre o que está causando ou contribuindo para a sua ocorrência
- Determinação de fatores de risco que devem ser controlados
- Identificar recursos, pontos fortes e oportunidades de promoção da saúde

RESPONSABILIDADE DA ENFERMAGEM – O QUE OS ENFERMEIROS FAZEM?

Para entender melhor o pensamento dos enfermeiros, vamos examinar quais são as suas responsabilidades, o que acontece se elas não as cumprirem e qual é a diferença entre *responsabilidade* e *responsabilização*.

Responsabilidade *versus* responsabilização

Responsabilidade e *responsabilização* são conceitos semelhantes, mas há uma diferença significativa:

- **Responsabilidade** se refere a um dever ou tarefa que você é legal e moralmente obrigado a fazer (p. ex., é sua responsabilidade manter a mobilidade ideal do paciente)
- **Responsabilização** significa não apenas ser responsável, mas também ser *responsabilizado por suas ações ou omissões* (o que você fez ou deixou de fazer enquanto cumpria suas responsabilidades). Por exemplo, você pode aceitar a responsabilidade de tirar um paciente da cama. No entanto, se você precisa de ajuda, não a consegue e o paciente cai, como você vai responder por não ter recebido ajuda?

Fazer a mudança no pensamento de *"Eu sou responsável"* para *"Eu me responsabilizo"* mantém os pacientes seguros e lhe ajuda a ser proativo. Ao aceitar a responsabilização, você desenvolve hábitos de raciocínio que respondem a perguntas como: "Até que ponto estou qualificado para fazer isso?" e "Fiz tudo o que pude para evitar que algo dê errado?".

Mantenha o conceito de responsabilização em mente enquanto discutimos as principais funções e responsabilidades da enfermagem e como determinar seu propósito de prática.

Pensar como um enfermeiro

Os enfermeiros passam mais tempo na linha de frente no cuidado direto ao paciente do que qualquer outra profissão, o que as tornam responsáveis por muitos aspectos do atendimento. Este papel complexo na linha de frente torna difícil descrever o que os enfermeiros fazem de diferente das outras profissões.

Várias organizações, como, por exemplo, a North American Nursing Diagnosis Association International (NANDA-I), tentaram, sem sucesso, desenvolver uma padronização de termos que pudessem ser amplamente adotados para refletir os problemas com que os enfermeiros lidam de maneira independente. Embora o trabalho da NANDA-I fosse promissor, não é mais amplamente usado por três principais motivos: (1) muitos enfermeiros consideram os termos complicados e mal interpretados por outros enfermeiros ou profissionais da saúde; (2) o custo da permissão para usar os termos é alto; (3) há pouca ou nenhuma pesquisa que apoie os termos.

Podemos esperar que os termos padronizados para cuidados de enfermagem sejam esclarecidos analiticamente (análise rigorosa dos dados coletados de registros eletrônicos de saúde [RES] ao longo do tempo). Os termos padronizados com base em pesquisas que refletem as responsabilidades da enfermagem em relação a diagnósticos, intervenções e desfechos continuarão a evoluir.

Tendo em mente que a enfermagem – como todos os papéis e conceitos complexos – não pode ser adequadamente retratada usando-se apenas *uma* definição, esta seção analisa o pensamento dos enfermeiros a partir de duas perspectivas: (1) principais conceitos que descrevem as responsabilidades de enfermagem e (2) responsabilização pelos problemas comum de enfermagem e clínicos. Vamos começar a examinar o que significa ter um "estrutura de enfermagem em mente" considerando o seguinte princípio orientador.

> ## PRINCÍPIO ORIENTADOR
>
> **Não é tanto *como* os enfermeiros pensam que os torna diferentes de outros profissionais da saúde – é *o quê* eles pensam.**
> Usar *uma estrutura de enfermagem em mente* significa permanecer centrado na prevenção de problemas e na promoção da saúde, concentrando-se na *pessoa como um todo*, identificando as necessidades individuais e

(continua)

> **PRINCÍPIO ORIENTADOR** (*continuação*)
>
> monitorando as respostas às intervenções (p. ex., cirurgia) e desafios da vida (p. ex., tornar-se mãe/pai). O pensamento holístico dos enfermeiros busca responder a perguntas do tipo: como esses problemas ou desafios de saúde estão afetando a capacidade *dessa pessoa em particular* de agir como um ser humano biopsicossocial? Por exemplo, um médico pode diagnosticar e tratar uma fratura de quadril; como enfermeiro, é sua responsabilidade não apenas monitorar e promover a *cura do quadril*, mas também monitorar a *resposta* da pessoa ao processo *como um todo*. Ou seja, como o reparo do quadril fraturado *está afetando a saúde, a independência, a segurança e a capacidade de desempenhar as funções desejadas da pessoa* (e qual é o melhor planejamento de enfermagem para resolver esses problemas, prevenir complicações e promover a saúde)?

Estudar os conceitos de Enfermagem aprofunda sua compreensão do que impulsiona o pensamento dos enfermeiros. Os exemplos a seguir de conceitos de enfermagem fornecem uma visão *do que os enfermeiros pensam a respeito* do que é diferente de outros profissionais da saúde.

- **Cuidado compassivo, atencioso.** Embora a tecnologia, os requisitos de documentação e o dimensionamento de pessoal possam sobrecarregar os melhores clínicos, os enfermeiros trabalham para manter as práticas de cuidado em primeiro plano.[17] Em vários estudos, os pacientes descrevem cuidar atencioso como observação (atenção, prática altamente qualificada, cuidados básicos, nutrição e superação de expectativas); mutualidade (construção de relações entre enfermeiros, pacientes e familiares); e cura (comportamentos que salvam vidas e libertam os pacientes de ansiedade e preocupações)
- **Gerenciamento das atividades de vida diária (AVD).** Promover a independência e auxiliar nas AVD é uma importante função da enfermagem
- **Identificação de riscos, prevenção de complicações e promoção da saúde.** Monitorar e implementar planos para detectar riscos nos pacientes (p. ex., prevenção de quedas ou lesões cutâneas); promover a saúde por meio da educação e encorajar comportamentos saudáveis (p. ex., fazer exercícios, parar de fumar)
- **Vigilância.** Monitoramento para detectar sinais e sintomas (pistas) que indicam desvios dos padrões de saúde esperados, doença ou recuperação; ativar a cadeia de comando conforme indicado.[18] Ativar a cadeia de comando significa seguir as políticas de comunicação para relatar problemas do paciente e *permanecer com o problema* até que o *profissional qualificado apropriado* tenha respondido. Por exemplo: você administra a medicação para dor na incisão, mas o paciente não tem alívio. Você tenta o reposicionamento e outras medidas holísticas, mas a pessoa ainda não tem alívio. Você deixa duas mensagens para o médico ligar para você a fim de conversar sobre esse problema. Uma hora depois, não houve resposta do médico e o paciente ainda está angustiado. Você é responsável por ativar a cadeia de comando e notificar seu supervisor sobre esse problema e descobrir o que fazer em seguida
- **Educação do paciente e familiares.** Garantir que os pacientes e seus familiares tenham o conhecimento e as habilidades de que necessitam para gerenciar com êxito a sua saúde
- **Promoção de mobilidade.** Garantir a mobilidade ideal para todos os pacientes
- **Conduta em regimes de tratamento e medicações.** Monitoramento de regimes de tratamento e respostas adversas à medicação, bem como individualização dos regimes dentro dos parâmetros prescritos para atender às necessidades individuais. Os enfermeiros visam garantir que os regimes gerais de medicação sejam tão seguros, eficazes, custo-efetivos e convenientes quanto possível, considerando idade, funções, ocupação e estilo de vida das pessoas. Por exemplo, quanto à *pneumonia*, questiona-se se os antibióticos prescritos são os melhores disponíveis, considerando custo, conveniência e resultados

CAPÍTULO 4 Raciocínio Clínico, Julgamento Clínico e Tomada de Decisão

- **Conforto físico e emocional.** Promover o conforto físico por meio de estratégias holísticas e prescritas (p. ex., reposicionamento de pacientes, administração de medicamentos para dor); proporcionar conforto emocional por meio da comunicação terapêutica
- **Coordenação de cuidados.** Coordenar os cuidados para garantir que os regimes de tratamento atendam às necessidades individuais (p. ex., se você está cuidando de alguém que não é "uma pessoa ativa de manhã", agende sessões de fisioterapia à tarde; com pacientes complexos, planeje períodos de descanso)
- **Delegação.** Maximizar tempo e recursos supervisionando e delegando cuidados a técnicos e auxiliares de enfermagem (abordado posteriormente em detalhes)

- **Registro.** Garantir que o atendimento ao paciente seja registrado com precisão e de forma tão completa quanto necessário para comunicar os aspectos mais importantes do atendimento
- **Cuidados com base na população e culturalmente competente.** Identificar as necessidades individuais de uma diversidade de populações de pacientes (p. ex., pacientes de determinadas culturas, grupos de idade, idiomas ou orientação sexual). Você pode baixar um roteiro para atender os cuidados padronizados de base populacional intitulado *Advancing Effective Communication, Cultural Competence and Patient- and Family-Centered Care: A Road Map For Hospitals* em http://www.jointcommission.org/Advancing_Effective_Communication/.

PRINCÍPIO ORIENTADOR

Os enfermeiros desempenham papel fundamental no monitoramento de complicações relacionadas com a medicação e os regimes de tratamento. A verificação da compreensão dos medicamentos – para garantir que os pedidos de medicações do paciente estejam atualizados e completos – é o primeiro passo para reduzir complicações. Use o acrônimo **TACIT** para lembrar os itens-chave que você deve monitorar ao cuidar de pacientes em vários regimes de medicação e tratamento:

Efeito **T**erapêutico – Existe um efeito terapêutico?
Reações **A**lérgicas ou Adversas – Há sinais de reações alérgicas ou adversas?
Contraindicações – Existem contraindicações à administração desse medicamento?
Interações? – Existem possíveis interações medicamentosas?
Toxicidade ou superdosagem – Há sinais de toxicidade ou superdosagem?

Enfermagem *versus* modelos clínicos em geral

Os enfermeiros prestam cuidados com base em modelos clínicos em geral e de enfermagem. Mudamos de "enfermeiros diagnosticam e tratam apenas diagnósticos de enfermagem" para "enfermeiros diagnosticam e controlam vários problemas de saúde, dependendo de suas qualificações e escopo de prática" (abordado na próxima seção).

O **Boxe 4.2** dá exemplos de problemas prioritários pelos quais os enfermeiros são responsáveis de forma independente. Dependendo da *complexidade do problema*, das *qualificações da enfermeiro* e do *escopo da prática*, os enfermeiros são responsáveis por consultar os profissionais de cuidados primários (PCP) ou profissional de saúde assistente antes de determinar um plano de tratamento.

O **Boxe 4.3** mostra problemas médicos comuns e suas potenciais complicações. O **Boxe 4.4** exibe as complicações de tratamentos e procedimentos. Com os problemas listados nesses dois boxes, os enfermeiros são responsáveis pelo seguinte:

1. Observação (monitoramento para detectar sinais e sintomas relatáveis [pistas] – aqueles que podem indicar a necessidade de intervenção qualificada adicional).

2. Implementação de intervenções prescritas pela enfermeiro para prevenir complicações (p. ex., propiciar a mobilidade do paciente).

3. Implementação de intervenções de enfermagem prescritas pelo PCP.

Para monitorar problemas clínicos, a abordagem dos sistemas corporais (**Figura 4.4**) é comumente usada. Para garantir que as necessidades de enfermagem relacionadas com as AVD e as respostas humanas individuais sejam identificadas, modelos de enfermagem são usados. Por exemplo, a abordagem dos *11 Padrões Funcionais de Saúde de Gordon*, aqui descrita, tem sido amplamente utilizada.[19]

1. **Percepção de saúde – padrão de monitoramento da saúde:** percepção de saúde e bem-estar; conhecimento e adesão a regimes de promoção da saúde.

2. **Padrão nutricional-metabólico:** ingestão habitual de alimentos e líquidos; altura, peso, idade.

3. **Padrão de eliminação:** padrões regulares de eliminação do intestino e da bexiga.

4. **Padrão de atividade-exercício:** atividade usual e tolerância ao exercício.

5. **Padrão de sono-descanso:** horas usuais de sono e descanso.

6. **Padrão de percepção cognitiva:** capacidade de utilizar todos os sentidos para perceber o ambiente; maneira habitual de perceber o ambiente.

7. **Padrão de autopercepção ou autoconceito:** percepção de capacidades e autovalor.

8. **Padrão de relacionamento:** responsabilidades usuais e maneiras de se relacionar com os outros.

Boxe 4.2 Problemas comuns prioritários para a enfermagem (lista em ordem alfabética).

NOTA: Dependendo da complexidade do problema e das suas qualificações, os enfermeiros são responsáveis por consultar os profissionais de saúde assistentes antes de determinar um plano de cuidado.

- Atenção espiritual
- Cessação do tabagismo
- Constipação intestinal, diarreia e outros problemas de eliminação intestinal
- Controle de conforto/dor
- Controle de problemas comportamentais
- Controle de risco de infecção/segurança/queda
- Controle do peso
- Controle do risco de lesão por pressão/integridade da pele comprometida
- Educação do paciente

- Gerenciamento de medicamentos e outros tratamentos
- Higiene oral[†]
- Problemas de autocuidado (alimentação, banho, vestir-se, ir ao banheiro, outras AVD)
- Problemas de eliminação urinária
- Problemas de intolerância à atividade/mobilidade
- Problemas nutricionais
- Problemas para dormir
- Problemas respiratórios e das vias respiratórias
- Promoção da saúde
- Riscos de desidratação
- Riscos de violência ou automutilação
- Observação (monitoramento para detectar sinais e sintomas relatáveis)

[†]Vinculado à incidência de pneumonia.

Boxe 4.3 Problemas médicos comuns e suas potenciais complicações.

Angina/infarto do miocárdio	Formação de trombos/êmbolos (êmbolos pulmonares, acidente vascular encefálico)
Arritmias	
Insuficiência cardíaca congestiva/edema pulmonar	Hipoxemia
	Desequilíbrio eletrolítico
Choque (cardiogênico, hipovolêmico)	Desequilíbrio acidobásico
Infarto, extensão do infarto	Pericardite

(continua)

CAPÍTULO 4 Raciocínio Clínico, Julgamento Clínico e Tomada de Decisão

Boxe 4.3 Problemas médicos comuns e suas potenciais complicações. (*continuação*)

Tamponamento cardíaco
Parada cardíaca
Ver também *Doença renal*

Doenças pulmonares (p. ex., asma, doença pulmonar obstrutiva crônica)
Hipoxemia
Desequilíbrios eletrolítico e acidobásico
Insuficiência respiratória
Infecção
Ver também *Pneumonia* e *Angina/infarto do miocárdio*

Pneumonia
Insuficiência respiratória
Desidratação
Sepse/choque séptico
Embolia pulmonar
Hipertensão pulmonar
Ver também *Angina/infarto do miocárdio*

Diabetes
Hipoglicemia (choque diabético)
Hiperglicemia (coma diabético)
Circulação comprometida – lesões por pressão e de pernas
Atraso na cicatrização de feridas
Hipertensão
Problemas oculares (hemorragia retiniana)
Infecção
Desidratação
Ver também *Angina/infarto do miocárdio* e *Doença renal*

Hipertensão
Acidente vascular encefálico (AVE)
Ataque isquêmico transitório
Crise hipertensiva
Ver também *Angina/infarto do miocárdio* e *Doença renal*

Doença renal
Insuficiência cardíaca congestiva
Insuficiência renal
Edema
Hiperpotassemia
Desequilíbrio eletrolítico/acidobásico
Anemia

Ver também *Hipertensão* e *Infecção do trato urinário*

Infecção do trato urinário
Choque séptico
Insuficiência renal

HIV e imunossupressão
Infecções oportunistas (p. ex., tuberculose, herpes, organismos intestinais)
Diarreia grave
Ver também *Doenças pulmonares* e *Pneumonia*

Fraturas
Hemorragia (interna ou externa)
Deslocamento de fragmento ósseo
Edema/pontos de pressão
Circulação comprometida
Compressão do nervo
Síndrome do compartimento
Formação de trombo/êmbolo
Infecção

Traumatismo craniano
Depressão respiratória
Oclusão das vias respiratórias
Aspiração
Hemorragia (interna ou externa)
Choque
Edema cerebral
Aumento da pressão intracraniana
Convulsões, coma
Hipertermia/hipotermia
Infecção

Outros traumatismos
Ver *Anestesia/procedimentos cirúrgicos* (Boxe 4.4)

Depressão/distúrbios psiquiátricos
Distorção da realidade
Desidratação, má nutrição
Suicídio
Violência (contra si mesmo ou contra terceiros)
Problemas de autoproteção
Trauma, morte
Efeitos colaterais de medicamentos

Fonte: Copyright 2019. R. Alfaro-LeFevre. http://www.AlfaroTeachSmart.com.

Boxe 4.4 Complicações de tratamentos e procedimentos.

Anestesia: procedimentos cirúrgicos
Depressão respiratória
Problemas com o manejo de vias respiratórias
Aspiração
Atelectasia, pneumonia
Hemorragia (interna ou externa)
Hipovolemia/choque
Infecção/choque séptico
Desequilíbrio hidreletrolítico
Trombo/êmbolo
Íleo paralítico
Retenção urinária
Complicações da incisão (infecção, má cicatrização, deiscência/evisceração)
Ver também *Angina/infarto do miocárdio* (Boxe 4.3)

Cateterismo cardíaco: monitoramento invasivo
Sangramento (interno ou no local da inserção)
Hemopneumotórax
Formação de trombo/êmbolo
AVE
Infecção/sepse
Ver também *Angina/infarto do miocárdio* (Boxe 4.3)

Tubos torácicos: toracocentese
Sangramento (interno ou no local da inserção)
Hemopneumotórax
Atelectasia
Mau funcionamento/bloqueio do tubo torácico
Infecção/sepse

Cateter de Foley
Infecção/sepse
Mau funcionamento/bloqueio do cateter
Espasmos vesicais

Terapia intravenosa
Hemorragia (interna ou no local de inserção)
Embolia aérea
Flebite/tromboflebite
Infiltração/extravasamento/necrose de tecido
Sobrecarga hídrica
Infecção/sepse

Medicações
Reações adversas (resposta alérgica, resposta exagerada, efeitos colaterais)
Interações medicamentosas
Superdosagem/toxicidade

Aspiração nasogástrica
Desequilíbrio eletrolítico
Mau funcionamento/bloqueio da sonda
Aspiração
Hemorragia

Paracentese
Hemorragia (interna ou no local de inserção)
Íleo paralítico
Infecção/sepse

Tração esquelética/gesso
Ver *Fraturas* (Boxe 4.3)

Fonte: Copyright 2019. R. Alfaro-LeFevre. http://www.AlfaroTeachSmart.com.

9. **Padrão reprodutivo de sexualidade:** conhecimento e percepção de sexo e de reprodução.
10. **Enfrentamento – padrão de tolerância ao estresse:** capacidade de controlar e tolerar o estresse.
11. **Padrão de valor-crença:** valores, crenças e objetivos na vida; práticas espirituais.

Para perceber a diferença entre os modelos de enfermagem e clínicos em geral, compare a Figura 4.4 com a Figura 4.5.

TOMADA DE DECISÕES E PADRÕES E PROTOCOLOS

O pensamento crítico e o raciocínio clínico são guiados por padrões profissionais. Pense nas seguintes descrições de *padrões*:[20]

- Descreva as responsabilidades dos clínicos em geral
- Reflita sobre os valores e prioridades da profissão e oriente para a prática profissional de enfermagem e para uma estrutura de avaliação dessa prática
- Defina a responsabilidade da profissão de enfermagem para com o público e os desfechos pelos quais os enfermeiros são responsáveis.

Os padrões de prática da American Nurses Association (ANA) – que descrevem o uso do processo de enfermagem, resumido no Apêndice B – aplicam-se a todos os cuidados de enfermagem. Cada organização de especialidade (p. ex., American Association of Critical

Care Nurses, Association of Rehabilitation Nurses) desenvolve seus próprios padrões. A Joint Commission estabelece muitos padrões para as organizações de saúde. Tais padrões costumam ser adaptados a cada organização, incorporados a protocolos, políticas, procedimentos e planos-padrão.

Ao determinar a conduta do tratamento, há três questões principais a serem respondidas relacionadas com os padrões:

1. Essa instituição desenvolveu padrões, diretrizes ou políticas específicas para o atendimento nessa situação específica? Por exemplo, se você está cuidando de alguém com mastectomia, pergunte: Essa instituição desenvolveu diretrizes ou itinerários para pessoas que se submetem a uma mastectomia?".
2. Existem diretrizes nacionais ou locais baseadas em evidências relacionadas com esse problema específico?
3. Até que ponto esses padrões e diretrizes se aplicam à situação particular do meu paciente?

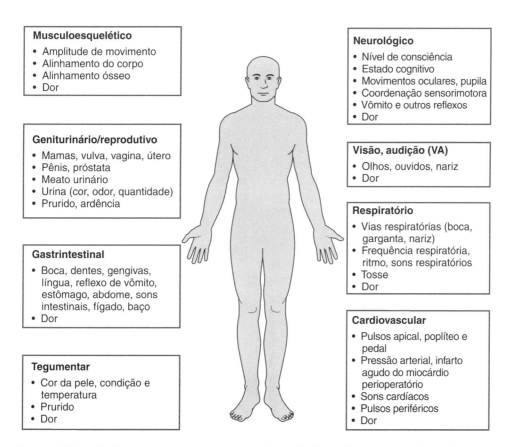

Figura 4.4 Avaliação dos sistemas corporais. Para priorizar, vá em sentido horário, começando às 12 h.

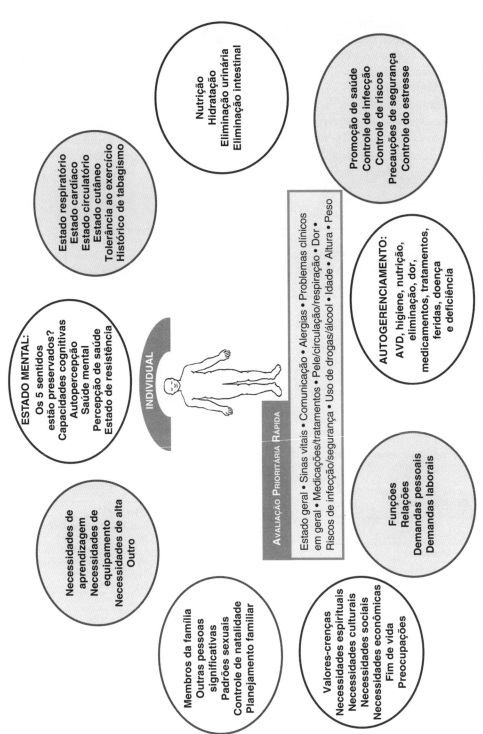

Figura 4.5 Mapa de avaliação de enfermagem. (Fonte: © 2019 R. Alfaro-LeFevre, http://www.AlfaroTeachSmart.com.)

CAPÍTULO 4 Raciocínio Clínico, Julgamento Clínico e Tomada de Decisão

Embora os padrões e diretrizes da prática sejam ferramentas essenciais que ajudam a tomar decisões sobre tratamentos, você não deve segui-los sem refletir e considerar se eles se aplicam à situação do seu paciente. Por exemplo, suponha que você esteja cuidando de um homem idoso após uma cirurgia de próstata e os protocolos exijam que ele se levante da cama duas vezes no primeiro dia pós-operatório. Quando você avalia o homem antes de tirá-lo da cama, descobre que ele está com dor no peito. Esse achado é significativo o suficiente para que você questione se ele realmente deveria se levantar da cama. Esse homem poderia estar sofrendo de alguma complicação, como infarto do miocárdio ou embolia pulmonar? Nesse caso, é sua responsabilidade manter o homem na cama e ativar a cadeia de comando.

ESCOPO DE PRÁTICA, DIAGNÓSTICO E TOMADA DE DECISÃO

Manter os pacientes seguros e você livre de processos judiciais depende de sua compreensão do escopo de sua prática – pelo que você é *responsável* e o que você está *proibido* de fazer. No entanto, tomar esse tipo de decisão pode ser difícil quando você é iniciante na carreira. Nunca me esquecerei do horror que senti quando li uma das entradas do registro clínico do meu aluno que diziam: *Eu não sabia se tinha permissão para dar a medicação intravenosa, mas dei mesmo assim porque fiz isso em meu último emprego como técnico.* Esta seção o ajuda a tomar decisões sobre o escopo de sua prática – quando agir de forma independente e quando pedir ajuda.

PRINCÍPIO ORIENTADOR

Os termos *diagnosticar* e *diagnóstico* têm implicações legais. Eles demonstram que há um problema específico que requer manejo por um *profissional qualificado*. Se você diagnosticar um problema, significa que aceita a responsabilidade por nomeá-lo e conduzi-lo com acurácia. Se você permitir que os sinais e sintomas (pistas) persistam sem garantir que um *diagnóstico definitivo* – o *diagnóstico mais correto* – tenha sido feito, você pode causar danos e ser acusado de negligência. Por exemplo, se você lida com *constipação intestinal crônica* sem determinar se ela foi avaliada por um médico, pode estar ignorando um *sintoma importante de câncer de cólon ou ovário (constipação intestinal)*. Ao tratar sinais e sintomas ou iniciar uma dieta ou rotinas de exercícios, sempre pergunte: "Esses sinais e sintomas foram avaliados pelo médico do paciente?", "Essa dieta ou rotina de exercícios precisa de aprovação?". Deixe a advertência: "Consulte primeiro o seu médico" ressoar em sua mente.

Vamos considerar alguns pontos importantes sobre como tomar decisões quanto ao escopo de sua prática, começando com o seguinte Princípio Orientador.

Seu escopo de prática é determinado por cinco pontos principais:

1. Regulamentação do exercício profissional de enfermagem de cada estado.
2. Regras e regulamentações definidas pelo State Board of Nursing (SBN), que é responsável por fazer cumprir as legislações estaduais e especificar o que os enfermeiros podem ou não fazer.
3. Padrões profissionais e organizacionais, políticas, procedimentos e descrição de funções.

4. Suas qualificações (p. ex., sua formação, certificações e se você passou ou não em exame de suficiência).
5. Seu nível de confiança (você pode ter passado no exame de suficiência; no entanto, se não o realizou recentemente, pode ter perdido a confiança, o que é fundamental para o sucesso).*

---

*N.R.T.: A regulamentação do exercício profissional de enfermagem no Brasil está assegurada por legislação federal (Lei nº 7.498, de 25 de junho de 1986) e por decreto regulamentador (nº 94.406, de 8 de junho de 1987), com validade para todo o território nacional. O sistema Conselho Federal de Enfermagem/Conselhos Regionais de Enfermagem – Sistema Cofen/Coren –

A **Figura 4.6** mostra uma árvore de decisão que você pode utilizar para deliberar sobre algo que está dentro do seu escopo de prática ou se você precisa pedir ajuda.

PENSAMENTO DO INICIANTE NA CARREIRA *VERSUS* ESPECIALISTA

Considere a situação a seguir.

SITUAÇÃO PENSAMENTO DO INICIANTE NA CARREIRA *VERSUS* ESPECIALISTA

Um carro atropela um jovem ciclista no parque. Lançado a 18 metros, ele fica imóvel. Em poucos minutos, dois guardas florestais chegam. Eles calçam as luvas e começam a avaliar os ferimentos. Uma ambulância chega e um dos guardas grita: "Precisamos de equipamento para vias respiratórias!". Uma mulher, que saiu para dar um passeio, observa de longe. Uma segunda mulher, andando de bicicleta, entra em cena. Observe a conversa:

Primeira mulher: "Isso é terrível. Gostaria que a ambulância tivesse chegado mais cedo."

Segunda mulher: "Oh?"

Primeira mulher: "Sim. Ele foi lançado a pelo menos 15 metros. Se a ambulância tivesse chegado antes, eles poderiam ter feito mais. Eu não posso acreditar que esses dois guardas não começaram a reanimação imediatamente. Eles esperaram pela ambulância... eles deveriam estar fazendo respiração boca a boca."

Segunda mulher: "Esses guardas parecem saber o que estão fazendo. Eles teriam iniciado a reanimação se ele precisasse. Este jovem foi lançado a grande distância, tenho certeza de que eles estão preocupados com lesões na medula espinal. Se eles inclinarem sua cabeça para trás para iniciar a respiração, correm o risco de romper sua medula espinal – eles não querem fazer isso, a menos que seja absolutamente necessário."

Esta é uma história verdadeira. Eu era a segunda mulher na bicicleta. À medida que conversava mais com a primeira mulher, descobri que ela era estudante de enfermagem. Ela me agradeceu por apontar algo que ela não havia pensado. Depois que tudo acabou, percebi que nossa conversa demonstrou uma diferença comum entre o pensamento do especialista e de um iniciante: a estudante de enfermagem sentiu a necessidade de agir imediatamente. Como enfermeira experiente, eu sabia da importância de *avaliar antes de agir*.

Todos já fomos iniciantes em algum momento. Todos nós sabemos o que é ser novo em algo, assistir a um profissional experiente e se perguntar: "Será que algum dia saberei fazer isso?". E, quase sempre, com tempo e comprometimento, logo nos vemos ajudando alguém que olha para nós e pensa: "Será que algum dia saberei fazer isso?".

Decida onde você se posiciona em relação ao pensamento de uma pessoa iniciante ou especialista estudando o **Boxe 4.5**, que descreve os estágios pelos quais os iniciantes passam para se tornarem especialistas, e a **Tabela 4.1**, que compara os pensamentos do iniciante e do especialista.

---

foi criado em 12 de julho de 1973, por meio da Lei nº 5.905. Além de fiscalizar o exercício profissional, regulamenta áreas de prática profissional e zela pelo cumprimento do Código de Ética e Lei do Exercício Profissional. Para saber mais sobre as atribuições do Sistema Cofen/Coren, visite o Portal no *link* http://www.cofen.gov.br/o-cofen.

ATENÇÃO AO CONTEXTO

Uma colega minha me disse que sabe que seus alunos estão pensando criticamente quando ela lhes faz perguntas e eles respondem: "Depende".

O pensamento crítico muda de acordo com o contexto (circunstâncias) – o que funciona em uma situação pode não funcionar em outra. Por exemplo, pense na diferença entre trabalhar em pediatria e trabalhar com adultos. Problemas de crescimento e desenvolvimento e diferenças na anatomia e fisiologia afetam muitos aspectos do tratamento. Perceba que você pode ser um enfermeiro experiente, mas se as circunstâncias mudarem e você não estiver familiarizada com a prestação de cuidados nessa situação, você se assemelhará a uma iniciante. Às vezes, você pode estar familiarizada com o tratamento, mas não com os pacientes. Não tenha medo de dizer: "Não estou familiarizada com o modo de lidar com essas circunstâncias e preciso de ajuda".

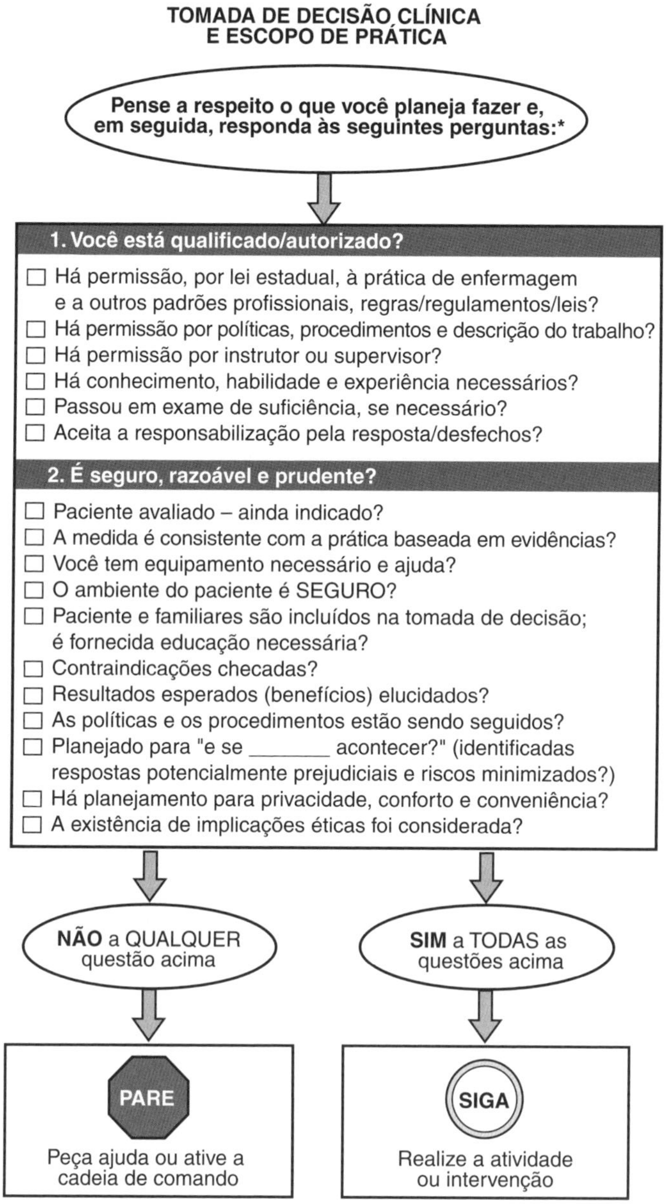

CAPÍTULO 4 Raciocínio Clínico, Julgamento Clínico e Tomada de Decisão

TOMADA DE DECISÃO CLÍNICA E ESCOPO DE PRÁTICA

Pense a respeito o que você planeja fazer e, em seguida, responda às seguintes perguntas:*

1. Você está qualificado/autorizado?

☐ Há permissão, por lei estadual, à prática de enfermagem e a outros padrões profissionais, regras/regulamentos/leis?
☐ Há permissão por políticas, procedimentos e descrição do trabalho?
☐ Há permissão por instrutor ou supervisor?
☐ Há conhecimento, habilidade e experiência necessários?
☐ Passou em exame de suficiência, se necessário?
☐ Aceita a responsabilização pela resposta/desfechos?

2. É seguro, razoável e prudente?

☐ Paciente avaliado – ainda indicado?
☐ A medida é consistente com a prática baseada em evidências?
☐ Você tem equipamento necessário e ajuda?
☐ O ambiente do paciente é SEGURO?
☐ Paciente e familiares são incluídos na tomada de decisão; é fornecida educação necessária?
☐ Contraindicações checadas?
☐ Resultados esperados (benefícios) elucidados?
☐ As políticas e os procedimentos estão sendo seguidos?
☐ Planejado para "e se _____ acontecer?" (identificadas respostas potencialmente prejudiciais e riscos minimizados?)
☐ Há planejamento para privacidade, conforto e conveniência?
☐ A existência de implicações éticas foi considerada?

NÃO a QUALQUER questão acima

SIM a TODAS as questões acima

PARE
Peça ajuda ou ative a cadeia de comando

SIGA
Realize a atividade ou intervenção

Figura 4.6 Tomada de decisão clínica e escopo de prática. (Fonte: © 2019 R. Alfaro-LeFevre http://www.AlfaroTeachSmart.com.)

Boxe 4.5 Como os iniciantes se tornam especialistas

De acordo com Patricia Benner, o enfermeiro passa pelas seguintes etapas de aquisição de conhecimento e *expertise*:

1. **Iniciantes:** iniciantes sem experiência em situações específicas (p. ex., um recém-formado sem experiência em enfermagem ou um enfermeiro psiquiatra experiente que está começando a trabalhar em obstetrícia).

2. **Iniciantes avançados:** aqueles com desempenho marginalmente aceitável com base em experiência em situações reais (p. ex., um enfermeiro que está no primeiro ano de

(continua)

Boxe 4.5 Como os iniciantes se tornam especialistas (*continuação*)

trabalho ou no primeiro ano de uma nova especialidade clínica).

3. **Competentes:** aqueles com 2 ou 3 anos de experiência em situações semelhantes (p. ex., um enfermeiro que exerceu a profissão em cuidados intensivos e de emergência por 2 ou 3 anos).

4. **Proficiência profissional:** aqueles cuja ampla experiência permite que o significado seja reconhecido em termos de uma visão geral, em vez de em observações isoladas (p. ex., um enfermeiro que é responsável por efetuar as tarefas dos pacientes).

5. **Especialistas:** aqueles com ampla experiência e compreensão intuitiva de situações e problemas (p. ex., um enfermeiro experiente que atua como chefe, preceptor ou membro de um comitê).

Fonte: Dados de Benner P. *From novice to expert.* Upper Saddle River, NJ: Prentice Hall; 2001.

Tabela 4.1 Pensamento iniciante *versus* especialista.

ENFERMEIROS INICIANTES	ENFERMEIROS ESPECIALISTAS
• Muitas vezes, não têm consciência daquilo que não sabem	• Estão cientes das limitações de seu próprio conhecimento
• O conhecimento é organizado como fatos separados. Confiam firmemente em recursos (p. ex., textos, notas, preceptores). Falta de conhecimento adquirido com a experiência (p. ex., auscultar sons respiratórios)	• Seu conhecimento é organizado e estruturado, facilitando recordar as informações. Têm muito conhecimento experimental (p. ex., como são os sons respiratórios anormais, como são as mudanças sutis)
• Concentram-se muito nas ações, e tendem a se esquecer de avaliar antes de agir	• Avaliam e pensam bem antes de agir
• Precisam de regras bem-definidas	• Sabem quando flexibilizar as regras
• Prejudicam-se pela falta de conhecimento dos recursos	• Estão cientes dos recursos e de como usá-los
• Prejudicam-se pelo esgotamento mental oriundo da ansiedade e da falta de autoconfiança	• São autoconfiantes, menos ansiosos e mais concentrados
• Têm conhecimento limitado dos problemas suspeitos, portanto questionam e coletam dados mais superficialmente	• Têm uma ideia melhor dos problemas suspeitos, o que lhes permite questionar mais profundamente e coletar dados mais relevantes e aprofundados
• Confiam em procedimentos passo a passo. Tendem a se concentrar mais nos procedimentos do que na resposta do paciente ao procedimento	• Sabem quando é seguro pular etapas ou executar duas etapas ao mesmo tempo. São capazes de se concentrar nas partes (os procedimentos) e no todo (a resposta do paciente)
• Ficam desconfortáveis se precisarem evitar, no paciente, a realização de procedimentos exatamente como aprenderam	• Sentem-se confortáveis em repensar o procedimento caso seja necessário modificá-lo para o paciente
• Seguem padrões e políticas de rotina	• Analisam padrões e políticas, buscando meios de melhorá-los
• Aprendem mais rapidamente quando acompanhados de um preceptor ou mentor experiente e que lhes dê suporte.	• São desafiadas por perguntas de iniciantes, esclarecendo seu próprio pensamento ao ensiná-los

Fonte: Copyright © 2018. http://www.AlfaroTeachSmart.com.

> **PRINCÍPIO ORIENTADOR**
>
> **Os pacientes são indivíduos que podem ter problemas semelhantes, mas atitudes, crenças e respostas diferentes.** Cada pessoa e cada situação têm uma "história única". Procure diferenças nas respostas do paciente ou mudanças nas circunstâncias – por exemplo, diferenças culturais, de desenvolvimento, físicas ou emocionais – e ajuste o tratamento conforme necessário.

PENSAR POR MEIO DA TECNOLOGIA DE INFORMAÇÃO EM SAÚDE

Uma nova era está aqui: do uso de inteligência artificial (recursos de informática) à aplicação de análises para garantir o atendimento baseado em evidências, a tecnologia de informação em saúde (TIS) afeta a forma como os clínicos pensam de várias maneiras, como você verá nesta seção.

A TIS é um amplo conceito que inclui uma extensa gama de tecnologias que armazenam, compartilham e analisam informações de saúde. Inclui os registros eletrônicos em saúde (RES), sistemas informatizados de prescrição, ferramentas de apoio à decisão e outras ferramentas eletrônicas que visam melhorar a segurança e os resultados, reduzindo custos. Por exemplo, a telessaúde é um suporte para melhorar o acesso aos tratamentos, aprimorar os desfechos e reduzir custos; pacientes e profissionais da saúde usam seus dispositivos móveis para apoio à decisão e comunicação. Algumas tecnologias utilizadas à beira do leito incorporam a TIS, enviando dados diretamente para o prontuário do paciente.

Um dos principais objetivos da TIS é atingir a *interoperabilidade*, que é a capacidade de dois ou mais sistemas trocarem e usarem as mesmas informações; no entanto, a situação a seguir mostra que ainda ficamos aquém dessa meta.

SITUAÇÃO O QUE TEMOS AQUI É UMA FALHA DE COMUNICAÇÃO

O serviço de telefonia que me atende converte mensagens de correio de voz em texto e as envia para meu e-mail. Um dia, recebi a seguinte mensagem de voz incompreensível: "Esta é uma mensagem do consultório do seu médico, a cucaracha do espanhol oprime um". Quando liguei para ouvir a mensagem, ouvi uma voz eletrônica dizer: "Esta é uma mensagem do consultório do seu médico... **para escuchar este mensaje en Español, oprima uno**..."

TIS: o "estetoscópio" do século XXI

Os líderes de enfermagem enfatizam que os enfermeiros devem estar preparados para fazerem da TIS o "estetoscópio do século XXI".[21] Os enfermeiros estão na vanguarda da tecnologia de administração – muitas vezes, tendo que contornar um labirinto de fios e tubos para chegar ao ser humano do outro lado.

Para determinar o estado do paciente, os enfermeiros precisam saber tanto como avaliá-lo quanto a tecnologia. Por exemplo, se o seu paciente tem um oxímetro de pulso para medir a saturação de oxigênio, você precisa saber como avaliá-lo com relação a sinais e sintomas de hipoxia, garantir que o dispositivo esteja funcionando e o que as leituras implicam na situação do seu paciente em particular.

Considere a função da TIS e o RES na situação a seguir.

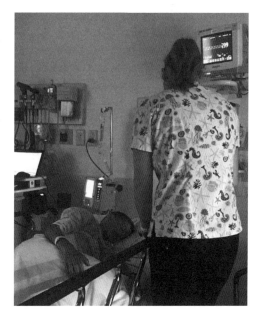

SITUAÇÃO A TIS ACELERA O DIAGNÓSTICO E O TRATAMENTO

Um homem de 65 anos de idade chega a um pequeno hospital rural com febre alta persistente após um quadro de gripe por 2 semanas. Ele está fraco, desidratado, com tosse e palpitações. Sua temperatura é de 39,5°C. As radiografias de tórax e os exames laboratoriais iniciais são inconclusivos, mas os médicos suspeitam de uma possível pneumonia. Eles o internam com o diagnóstico de febre de origem desconhecida (FOD), secundária a possível pneumonia, e iniciam antibióticos intravenosos. Nos 2 dias seguintes, o homem desenvolve complicações cardíacas e retenção de líquidos. A febre persiste e os antibióticos não ajudam.

No terceiro dia – graças ao suporte diagnóstico do RES –, o diagnóstico real é feito: o homem tem *Anaplasma phagocytophilum* (uma bactéria transmitida por carrapatos), que pode ser tratada com doxiciclina oral, mas levar à morte se não tratada. Embora os resultados laboratoriais tenham demorado 3 dias, bastou apenas um toque no teclado no dia da admissão para inserir o FOD no registro de saúde (o que acionou o sistema para solicitar 16 exames relacionados com doenças febris, incluindo um painel completo de testes para várias doenças transmitidas por carrapatos). O tratamento foi iniciado com doxiciclina e foram administrados diuréticos e medicamentos cardíacos para reverter a cascata de eventos que ocorreu em seu sistema cardiovascular durante a doença. O paciente teve alta 3 dias depois, tomando doxiciclina e recuperando-se totalmente.

À medida que a TIS e o RES se tornam mais sofisticados, confiáveis e amplamente adotados, o processo descrito na situação anterior provavelmente será o padrão de atendimento, quer a pessoa seja internada em um hospital de grande cidade ou em uma comunidade remota (médicos acessarão remotamente ferramentas organizacionais por meio da internet).

Ferramentas eletrônicas baseadas em evidências fornecem abordagens-padrão de última geração para lhe ajudar a ser sistemático e evitar omissões. Ao utilizar essas ferramentas, várias situações ocorrem para promover o pensamento crítico, o raciocínio clínico, a tomada de decisões e o julgamento:

1. À proporção que você utiliza as mesmas ferramentas eletrônicas repetidamente em diferentes situações, seu cérebro cria um modelo mental do que é mais importante (p. ex., como priorizar a avaliação, quais testes diagnósticos são necessários, quais problemas devem ser descartados e quais são as prováveis prescrições do profissional da saúde responsável pelo paciente).

2. As ferramentas eletrônicas reduzem a sobrecarga de informações, destacando e organizando os dados e permitindo que os usuários acessem dados importantes rapidamente.

3. Os registros preenchidos promovem a comunicação entre os profissionais da saúde e fornecem um meio para reconhecer padrões e omissões.

Qualquer que seja o sistema eletrônico que você usa, lembre-se do seguinte:

PRINCÍPIO ORIENTADOR

A acurácia do RES e dos sistemas de apoio à decisão dependem da SUA capacidade de avaliar, interpretar e registrar os sinais e sintomas dos pacientes que estão sob seus cuidados. Erros de entrada de dados – achados de avaliação incorretos ou ausentes, medicação ou registro de tratamento incorretos ou falha no registro de respostas do paciente – podem levar *rapidamente* a erros de atendimento ao paciente (entradas incorretas de informações podem fazer com que o sistema e outros profissionais da saúde forneçam recomendações com base em informações incorretas).

Diretrizes: utilização de RES e outra TIS

Ao ter em mente que você – e não o computador – deve estar no comando, aqui estão algumas estratégias para ajudá-lo a ser um usuário seguro e eficaz da TIS:

- **Concentre-se mais no *paciente* do que na tecnologia.** Embora você tenha que

CAPÍTULO 4 Raciocínio Clínico, Julgamento Clínico e Tomada de Decisão

garantir que a tecnologia esteja funcionando, sua principal preocupação é o *paciente*. Sua *avaliação direta do paciente* em todas as oportunidades pode ser a diferença entre tratar com base em como o paciente está agora e continuar tratando com base em informações desatualizadas

- **Mantenha a mente aberta e ativa, buscando por falhas.** Por exemplo, determine se as informações da tecnologia se aplicam às *circunstâncias individuais* do seu paciente *neste momento*. As recomendações da TIS não são prescritivas para as circunstâncias *individuais* do paciente e não substituem a necessidade de você usar o julgamento clínico. Pense nesta analogia: quantos de nós fomos avisados por um sistema de posicionamento global (GPS) para fazer uma curva em um ponto quando as *circunstâncias do momento* se tornaram perigosas ou impossíveis?

- **Siga as políticas de registro com cuidado (p. ex., corrija erros e omissões conforme indicado).** As políticas e procedimentos são elaborados para promover tratamentos seguros e eficientes, garantindo que todos os profissionais da saúde tenham os dados necessários para compreender a situação das questões mais importantes do paciente. As políticas padronizadas garantem que os dados no RES sejam entendidos da mesma forma pela equipe prestadora de cuidados. Eles também atendem aos requisitos legais e de terceiros

- **Esteja ciente das seguintes armadilhas:**
  - **Alguns campos eletrônicos são preenchidos automaticamente (os dados padronizados aparecem automaticamente).**[22] Preste atenção aos dados padronizados e se eles se aplicam ou não à situação específica do paciente. Por exemplo, um registro de controle da dor no pós-operatório pode ser predefinido para indicar que o paciente recebe 5 mg de morfina por via intramuscular (IM) para alívio da dor. Mesmo assim, seu paciente recebeu uma medicação ou dose *diferente*. Se você se esquecer de alterar os valores-padrão que não se

aplicam, você pode provocar erros graves de medicação que causam danos

- **Sem interpretação humana, a TIS está sujeita a erros.** Este é um risco particular quando os dados do paciente são adicionados automaticamente ao registro a partir de outro dispositivo. Por exemplo, certifique-se de que as leituras de pressão arterial baixa anotadas no registro não estão relacionadas com um erro na medição devido a uma falha no dispositivo. Se as leituras do dispositivo estiverem boas, mas seu paciente parecer angustiado, *concentre-se no paciente*. Se o paciente parecer bem, mas o aparelho disser o contrário, *verifique o aparelho*

- **Os alertas são úteis apenas na medida em que os usuários finais os leem e os respondem**

- **Os sistemas de suporte à decisão ainda estão evoluindo** e são tão úteis quanto os humanos que os criaram

- **Você não pode depender do sistema para estar ciente das *relações* entre doenças coexistentes, problemas e tratamentos** (p. ex., na situação anterior do paciente com uma doença transmitida por carrapatos, ele apresentava febre, desidratação e problemas cardíacos, que estão inter-relacionados). É preciso ter habilidades de raciocínio clínico consistentes para pensar em questões complexas

- **Para melhorar seu conhecimento e manter os pacientes seguros, pergunte sempre: "Por quê?".** Por exemplo: "Por que o sistema está sugerindo esses testes ou tratamentos para este paciente especificamente?"

- **Como o RES e a TIS podem sugerir informações, intervenções, testes diagnósticos ou consultas importantes que devem ser considerados, é mais importante do que nunca mapear o mais breve possível.** O registro apropriado melhora a acurácia e ajuda a observar padrões. Quando você *pensa* sobre o que está prestes a registrar no prontuário, pode identificar os problemas do paciente e reconhecer as pontos que você se esqueceu de fazer. Se você não conseguir chegar ao paciente imediatamente, anote os dados importantes em uma planilha pessoal (não confie na memória)

- Não **"despeje dados no registro" apenas.** Encontre maneiras de refletir sobre o panorama geral do atendimento ao paciente (use impressos ou telas com resumo)

- **Esteja ciente de que, quando você está aprendendo a respeito de TIS, muito do seu cérebro dirige-se para o aprendizado da *tecnologia.*** Isso diminui sua capacidade de pensar sobre o *atendimento ao paciente.* Devemos ajudar a equipe a aprender as novas tecnologias, mantendo os padrões de cuidado ao paciente

- **A TIS pode impossibilitar o pensamento daqueles que são orientados para a tarefa, em vez de orientados para o pensamento (um problema comum com profissionais iniciantes ou inexperientes).** Esses indivíduos completam tarefas de forma linear. Eles não refletem, avaliam ou mudam as abordagens conforme necessário. Às vezes, vemos equipes tão influenciadas por conhecer os tratamentos previstos do RES, que se precipitam nas avaliações e fazem suposições perigosas

- **Pense em planos de arquivamento (*back up*).** Dispositivos eletrônicos falham. Planeje com antecedência e pense no que você fará se o dispositivo ou sistema falhar

- **Preste atenção à segurança cibernética e à possibilidade de práticas enganosas.** Estudos mostram que as informações privadas do paciente estão em risco, às vezes por ameaças internas, como funcionários que caem em "ataques de *phishing*"** (indivíduos que se disfarçam como pessoas confiáveis para que possam obter informações confidenciais, como nomes de usuário, senhas ou números do seguro social). Um relatório indicou que 41% das violações

de dados estavam relacionados com erros internos ou irregularidades.[23]

Como um usuário-chave da TIS, você tem o poder de melhorá-lo. Muito do que cerca o RES é orientado do ponto de vista médico-legal, instruído pela segurança ou feito para maximizar o reembolso – não deixe que a enfermagem se perca no processo (p. ex., onde estão os problemas com o autocuidado, comunicação, imobilidade e outras necessidades humanas abordadas?). Relate os pontos fracos do RES e faça sugestões para melhorar a eficiência ou eficácia aos seus líderes e técnicos de informática (profissionais da saúde responsáveis pela implementação da TIS).

PRINCÍPIO ORIENTADOR

Para atender aos padrões de prática – independentemente do sistema de manutenção de registros usado –, os registros de enfermagem devem refletir o uso de ADPIE, com atenção especial ao que se segue:

- **Avaliação:** o que você avaliou no paciente
- **Diagnóstico/decisão/julgamento clínico:** o que você concluiu sobre seu paciente; certifique-se de que os fatos que sustentam suas conclusões podem ser encontrados no registro, no local apropriado
- **Intervenções e evolução:** o que você fez e como o paciente respondeu; lembre-se de **AAR** (avaliar, agir, reavaliar)
- **Medidas de segurança:** tudo o que você fez para corrigir ou prevenir eventos adversos (p. ex., avaliar a dor da incisão em 7. Curativo limpo e seco. Sinais vitais normais. Medicação para dor administrada. Grades levantadas. Tocar a campainha para pedir ajuda, se necessário. Reavaliar 30 minutos depois e atribuir 2 à avaliação da dor)

NOTA: Para terminar a leitura do capítulo, faça os Exercícios 4.1 que começam na p. 118.

O PLANO DE CUIDADO ESTÁ MORTO?

À medida que continuamos a usar planos-padrão e TIS, algumas pessoas se perguntam:

**N. T.: Em computação, *phishing* (termo oriundo do inglês *fishing*, que quer dizer "pesca") é uma forma de fraude eletrônica caracterizada por tentativas de adquirir dados pessoais de diversos tipos, tais como senhas, número de cartões de crédito e outros dados pessoais.

CAPÍTULO 4 Raciocínio Clínico, Julgamento Clínico e Tomada de Decisão   **105**

"O plano de cuidado está morto?". A resposta é que o plano de cuidado está vivo e bem – só houve mudanças. Os padrões exigem que os pacientes tenham um plano de cuidado individualizado e registrado que demonstre que as necessidades e questões importantes do paciente são atendidas. É possível que você não encontre o plano de cuidado em um só lugar. Em vez disso, partes do plano podem ser abordadas em diferentes locais do registro de saúde (p. ex., as avaliações podem ser em um local, intervenções de rotina podem ser atendidas por padrões de tratamento, intervenções específicas podem ser abrangidas por um plano "complementar", e assim por diante).

Alguns alunos se perguntam por que precisam fazer planos de cuidado quando tantos deles são orientados pela TIS. Aqui estão alguns motivos irrefutáveis:

- A utilização de um RES sem nunca ter criado planos de cuidado por conta própria é o mesmo que usar uma calculadora sem entender os conceitos de adição, subtração, multiplicação e divisão
- A criação de planos de cuidado, mapas conceituais e diagramas promove um aprendizado pessoal profundo, fazendo-o a "pensar em voz alta" e identificar relações entre problemas de saúde, fatores de risco, tratamento e desfechos; ajuda na aprendizagem de conceitos e princípios que precisam ser aplicados ao pensar no que fazer no ambiente de cuidado (p. ex., à beira do leito)
- Planos de cuidado, mapas conceituais e diagramas fornecem aos educadores um meio de avaliar em que grau os alunos compreendem os princípios de cuidados principais; por meio dessa avaliação, eles podem dar *feedback* sobre o raciocínio e dar sugestões específicas para melhorias.

O acrônimo **DPID** ajuda você a se lembrar dos principais componentes do plano de cuidados.

> **Principais componentes do plano de cuidado**
> **D**esfechos esperados
> **P**roblemas reais/potenciais que devem ser tratados para alcançar desfechos gerais
> **I**ntervenções específicas planejadas para alcançar os resultados
> **D**eclarações de evolução (gráficos/anotações do progresso)

Intuição, lógica e raciocínio revelador

Vamos examinar os papéis da intuição, da lógica e do raciocínio revelador. As situações que estão se desenrolando costumam acontecer rapidamente e precisamos usar todas as nossas capacidades para evitar tirar conclusões precipitadas. Na verdade, tirar conclusões precipitadas tornou-se um problema tão grande, que existe uma frase para descrever: "Preparar, atirar, mirar" (em vez de "preparar, mirar, atirar"). Essa frase se refere ao que acontece com avaliação e o planejamento insatisfatórios. O pensamento crítico significa não tirar conclusões precipitadas ou agir por impulso. As restrições de tempo podem pressioná-lo a diagnosticar problemas antes que eles sejam completamente compreendidos. Devido aos riscos de se concluir precipitadamente e influenciar outras pessoas a fazer o mesmo, se você não tiver *certeza* de qual é o problema ou diagnóstico, seja prudente e diga algo como: "Parece haver problemas com (qualquer situação), mas não há informações suficientes para entender completamente o que está acontecendo". Os *problemas* são questões que ainda estão obscuras e não claramente definidas.

PENSAR EM AÇÃO – DESENVOLVIMENTO, RACIOCÍNIO DINÂMICO

O pensar em ação é o raciocínio dinâmico que muda conforme as circunstâncias dos pacientes se desdobram. Considere a seguinte situação.

SITUAÇÃO RACIOCÍNIO DINÂMICO, DESENVOLVIDO

Bob, um enfermeiro de cirurgia, entra em uma sala. *Flashes* de imagem surgem em sua mente – seu cérebro avalia a sala em um instante. A imagem que ele vê são roupas de cama em desordem, lixo no chão e alguém que está inquieto e parece angustiado. A mente de Bob salta para a fase 2 do ADPIE (diagnóstico), e pensa, *há um problema aqui*. Automaticamente, ele volta ao básico – fase 1 (avaliação) – e avalia de perto para descobrir exatamente o que está acontecendo. Ele começa a pensar: "Algo ruim está acontecendo aqui e eu preciso buscar ajuda" ou pode simplesmente intervir com um monte de pequenas ações, o que resolve o *problema geral*. De qualquer forma, ele está tão ocupado *fazendo*, que não percebe que seu cérebro está avaliando, correlacionando e formando opiniões conforme ele avança. Nessa situação, Bob é experiente e confortável em sua função. Se Bob fosse um iniciante, seu pensamento seria mais lento – prejudicado pela falta de experiência e falta de confiança. Ele veria uma imagem da sala, mas perderia detalhes importantes. Ele também poderia perder a capacidade intelectual de lidar com suas dúvidas sobre suas próprias capacidades.

Interação de intuição e lógica

O raciocínio clínico sólido geralmente inclui o uso de intuição (saber sem evidências) e lógica (pensamento racional com base em evidências).

A maioria concorda que a intuição – uma parte importante do pensamento – costuma ser vista nos especialistas como resultado de anos de experiência e conhecimento profundo dos pacientes. Existe, no entanto, a preocupação de que encorajar o uso da intuição transmita a mensagem de que não há problema em agir com base nos instintos sem evidências, o que é *arriscado*. Para esclarecer o uso da intuição e da lógica no julgamento clínico, é importante responder a duas perguntas:

1. O raciocínio rápido que passa pela cabeça dos especialistas é simplesmente o uso da intuição – o que muitos descrevem como "saber instintivo"?
2. Se você não consegue explicar o que pensa, significa que está pensando intuitivamente?

Para quem está de fora, muitas ações de especialistas parecem ter base apenas na intuição, mas o pensamento rápido geralmente é o resultado de "pensar em imagens" – como assistir a um vídeo – e usar intuição e lógica *juntas*. Existe uma interação dinâmica de intuição e lógica. Os especialistas dão saltos no pensamento com palpites intuitivos e, quase ao mesmo tempo, recorrem à lógica e à experiência anterior para tirar conclusões bem fundamentadas.

Os especialistas que fazem malabarismos com várias prioridades ao mesmo tempo, muitas vezes, têm dificuldade de explicar seu pensamento no exato momento em que está acontecendo, mas, se for realmente importante – por exemplo, se as decisões forem contestadas posteriormente no tribunal –, eles podem reconstruir prontamente a lógica de seu pensamento (e, se não puderem, estão em apuros).

O raciocínio clínico requer a utilização de todo o cérebro – tanto o lado direito, intuitivo, quanto o lado esquerdo, lógico. Use palpites intuitivos como guias para buscar evidências. Utilize a lógica para formular e verificar novamente seu pensamento, garantindo que suas conclusões sejam baseadas nos melhores fatos disponíveis. Em situações importantes, tome cuidado ao agir apenas com base na intuição. Faça perguntas tipo: "Como posso saber se estou certo?" e "O que pode dar errado se eu agir apenas com base na intuição?".

PRINCÍPIO ORIENTADOR

O pensamento intuitivo é impulsionado por dois pontos: (1) conhecimento profundo e experiência relacionada com as situações clínicas em questão e (2) uma compreensão profunda dos padrões normais, circunstâncias, necessidades e desejos do paciente.

E quanto à criatividade e à inovação?

A criatividade e a inovação desempenham papéis essenciais no pensamento crítico, mas não têm o mesmo significado. A *inovação* é um desafio maior que a *criatividade* porque requer

CAPÍTULO 4 Raciocínio Clínico, Julgamento Clínico e Tomada de Decisão

a *transformação* de uma ideia criativa em uma abordagem útil que as evidências mostram que melhora os resultados. Como enfermeiros, precisamos promover a criatividade e a inovação em nós e em nossos colegas de trabalho.

Para manter os pacientes seguros, use a criatividade *baseada em princípios*. Quando você tem uma ideia criativa, determine quais princípios a apoiam ou a negam. Por exemplo, um enfermeiro tentou aquecer o sangue antes de administrá-lo, colocando-o no micro-ondas. Essa é uma criatividade perigosa. Identificar os princípios do que acontece com a proteína no micro-ondas a teria impedido de fazê-lo.

Para evitar "reinventar a roda", faça perguntas como: "Esta ideia (ou forma) é realmente melhor ou apenas diferente?", "O que a pesquisa diz sobre esta ideia?", "Esta ideia é útil para os *usuários finais*?".

TRANSFERÊNCIA DE TAREFAS-PADRÃO: MELHORA DA COMUNICAÇÃO

Estudos mostram que a transferência – quando os enfermeiros transferem o cuidado do paciente para outra enfermeiro– é vulnerável a problemas de comunicação que causam erros, falha no cuidado e danos. Para melhorar a comunicação e evitar erros, as iniciativas de segurança incentivam o uso de ferramentas de transferência-padrão e a participação do paciente no processo. As ferramentas de transferência são ótimos exemplos de ferramentas que aumentam o desempenho humano: muitos clínicos lutam para resumir as informações do paciente e dar recomendações específicas. O uso de ferramentas de transferência-padrão orienta os clínicos a determinar rapidamente as informações mais importantes que precisam ser comunicadas.

A seguir, um resumo de duas ferramentas manuais comumente usadas:

- **SBAR** (*situação, histórico [background], avaliação e recomendação*).[24] Alguns locais utilizam o I-SBAR, colocando um *I* no início, que significa *introdução* (identifique-se, assim como sua unidade, nome do paciente e data de nascimento; pergunte o nome da pessoa com quem você está falando)

- **I-PASS** (*illness severity, patient summary, action list, situation awareness and contingency planning and synthesis* [gravidade da doença, sumário do paciente, lista de ações, consciência da situação e planejamento de contingência e síntese]). Com a *síntese*, a pessoa que recebe a transferência fornece um resumo do que foi comunicado, repetindo as informações mais importantes. O **I-PASS** está incluído no *Guide to Improving Patient Safety in Primary Care Settings by Engaging Patients and Families* da Agency for Healthcare Research and Quality (AHRQ),[25] sendo frequentemente usado em conjunto com "transferências cordiais" (transferências cordiais constroem confiança porque ocorrem de forma transparente, com comunicação franca e honesta na presença de pacientes e familiares).

Para ver exemplos de vídeo com a utilização de *SBAR*, *I-PASS* e *transferência cordial*, pesquise esses termos em www.youtube.com.

LEIS, PADRÕES E TENDÊNCIAS QUE AFETAM O PENSAMENTO

PRINCÍPIO ORIENTADOR

De acordo com as metas nacionais de segurança, evite erros de comunicação usando as regras "Releia" e "Repita".[26] Quando você receber ordens/prescrições verbais ou valores de laboratório, anote-os e leia-os novamente para verificar a exatidão. Quando você fornecer resultados de laboratório ou fizer comunicações importantes para outras pessoas, pergunte: "Você pode repetir isso para que eu tenha certeza de que entendemos corretamente?".

Os cuidados de saúde estão mudando quase tão rapidamente quanto se pode pronunciar a palavra *computador*. Algumas mudanças são orientadas por leis e outras são baseadas em padrões e evidências. Pense em como os seguintes fatores podem afetar o raciocínio clínico.

Direitos dos pacientes e leis de privacidade

Os direitos dos pacientes e as leis de privacidade afetam praticamente todos os aspectos do atendimento, desde lidar com pacientes e familiares na linha de frente até a manutenção de RES. Por exemplo, a Lei de Responsabilidade e Portabilidade de Seguro Saúde (Health Insurance Portability and Accountability Act [HIPAA]) garante aos pacientes e consumidores de serviços de saúde os direitos de terem cópias de seus registros médicos (e mantê-los privados).[27]

Cursos de prática avançada e certificação melhoram o atendimento e a satisfação no trabalho

Estudos mostram que os desfechos dos pacientes melhoram quando uma alta porcentagem de enfermeiros que trabalham em uma unidade possui certificação de enfermagem de prática avançada e de especialidade.[28] Como resultado, muitos enfermeiros fazem cursos de prática avançadas em sua área de especialidade. A certificação não é boa apenas para os pacientes e as instituições de saúde – é boa para enfermeiros. Enfermeiros certificados se sentem capacitados e expressam satisfação em "ter sua própria prática" e elevar o nível de sua carreira. Eles também se mantêm atualizados sobre as melhores práticas baseadas em evidências e se consideram mais capazes de orientar outras pessoas.[***28]

***N.R.T.: A enfermagem de prática avançada (EPA) tem sido tema de debate pelas lideranças de enfermagem brasileira, representadas pela Associação Brasileira de Enfermagem e o Sistema Cofen/Coren, com a participação da Organização Panamericana de Saúde, tendo como marco temporal de referência o ano de 2015. É apresentada com aplicabilidade para os campos da enfermagem obstétrica e atenção primária à saúde, considerando as prerrogativas determinadas pela Lei nº 7.498, de 25 de junho de 1986, que regulamenta o exercício profissional da enfermagem e seu Decreto (nº 94.406, de 8 de junho de 1987) regulamentador e a Portaria nº 2.436, de 21 de setembro de 2017, que aprovou a Política Nacional de Atenção Básica. Fonte: Miranda Neto MV, Rewa

Metas nacionais de segurança e atendimentos de saúde de alta confiabilidade

As organizações de saúde implementam padrões que visam atender às metas nacionais de segurança da prática (*National Practice Safety Goals* [NPSG]).[26] Elas reconhecem que, quando os sistemas são mal projetados, os pacientes sofrem e a equipe falha (independentemente do quanto tente). Nasce o conceito de organizações de alta confiabilidade – que evitam catástrofes ambientais onde são esperados acidentes devido a fatores de risco e complexidade. Os líderes começam o trabalho necessário para aplicar esse conceito a fim de desenvolver cuidados de saúde de alta confiabilidade.[****29]

T, Leonello VM *et al*. Advanced practice nursing: a possibility for Primary Health Care? *Rev Bras Enferm* [Internet]. 2018; 71(Supl 1):716-21. [Issue Edition: Contributions and challenges of practices in collective health nursing] DOI: http://dx.doi.org/10.1590/0034-7167-2017-0672.

****N.R.T.: O conceito de cultura de segurança do paciente da Organização Mundial de Saúde (OMS) foi adotado pelo Programa Nacional de Segurança do Paciente (PNSP), regulamentado pela Portaria MS/GM nº 529/2013, e envolve cinco elementos estruturantes: a) todos os trabalhadores (profissionais envolvidos no cuidado e gestores) assumem responsabilidade pela sua própria segurança, pela segurança de colegas, pacientes e familiares; b) priorização da segurança acima de metas financeiras e operacionais; c) encorajamento e recompensa da identificação, notificação e resolução dos problemas relacionados com segurança; d) promoção de aprendizado organizacional, a partir da ocorrência de incidentes; e) recursos, estrutura e responsabilização para a manutenção efetiva da segurança. Os objetivos do PSNP são promover e apoiar a implementação de iniciativas voltadas à segurança do paciente, por meio dos Núcleos de Segurança do Paciente (NSP) nos estabelecimentos de saúde; envolver os pacientes e os familiares nesse processo; ampliar o acesso da sociedade às informações relativas à segurança do paciente; produzir, sistematizar e difundir conhecimentos a respeito de segurança do paciente; e fomentar a inclusão do tema *segurança do paciente* em todos os níveis de formação em saúde. Para atingir os objetivos da política,

Empoderamento de pacientes: enfermeiros como mediador de uma passagem segura

Duas mudanças importantes no pensamento empoderam os pacientes e familiares a gerenciar seus próprios cuidados:

- Mude de "Eu sei o que é melhor para você" para "Eu quero ajudá-lo a ganhar autonomia para tomar suas próprias decisões"

- Altere "Estou aqui para cuidar de você" para "Estou aqui para garantir que você saiba como cuidar de si mesmo quando eu não estiver".

Muito semelhante ao do comissário de bordo – que tem a função de proteger os passageiros em uma viagem –, seu trabalho como enfermeiro é proteger os pacientes e ajudá-los a passar com segurança pelo sistema de saúde. Como um guardião, você tem a *vida dos pacientes* em suas mãos, mas *eles* devem estar "no comando", direcionando para onde querem ir. A seguir, há um resumo das *iniciativas Speak Up*, que incentivam os pacientes a se envolverem nas decisões sobre o seu cuidado.[30]

Iniciativas Speak Up^{TM30} da Joint Commission

Pedir aos seus pacientes para falarem da seguinte forma:

Fale (*speak up*) se você tiver dúvidas ou preocupações

Preste atenção ao atendimento que você recebe

Eduque-se (informe-se) sobre sua doença

---

definiram-se quatro eixos: o estímulo a uma prática assistencial segura; o envolvimento do cidadão na sua segurança; a inclusão do tema no ensino; e o incremento de pesquisa sobre o tema. Portanto pensar criticamente exige compreender a cultura de segurança do paciente como um elemento que transversaliza esses quatro eixos. Fonte: Brasil. Ministério da Saúde. *Documento de referência para o Programa Nacional de Segurança do Paciente*. Brasília: Ministério da Saúde; 2014. 40 p. Disponível em: http://bvsms.saude.gov.br.

Peça (*Ask*) a um membro da família ou amigo de confiança para ser seu defensor (conselheiro ou apoiador)

Saiba (*Know*) quais medicamentos você toma e por que os toma

Utilize uma instituição de saúde que tenha sido cuidadosamente verificada

Participe de todas as decisões sobre o seu tratamento

Momentos de pausa promovem o pensar em grupo

No ambiente clínico acelerado de hoje, muitos profissionais estão envolvidos em cuidar de um paciente – há muitos "cozinheiros mexendo a panela". Devemos garantir que "os ingredientes certos" vão para a "panela" (o paciente) no momento certo. Precisamos dos olhos, ouvidos e cérebros de todos para evitar erros. Os momentos de pausa, nos quais toda a equipe para e concentra-se no mesmo plano de cuidado, são utilizados para prevenir erros. Existem dois tipos de pausas. Um é a rotina, como no início das cirurgias, quando a identidade e os procedimentos cirúrgicos dos pacientes são verificados duas ou três vezes. O outro tipo de pausa é espontâneo. Se a qualquer momento *qualquer* membro da equipe – enfermeiro, auxiliar de enfermagem, fisioterapeuta respiratório ou médico – reconhecer um risco real ou potencial de dano ao paciente, ele é responsável por pedir a pausa e indicar sua preocupação (o restante da equipe é responsável por ouvir e decidir como lidar com isso).

Prática baseada em sistemas e determinantes sociais da saúde

Todos os profissionais da saúde devem ser capazes de atuar na prática baseada em sistemas, reconhecendo *todos* os processos nos sistemas de saúde que interagem para fornecer cuidados de qualidade e com boa relação custo-benefício.[31] Você precisa entender como o cuidado ao paciente se relaciona com o sistema de saúde como um todo para garantir que seus pacientes tenham os melhores recursos para suas circunstâncias. Por exemplo, com diagnósticos de câncer de mama, os profissionais da saúde da mama – enfermeiros com habilidades e *expertise* que ajudam os pacientes a percorrer os sistemas de saúde para tomar decisões de tratamento – melhoram significativamente os resultados emocionais e físicos. Normalmente, qualquer mulher pode entrar em contato com um profissional da saúde da mama e nenhum pedido de PCP é necessário.

De acordo com a Organização Mundial de Saúde (OMS), alcançar resultados de qualidade requer uma visão ampla das circunstâncias do paciente, prestando atenção aos determinantes sociais da saúde (DSS).[32] A OMS define DSS como "as condições em que as pessoas nascem, crescem, trabalham, vivem e envelhecem, bem como o conjunto mais amplo de forças e sistemas que moldam as condições da vida diária". O raciocínio clínico demanda considerar como a vida das pessoas é afetada por raça/etnia, renda, educação, moradia, ambiente e se elas sofrem ou não vulnerabilidades civis. Por exemplo, se você tem um menino internado por asma, antes de dar-lhe alta, é necessário considerar as circunstâncias que cercam sua vida – a qualidade do ar em casa e na comunidade, bem como a educação dos pais e se eles têm ou não condições de implementar e pagar um regime de tratamento domiciliar.

A OMS continua a estudar muitos aspectos do DSS, conforme observado nos seguintes exemplos:[32]

- Como aumentar o acesso aos cuidados de saúde para grupos social e economicamente desfavorecidos
- Maneiras de reduzir as desigualdades de gênero na saúde
- Como criar programas que promovam o desenvolvimento da primeira infância (evidências bem estabelecidas mostram que as oportunidades oferecidas às crianças são essenciais para moldar a sua saúde e o seu desenvolvimento ao longo da vida).

Incivilidade e violência

Como parte da manutenção de um ambiente de trabalho saudável, as organizações desenvolvem políticas para lidar com incidentes de incivilidade, intimidação e violência lateral (quando os funcionários são agressivos uns com os outros porque estão insatisfeitos com as circunstâncias que envolvem seu trabalho). Enfermeiros em todos os ambientes precisam estar preparados para reconhecer o potencial de violência e para responder rapidamente a ela (certifique-se de conhecer as políticas e os procedimentos para saber exatamente o que fará se algo acontecer). O **Boxe 4.6** resume outras mudanças e tendências que afetam o pensar crítico dos enfermeiros.

Boxe 4.6 Mudanças e tendências que afetam o pensar crítico dos enfermeiros.

- **Surgimento de novas ameaças.** O surgimento de bactérias resistentes, como o *Staphylococcus aureus* resistente à meticilina (MRSA), aponta a necessidade de higiene meticulosa das mãos e o manejo de tratamentos invasivos e feridas abertas. As viagens internacionais trazem ameaças de pandemia (epidemia em uma ampla área geográfica que afeta grande parte da população). O terrorismo, incluindo o bioterrorismo, é uma ameaça constante, exigindo novos níveis de preparação e capacidade de resposta
- **Muitas pessoas vivem muito tempo com doenças e deficiências.** Um número alarmante de pessoas com obesidade e diabetes é o principal problema de saúde, pois contribui para muitas outras doenças
- **Novos diagnósticos por imagem e modalidades de tratamento** estão surgindo, como o uso de vacinas, de células-tronco e a manipulação genética
- **Os dilemas éticos crescem.** Questões éticas (p. ex., cuidados paliativos, suicídio assistido, questões de fertilidade, clonagem, pesquisa com células-tronco) requerem um pensamento profundo que seja baseado em princípios éticos (ver o **Capítulo 5**)
- **O manejo de caso** – o uso de abordagens colaborativas para garantir que os melhores recursos disponíveis sejam usados para

(continua)

> **Boxe 4.6** Mudanças e tendências que afetam o pensar crítico dos enfermeiros. (*continuação*)
>
> alcançar desfechos com eficiência – promove a qualidade. Essa abordagem é fundamentada na prevenção e intervenção precoce. Atualmente, espera-se que todos os enfermeiros sejam "gestoras de caso", monitorando de perto o progresso em direção aos desfechos para detectar atrasos no andamento e intervir conforme indicado
> - **As iniciativas da *Healthy People 2020*** orientam organizações, empresas e comunidades a se unirem para alcançar dois objetivos principais: (1) ajudar pessoas de todas as idades a melhorar a expectativa e a qualidade de vida; e (2) eliminar as disparidades de saúde entre diferentes segmentos da população (consulte http://www.healthypeople.gov/)
> - **Terapias holísticas e alternativas** (p. ex., dieta, exercícios, acupuntura e redução do estresse por meio de meditação e aromaterapia) são reconhecidas como estratégias-chave para ativar os poderes naturais de cura do corpo.

MODELOS DE TRATAMENTO PREDITIVOS: E SE?

Ao abordar modelos de tratamento preditivos e saber o que fazer se algo der errado, lembro-me de um episódio que aconteceu comigo quando eu estava na África: andando em um jipe safári, paramos para olhar uma girafa. De repente, à nossa esquerda, apareceu um elefante furioso (foto adiante). Nosso guia rapidamente deu marcha à ré e recuou. Apontando para um rifle no painel, alguém perguntou ao guia: "Eles ensinam você a usar essa arma?". Nosso guia respondeu: "Sim, eles precisam. Mas, melhor ainda, eles nos ensinam como *não ficar na condição de ter que usá-la*". Esse é um ótimo exemplo de aplicação de modelos preditivos: você não espera que os problemas aconteçam. Você os antecipa e previne.

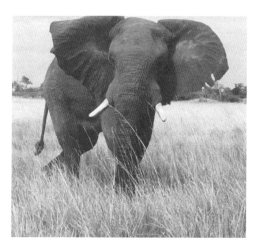

Prever, prevenir, manejar, promover

Usar um modelo preditivo de cuidado requer passar de uma abordagem de *diagnosticar e tratar* (DT) – o que implica que esperamos por evidências de problemas para iniciar o tratamento – para um modelo preditivo: *prever, prevenir, manejar e promover* (PPMP). O PPMP é uma abordagem proativa que visa prever e controlar os fatores de risco *antes* que os problemas surjam; baseia-se em evidências. Graças à pesquisa, podemos prever quando as pessoas correm o risco de certos problemas e, se necessário, iniciar um plano de prevenção agressivo. Às vezes, a *prevenção* requer *tratamento* (denominado *profilaxia*). Temos recomendações baseadas em evidências para vacinas. Por exemplo, com a tosse convulsa (coqueluche), para proteger os mais vulneráveis (bebês e crianças), é recomendado que não apenas as crianças sejam vacinadas, mas também seus pais, avós e outros cuidadores.

A seguir, estão mais alguns exemplos de recomendações baseadas em evidências:

- A embolia pulmonar resultante de trombose venosa profunda – mais conhecida como *tromboembolismo venoso (TEV)* – é a causa evitável mais comum de morte em hospitais. A AHRQ desenvolveu um conjunto de ferramentas com base em evidências para ajudar os clínicos a prevenir o TEV por meio de intervenção farmacológica e uso de outras estratégias, como a colocação de meias antiembolia pulsáteis durante e após diversas cirurgias[33]
- Para aqueles com exposição significativa ao vírus da imunodeficiência humana (HIV),

o tratamento começa imediatamente, antes que haja evidência do vírus no sangue. Também temos profilaxia pré-exposição (PrEP), o que significa que existem recomendações para dar às pessoas que se encontram sob risco substancial de receber medicamentos preventivos para o HIV.[34]

A **Figura 4.7** mapeia as responsabilidades de enfermagem em relação ao modelo PPMP.

Para ter um exemplo de caso sobre controle de risco, estude a seguinte situação. Para recursos *on-line* sobre controle de risco, exames e promoção da saúde, acesse as iniciativas *Healthy People 2020* (http://www.healthypeople.gov), o Harvard Center For Risk Analysis (http://www.hcra.harvard.edu/), os Centros para Controle e Prevenção de Doenças (CDC) (http://www.cdc.gov/) e a US Preventive Services Task Force (http://www.uspreventiveservicestaskforce.org).

SITUAÇÃO PREVISÃO, PREVENÇÃO E CONTROLE DA DESIDRATAÇÃO

Morando na Flórida, onde temos calor, umidade e muitos idosos, aprendi a necessidade de prevenir e controlar a desidratação por experiência própria. Muitos profissionais da saúde dizem às pessoas que caminhem para ganhar força. Às vezes, essas instruções funcionam ao contrário do esperado e as pessoas desmaiam com o calor. Se você ou outra pessoa vai se exercitar, melhore o desempenho controlando seu ritmo e garantindo uma hidratação adequada. Ensine às pessoas sobre os fatores de risco (obesidade, uso de álcool, cafeína ou de alguns medicamentos, como diuréticos, e ser muito jovem ou idoso). Ensine os sinais de insolação (ou seja, fraqueza, náuseas, vômito, calafrios, confusão, desorientação, alucinações). Enfatize a importância de melhorar a capacidade de se exercitar bebendo água *antes* do exercício (para que comecem bem hidratados), usando roupas largas, evitando os períodos mais quentes do dia, evitando chá ou cafeína (agem como diuréticos) e repondo líquidos durante o exercício (a água é o melhor; com suor extremo, considere que há perda de eletrólitos e as bebidas isotônicas podem ajudar). Se você suspeitar de insolação, trate-a esfriando a pessoa imediatamente (posicione a pessoa perto de um ar-condicionado ou coloque toalhas úmidas por todo o corpo, especialmente nas têmporas e nos pulsos, onde os vasos sanguíneos estão próximos à pele). Se a pessoa tolerar líquidos, ofereça bebidas geladas. Se a pessoa ficar atordoada, confusa ou tiver parado de suar, dirija-se ao pronto-socorro porque a desidratação é grave, exigindo tratamento médico imediato.

MODELO PREVENTIVO DE CUIDADO (PREVER, PREVENIR, MANEJAR, PROMOVER)

> Prevenção de complicações comuns

↓

- ☐ Monitore de perto os sinais e sintomas (pistas) de complicações (vigilância de enfermagem)
- ☐ Inicie intervenções para prevenir complicações
- ☐ Esteja preparado para lidar com complicações inevitáveis (p. ex., tenha os medicamentos e equipamentos necessários em mãos)
- ☐ Garanta que as necessidades de segurança e aprendizagem sejam atendidas
- ☐ Promova saúde, conforto e independência

Figura 4.7 Modelo de tratamento preventivo.

Avaliações rápidas com prioridade

Com modelos preditivos e situações de desdobramento rápido, é importante saber como fazer uma avaliação rápida de prioridade (ARP). Trata-se de uma avaliação curta e centrada no que você faz para obter as *informações mais importantes* de que precisa *primeiro* (**Tabela 4.2**).

As ARP são importantes por dois motivos:

1. Essas avaliações geralmente "sinalizam" os principais problemas e riscos.

2. As informações que você obtém geralmente afetam *todos os aspectos do cuidado*, incluindo como você procede com sua avaliação. Por exemplo, se seu paciente mostra sinais de uma doença transmissível, você precisa considerar imediatamente quais precauções tomar antes de prosseguir com o restante da avaliação.

CAPÍTULO 4 Raciocínio Clínico, Julgamento Clínico e Tomada de Decisão

Tabela 4.2 Avaliação rápida de prioridade.

Prioridades de avaliação	Fundamento lógico
• Estado geral; percepção cognitiva; riscos de infecção, lesão ou violência	O estado geral (p. ex., nível de angústia) e a percepção cognitiva sinalizam a urgência de apresentar problemas. O controle de infecções e a segurança dos pacientes, a sua e de outras pessoas são as prioridades.
• Problemas (ou riscos) com respiração, circulação, dor ou comunicação	Problemas e riscos nessas áreas devem ser tratados *precocemente* e podem apontar para problemas em *outras áreas* (p. ex., a dor geralmente sinaliza um problema que precisa ser tratado).
• Queixa principal	Todos os marcadores à esquerda, começando com "queixa principal", sinalizam problemas e riscos conhecidos e afetam significativamente as decisões quanto ao início de determinados tratamentos.
• Sinais vitais, idade, peso • Alergias • Medicações/tratamentos • Problemas de saúde atuais e passados • História de tabagismo • Uso abusivo de álcool ou substâncias psicoativas	

Fonte: © 2018 R. Alfaro-LeFevre. www.AlfaroTeachSmart.com.

Manejo de doenças e deficiências

O manejo de doenças e deficiências – cuidados que se concentram em manter as pessoas com doenças crônicas e deficiências tão saudáveis e independentes quanto possível – é uma parte importante da abordagem PPMP. Com o PPMP, você *controla* as condições crônicas ao longo do tempo, em vez de esperar por episódios de recaída ou crise. Por exemplo, na asma, você não apenas continua *tratando* os ataques. Você *controla* isso promovendo comportamentos saudáveis e fazendo o ajuste fino de medicamentos e inaladores para manter o paciente livre de sintomas.

Nas doenças crônicas, o objetivo do tratamento pode ser controlar os sintomas em vez de curar a doença (a cura pode ser impossível). Podemos esperar que as funções de enfermagem relacionadas com o manejo de doenças e deficiências cresçam à medida que o cuidado liderado por enfermeiros melhore significativamente a condição e a qualidade de vida de pacientes com várias doenças crônicas.[35]

Equipes de resposta rápida e código H (*Help*)

As equipes de resposta rápida (ERR) e o Código H (*help*) são ótimos exemplos de como usar toda a inteligência da equipe para garantir uma intervenção precoce. A complexidade do atendimento nos dias atuais torna difícil para os enfermeiros equilibrar sua demanda de pacientes. Se um enfermeiro está preocupado com a deterioração da condição de alguém, ele liga para a ERR para fazer uma avaliação. As ERR geralmente são compostas por enfermeiro gerente, médicos da atenção domiciliar, fisioterapeutas respiratórios, enfermeiros de cuidados intensivos e farmacêuticos. O Código H foi desenvolvido depois que Josie King, de 18 meses, morreu quando sua família não conseguiu receber os cuidados considerados necessários para ela.[36] Com o Código H, pacientes, familiares e visitantes podem desencadear níveis de resposta rápida. Por exemplo, pacientes e visitantes podem ligar para um número que vai diretamente para os operadores do hospital. Os operadores são treinados para fazer perguntas de acordo com um algoritmo. Quem faz a chamada relata algo importante, como sangramento ou dor no peito, é encaminhado imediatamente para a ERR. Se a chamada for sobre problemas como atrasos na obtenção de medicamentos para dor, falta de comunicação ou alguma questão que não exija a ERR, o operador aciona um Código H. Nesse caso, apenas a enfermeiro gerente responde (poucos minutos após a chamada). Mesmo que o Código H seja algo muito tranquilo, as famílias ficam aliviadas por saber que serão ouvidas. Usar a ERR e o Código H salva vidas e melhora a satisfação no trabalho, porque os enfermeiros conseguem ajuda quando precisam.

Monitoramento de situações perigosas

Enquanto a **Habilidade 7.8 (Capítulo 7)** detalha a "Prevenção e como lidar com erros de forma construtiva", esta seção aborda o papel dos enfermeiros da linha de frente no monitoramento de situações perigosas. Pense nas seguintes estratégias, mostradas pela pesquisa, que os enfermeiros utilizam para prevenir e corrigir erros.

Estratégias para identificar, interromper e corrigir erros

As estratégias a seguir o ajudarão a identificar e controlar erros:[37]

- **Estratégias de identificação de erro:** conhecer o paciente, conhecer os "jogadores", conhecer o plano de cuidado, observar, conhecer a política/procedimento, dupla verificação, utilizar processos sistemáticos e questionar
- **Estratégias de interrupção de erro:** oferecer ajuda, esclarecer e interromper verbalmente
- **Estratégias de correção de erro:** perseverar, estar fisicamente presente, revisar ou confirmar o plano de cuidado, oferecer opções, encaminhamentos padronizados ou a especialistas e envolver outro enfermeiro ou médico.

A **Figura 4.8** mostra como o monitoramento de perto de situações perigosas e a criação de redes de segurança promovem a intervenção precoce e mantêm os pacientes seguros.

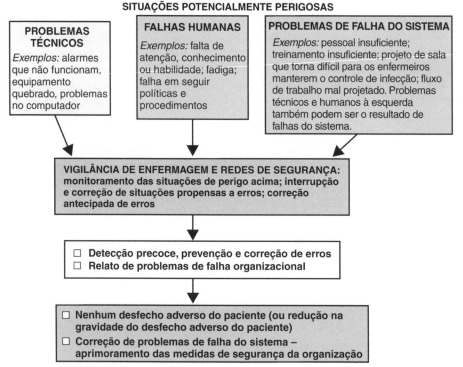

Figura 4.8 Monitoramento de situações perigosas e criação de redes de segurança. (Fonte: © 2019, R. Alfaro-LeFevre. Http://www.AlfaroTeachSmart.com.)

DELEGAÇÃO DE TAREFAS COM SEGURANÇA E EFICÁCIA

Saber como delegar – definido como *autorizar alguém a realizar uma tarefa específica em determinada situação, mantendo a responsabilidade pelos resultados* – é parte importante da administração de tempo e recursos.[38] Delegar é uma habilidade desenvolvida ao longo do tempo com a experiência. É necessário um pensamento crítico significativo e julgamento, porque requer que você entenda *tanto* as necessidades dos pacientes *quanto* as capacidades da equipe. Lembre-se disso ao ler esta seção.

PRINCÍPIO ORIENTADOR

Ao delegar tarefas, você é responsável pelas decisões tomadas, ações realizadas e respostas do paciente durante o curso da delegação. Ao delegar tarefas, ensine e supervisione conforme necessário. Faça o acompanhamento após as tarefas, avaliando você mesmo as respostas do paciente. Isso leva a duas situações: (1) você tem conhecimento em primeira mão de como o paciente respondeu ao tratamento; e (2) quando a equipe sabe que você verifica os resultados diretamente com o paciente, é mais provável que faça um bom trabalho.

A seguir, um resumo de quando é seguro delegar, bem como os quatro e cinco "certos" da delegação.[39]

Quando é seguro delegar?

Delegue quando:
- O paciente se encontra estável
- A tarefa está dentro da descrição e capacidades de trabalho do funcionário
- Você é capaz de ensinar e supervisionar o funcionário
- Você mesmo planejou como monitorar os resultados do paciente

Não delegue quando:
- Avaliação, pensamento e julgamento complexos são necessários
- O desfecho da tarefa é imprevisível

- Existe risco aumentado de danos (p. ex., a punção arterial pode causar complicações mais graves do que a punção venosa)
- A resolução de problemas e a criatividade são necessárias

Quatro passos da delegação

1. **Avaliar e planejar:** considere o paciente, a tarefa e as competências da equipe para fazer um plano de quais tarefas você atribuirá a quem.
2. **Comunicar-se:** dê instruções claras, concisas e completas sobre o que deve ser feito, como deve ser feito, o que precisa ser relatado e quando entrar em contato com você (verifique se o funcionário entende as instruções).
3. **Garantir observação e supervisão:** monitore o desempenho do paciente e do funcionário com a frequência necessária, com base nos itens anteriores.
4. **Avaliar e dar *feedback*:** avalie a eficácia da delegação analisando você mesmo a resposta do paciente. Decida se você precisa fazer alterações no plano de cuidado do paciente ou em como o funcionário está concluindo a tarefa. Avalie o desempenho do funcionário, ensine-o e dê-lhe *feedback* conforme necessário (isso ajuda o funcionário a melhorar as habilidades e, em última análise, libera você para outro trabalho importante).

Os cinco "certos" da delegação

Delegue (1) a tarefa certa; (2) na situação certa; (3) para o funcionário certo; (4) com a direção e comunicação certas; e (5) instrução, supervisão e avaliação certas.

CUIDADO BASEADO EM EVIDÊNCIAS E DESFECHOS (RESULTADOS)

Dos pontos de vista profissional e econômico, o cuidado que prestamos deve se concentrar nos desfechos e ser orientado pelas melhores evidências disponíveis. Devemos ser capazes de responder a perguntas como:

- O que exatamente paciente, família, cliente ou grupo precisam alcançar?

- Os profissionais mais qualificados decidiram o que, de forma realista, com base nas circunstâncias, pode ser alcançado?
- As principais partes interessadas foram incluídas na tomada de decisão?
- Qual evidência indica que os resultados provavelmente serão alcançados nessa situação em particular?

"Determinação de desfechos centrados no paciente (centrados no cliente)" (Habilidade 6.14, **Capítulo 6**) fornece informações detalhadas sobre como determinar os desfechos.

Desfechos clínicos, funcionais e outros

Determinar a qualidade geral do atendimento requer que você examine os desfechos sob *várias* perspectivas. Estude os seguintes tipos de desfechos listados no contexto de como eles se aplicam a um reparo cirúrgico de um quadril fraturado. Pense na importância de considerar todos os desfechos para determinar a qualidade geral do atendimento.

- **Desfechos clínicos:** até que ponto os problemas de saúde do paciente são resolvidos? Por exemplo, o quadril está curado?
- **Desfechos funcionais:** até que ponto o paciente é capaz de atuar, de forma independente, física, cognitiva e social? Por exemplo, a pessoa é capaz de realizar as atividades diárias necessárias sem ajuda? Existem problemas com a função cognitiva?
- **Desfechos da gravidade dos sintomas e da qualidade de vida:** até que ponto o paciente está livre de sintomas e é capaz de realizar as atividades desejadas e exigidas? Por exemplo, há alguma dor no quadril e a pessoa é capaz de cumprir os requisitos de trabalho físico e fazer suas atividades favoritas?
- **Desfechos de redução de risco:** até que ponto o paciente é capaz de demonstrar maneiras de reduzir os riscos à saúde? Por exemplo, ele consegue explicar maneiras de melhorar a segurança, como usar uma bengala quando está cansado? Ele mantém a casa livre de riscos que possam causar quedas?
- **Desfechos do fator de proteção:** até que ponto o ambiente do paciente protege contra a deterioração da saúde? Por exemplo, quando acamado, as grades da cama são colocadas conforme necessário e os protocolos de cuidados com a pele são seguidos?
- **Desfechos da combinação terapêutica:** até que ponto o paciente expressa uma relação positiva entre si mesmo e os profissionais da saúde? Por exemplo, quando questionado, ele afirma que se sente à vontade para fazer perguntas?
- **Desfechos de satisfação:** até que ponto o paciente e sua família expressam satisfação com o atendimento prestado? Por exemplo, quando questionados, afirmam que tiveram um tratamento competente e eficaz? Os serviços foram convenientes?
- **Desfechos do uso de serviços:** em que grau os serviços de enfermagem apropriados foram usados? Por exemplo, atuação de um gerente de caso, se necessário?

> ### PRINCÍPIO ORIENTADOR
> **O pensamento crítico centrado no desfecho significa mais do que "consertar os problemas".** Significa corrigir os problemas de forma a obter os *melhores resultados* em termos de custo, tempo e perspectivas de satisfação do paciente.

Relação dinâmica entre problemas e desfechos

Existe uma estreita relação dinâmica entre problemas e desfechos. Às vezes, você se concentrará nos *problemas* e, às vezes, nos *desfechos*, dependendo da situação. Por exemplo, imagine que você está trabalhando com um paciente em um respirador e o desfecho desejado é que ele tenha *ventilação adequada*. Você vê que o paciente parece estar lutando para respirar. Você verifica a tubulação e vê muita água condensada, então a retira. Se o paciente ainda estiver lutando, você continuará procurando outros problemas que possam estar interferindo na *ventilação adequada*. Por exemplo, avalia os sons respiratórios e ajuda o paciente a se posicionar para tossir e limpar o muco.

O raciocínio clínico requer foco nos *problemas* e nos *desfechos*. Juntos, eles servem como uma bússola que promove a tomada de decisões acertadas em cada situação específica do paciente.

ESTRATÉGIAS PARA DESENVOLVER JULGAMENTO CLÍNICO

A esta altura, você deve ter um bom entendimento do que o raciocínio clínico, o julgamento e a tomada de decisão implicam. Vamos terminar este capítulo considerando as estratégias que você pode utilizar para atravessar a jornada para o desenvolvimento de um julgamento clínico consistente.

- **Trabalhe para se tornar um educando confiante** (ficar estressado reduz sua capacidade cerebral). Lembre-se de que os iniciantes muitas vezes não sabem que não sabem. Na dúvida, peça a ajuda de profissional qualificado. Fazer perguntas ou obter ajuda é "a solução padrão" para a incerteza[16]
- **Seja um autodidata**, identificando experiências que você gostaria de ter (p. ex., "Nunca cuidei de alguém em tração e gostaria de ter a oportunidade de fazê-lo")
- **Aprenda as "grandes ideias" – os princípios e conceitos mais importantes – primeiro.** Reveja os "Princípios do raciocínio clínico" anteriormente neste capítulo. Para compreender os detalhes das habilidades de raciocínio clínico, conclua o **Capítulo 6**, "Prática de habilidades de raciocínio clínico"
- **Mantenha as referências – textos, dispositivos portáteis, guias de bolso e "blocos de consulta" pessoais – à mão e certifique-se que você:**
  - **Aprenda sobre terminologia e conceitos.** Se você encontrar palavras como *êmbolo*, *trombo* ou *flebite* e não souber o que significam, procure-as para que se tornem parte de sua memória a longo prazo. Aprender termos *no contexto* ajuda seu cérebro a armazenar informações em grupos relacionados, em vez de fatos isolados
  - **Familiarize-se com os achados normais** (p. ex., valores laboratoriais normais, achados de avaliação, progressão da doença, crescimento e desenvolvimento) antes de se preocupar com achados anormais. Uma vez sabendo o que é normal, você reconhecerá prontamente quando encontrar informações que estão *fora da norma* (anormais)

- Pergunte "por quê?". Descubra por que ocorrem achados normais e anormais (p. ex., "Por que há edema na insuficiência cardíaca, mas não quando o coração está funcionando normalmente?")
- **Transforme erros em oportunidades de aprendizagem.** Se você não está cometendo erros, talvez não esteja tentando ações novas
- **Para desenvolver hábitos rígidos de raciocínio, use de forma consistente abordagens que o ajudem a pensar de maneira organizada.** Por exemplo, deixe o ADPIE ressoar em sua cabeça e reflita sobre ele para decidir se você considerou cada fase
- **Não basta inserir dados no computador.** *Reflita* sobre o que você inseriu, procurando padrões e fatos que você pode ter esquecido de fazer. Mantenha suas anotações pessoais ou use uma planilha para controlar as informações, manter-se organizado e movimentar sua mente (a sobrecarga cerebral no ambiente clínico é um problema comum que precisa de soluções)
- **Pratique suas habilidades de avaliação e aprenda com as experiências de seus colegas.** Colaborar com colegas é uma situação em que todos ganham. Fazer perguntas como "O que você procurou naquele paciente?", "Como você sabia?" e "Qual foi a maior coisa que você aprendeu?" ajuda seu colega a esclarecer seus conhecimentos e lhe auxilia a aprender por estar envolvido em situações reais (não use nomes ou fale sobre os pacientes em locais públicos, como lanchonetes ou elevadores, ou você pode violar as leis de privacidade)
- **Ao planejar o tempo para os cuidados de enfermagem, considere o tempo necessário** para (a) intervenções de cuidado direto (o que você faz diretamente para ou com o paciente, como ajudar alguém a andar) e (b) intervenções de cuidado indireto (o que você faz longe do paciente, como consultar o farmacêutico ou analisar resultados de exames laboratoriais)
- **Considere a importância de fazer as perguntas da Figura 4.9.**

Conclua este capítulo completando os seguintes exercícios de pensamento crítico e revisando a seção "Resumo e pontos-chave".

10 QUESTÕES-CHAVE

1. Quais são os **desfechos principais** (resultados benéficos *observáveis*) que você e as principais partes interessadas – aqueles com um grande interesse em como o cuidado é prestado e quais resultados são alcançados (p. ex., paciente, familiares, profissionais de saúde) – esperam observar no paciente após a conclusão dos cuidados?
2. Que **problemas, questões** ou **riscos** devem ser tratados para alcançar os principais desfechos?
3. Quais são as **circunstâncias (contexto)** nessa situação específica do paciente?
4. Quais **conhecimentos e habilidades** são necessários para tratar esse paciente?
5. Quanto espaço há para **erros**?
6. Quanto **tempo** você tem?
7. Que **recursos** humanos e de informação podem ajudar?
8. Qual ou quais **perspectivas** devem ser consideradas (p. ex., pontos de vista do paciente e do cuidador, questões clínicas gerais e de enfermagem)?
9. O que está **influenciando o pensamento** (o seu e os dos outros)?
10. O que **deve ser feito** para monitorar, prevenir, controlar ou eliminar os problemas, questões e riscos identificados acima, em nº 2 (e quem é responsável por isso)?

REFLITA SOBRE O QUE ESTÁ ACIMA – DETERMINE O QUE ESTÁ ABAIXO

- O ambiente do paciente é SEGURO?
- A participação do paciente estava em um nível ótimo?
- As necessidades educacionais do paciente/familiares foram identificadas e atendidas?
- Os dados de avaliação de saúde são atuais, exatos e completos?
- As suposições foram identificadas e as conclusões foram ba-sea-das em fatos (evidências)?
- Políticas, procedimentos e planos padronizados foram considerados relevantes?
- Diagnósticos, conclusões, ideias e soluções alternativas foram considerados?
- Contraindicações foram identificadas e plano ajustado de acordo?
- Os profissionais mais qualificados foram consultados, conforme necessário?
- Houve melhores evidências e informações de profissionais qualificados confiáveis e aplicáveis à situação atual e ao paciente?
- As principais partes interessadas concordam sobre os desfechos esperados do atendimento?

Copyright 2011. www.AlfaroTeachSmart.com. Todos os direitos reservados. Proibida a cópia sem permissão.

Figura 4.9 Reflexão sobre pensamento crítico: 10 questões-chave.

EXERCÍCIOS DE PENSAMENTO CRÍTICO 4.1

Princípios de raciocínio clínico, pensar como um enfermeiro, tomada de decisões e pensar com sucesso

Encontre exemplos de respostas no Apêndice I.

1. **Preencha as seguintes lacunas, escolhendo entre as palavras a seguir:** amplo; seu; fundamental; pessoa inteira; imperfeito; cerca de; interpretar; respostas; escopo; analisar

A. Não é tanto como os enfermeiros pensam que as torna diferentes dos outros profissionais, é o que elas pensam _____.

B. Ter um espírito de enfermagem significa permanecer centrado na prevenção de problemas e na promoção da saúde,

CAPÍTULO 4 Raciocínio Clínico, Julgamento Clínico e Tomada de Decisão

focalizando (a) _____, identificando as necessidades individuais e monitorando (b) _____ as intervenções e os desafios da vida.

C. O diagnóstico é um (a) _____ ponto de raciocínio: se você não perceber os problemas ou riscos ou os interpretar mal, é provável que todo o plano seja (b) _____.

D. Enfermeiros diagnosticam e manejam vários problemas de saúde, dependendo de sua prática _____.

E. A TIS, que inclui o RES, é um (a) _____ _____ conceito que inclui uma ampla gama de tecnologias que armazenam, compartilham e (b) _____ informações de saúde.

F. A acurácia do RES e dos sistemas de apoio à decisão dependem de (a) _____ capacidade de avaliar, (b) _____ e registrar os sinais e sintomas de seus pacientes.

2. Em relação à TIS, por que a *interoperabilidade* é importante?

3. Como a vigilância se relaciona com as responsabilidades da enfermagem?

4. Descreva cinco conceitos principais de enfermagem que ilustram o que os enfermeiros pensam.

5. Como os padrões, políticas, códigos de ética e leis (leis de prática estadual individual e conselhos estaduais de enfermagem) se relacionam com o raciocínio clínico, a tomada de decisão e o julgamento?

6. Por que você inicia um diagnóstico diferencial excluindo "as coisas ruins" (piores situações) primeiro?

PENSE, COMPARE, COMPARTILHE

Com um parceiro, em um grupo ou em um bloco de anotações:

1. Discuta sua posição em relação ao pensamento de iniciante *versus* especialista (ver **Tabela 4.1** e **Boxe 4.5**).

2. Aborde o impacto da comunicação eficaz e da competência cultural, conforme descrito em *Advancing Effective Communication, Cultural Competence and Patient- and*

Family-Centered Care: A Road Map for Hospitals (http://www.jointcommission.org/Advancing_Effective_Communication/).

3. Perceba quais informações estão faltando ao avaliar alguém usando apenas uma abordagem de sistemas corporais, sem usar um guia para assuntos de *enfermagem*. Compare a **Figura 4.4** (Avaliação dos sistemas corporais) e a **Figura 4.5** (Mapa de avaliação de enfermagem). Determine quais informações estariam faltando se você usasse apenas a abordagem dos sistemas corporais.

4. Descreva os conceitos-chave que impulsionam o pensamento dos enfermeiros – o que as faz pensar de forma diferente de outros profissionais da saúde?

5. Discuta as responsabilidades de enfermagem em relação aos problemas listados nos **Boxes 4.2, 4.3** e **4.4**.

6. Depois de ler *Reducing medical mistakes, talking with your clinician, getting medical tests, planning for surgery, getting a prescription, and build your question list*, postado em http://www.ahrq.gov/questionsaretheanswer/, discuta maneiras de incentivar os pacientes a serem proativos e se envolverem no seu tratamento.

7. Compartilhe suas ideias sobre os seguintes *Momentos críticos e outras perspectivas*.

MOMENTOS CRÍTICOS E OUTRAS PERSPECTIVAS

Como é uma boa enfermagem

Quando meu pai quase morreu, ele teve uma experiência hospitalar perfeita, marcada por uma equipe de enfermagem de classe mundial que foi classificada como *Magnet* pelo American Nurses Credentialing Center. Durante um longo fim de semana, os enfermeiros mantiveram minha família envolvida com o progresso de papai por meio de horários de visita flexíveis, inúmeros telefonemas e e-mails – mesmo no meio da noite. (Robert Hess, RN, PhD, FAAN)[40]

Julgamento clínico: um sexto sentido?

O julgamento crítico é como um "sexto sentido" que se desenvolve ao longo do tempo a partir de um acúmulo de anos de conhecimento e experiência – tanto pessoal quanto o que você aprendeu com os outros. Quando você faz um trabalho por anos, aprende o que procurar e o que fazer. Em quase uma fração de segundo, você avalia o que vê, correlaciona com o que aprendeu e toma as medidas adequadas. (Doris Alfaro, SRN, turma de 1944, Chesterfield Royal Hospital)

Desconstruir o pensamento melhora o raciocínio

Quando desconstrói seu pensamento – reflete sobre ele e o divide no que estava acontecendo em sua cabeça em certos pontos no tempo –, você pode identificar "recortes de pensamento" que você está fazendo bem e "recortes" que você precisa corrigir (lições aprendidas). Por exemplo, um enfermeiro que conheço se desconstruiu pensando assim: vim trabalhar muito cansada porque estava com uma criança doente. Estávamos muito ocupados e eu estava cuidando de várias prioridades. O computador travou novamente e eu tive que lidar com isso. Fiquei tão atrasada, que não consegui levar um dos meus pacientes para fazer raios X no prazo de 1 hora exigido pelos protocolos. Eu provavelmente deveria ter buscado ajuda. O que mais me incomoda, porém, é que fiz algumas suposições que não deveria. Todos nós fazemos suposições, mas avaliarei com mais cuidado da próxima vez, mesmo quando parecer ser um problema simples.

Idosos e doentes crônicos: não suponha

Ao lidar com pacientes idosos e com doenças crônicas, seja especialmente cuidadoso com a tendência humana de fazer suposições. A complexidade de seu estado de saúde muitas vezes esconde problemas que de outra forma seriam óbvios. Por exemplo, tivemos um homem de 70 anos de idade com dor crônica nas costas. Ele reclamou de dor crescente por semanas antes de alguém dizer: "Talvez não sejam as costas. Alguém verificou os rins dele?". Só então foram diagnosticados cálculos renais. O raciocínio clínico requer *diagnóstico diferencial*, que inclui considerar problemas

alternativos e explicações para a apresentação de sinais e sintomas. Quanto mais problemas (ou hipóteses), explicações e soluções alternativas você considerar, mais provável será que esteja pensando criticamente.

🔍 EXERCÍCIOS DE PENSAMENTO CRÍTICO 4.2 Plano de cuidado, transferências, modelos de cuidados preditivos, delegação eficaz e cuidado centrado em desfechos

Encontre exemplos de respostas no Apêndice I.

1. **Preencha as seguintes lacunas, escolhendo entre as palavras a seguir:** avaliação e planejamento; omissões de cuidado; decisões; feito; conceitos; desfechos, PPMP; princípios, DPID; lógica; intuição; quedas

   A. Usar o RES sem nunca ter _____ planos de cuidado sozinho é o mesmo que usar uma calculadora sem entender o conceito de adição, subtração, multiplicação ou divisão.

   B. A elaboração de planos de cuidado e mapas conceituais promove um aprendizado pessoal profundo e ajuda você a aprender os (a) _____ e (b) _____ de que precisa aplicar quando pensar ao agir.

   C. _____ ajuda você a se lembrar dos principais componentes do plano de cuidado.

   D. "Preparar, atirar, mirar" refere-se ao que acontece com _____ insatisfatórios.

   E. O raciocínio clínico requer o uso de (a) _____ e (b) _____.

   F. Modelos preditivos de cuidados, como _____, visam a prever e controlar os fatores de risco antes que os problemas surjam.

   G. Problemas de comunicação durante transferências são as principais causas de erros e resultados adversos, como (a) _____ e (b) _____.

   H. Ao delegar tarefas, você é responsável por (a) _____ realizadas, ações realizadas e paciente (b) _____.

CAPÍTULO 4 Raciocínio Clínico, Julgamento Clínico e Tomada de Decisão

2. Em três a cinco frases, e dando exemplos, descreva a prática baseada no sistema.

3. Imagine que você está cuidando de uma criança diabética de 4 anos de idade que está sendo criada por sua avó solteira de 60 anos. A avó, que nunca concluiu o ensino médio, recebe vale-refeição e não tem carro. Como a compreensão do conceito de determinantes sociais da saúde se aplica à identificação das necessidades de saúde dessa criança?

4. Usando suas próprias palavras e dando exemplos ou desenhando um mapa conceitual, explique como você usa a abordagem PPMP para a prestação de cuidados de saúde.

5. Uma parte importante do desenvolvimento do julgamento clínico é reconhecer quando você não tem informações suficientes para tirar conclusões válidas. Como isso se relaciona com as declarações feitas pela seguinte enfermeiro que está saindo do plantão?

Enfermeiro que chega: "Como vai a família?"

Enfermeiro que está saindo: "Parece que estão bem. Eles não falam muito, mas estão cumprindo o horário de visitas, estiveram aqui 15 minutos esta manhã e 15 minutos esta tarde."

6. Como você usa os acrônimos MMA e DPID?

7. Usando o *escopo de tomada de decisão clínica* do guia de prática (ver Figura 4.6), decida se há prescrição para a colocação de sonda nasogástrica em seu ambiente clínico atual.

PENSE, COMPARE, COMPARTILHE

Com um parceiro, em um grupo ou em um bloco de anotações:

1. Imagine que você está pensando em delegar a tarefa de tirar um paciente da cama a um técnico de enfermagem. Aplicando os "quatro passos" e os "cinco certos" de delegação, como você decidiria se é seguro delegar essa tarefa?

2. Discuta os desafios de delegar com eficácia, conforme abordado neste capítulo.

3. Discorra como sua lei estadual específica de exercício profissional influencia seu raciocínio (encontre *links* para leis

estaduais de exercício profissional individual em https://www.ncsbn.org/npa.htm).

4. Determine se você é mais intuitivo do que lógico ou vice-versa. Em seguida, discuta como os raciocínios intuitivo e lógico se complementam.

5. Discuta por que é importante considerar os desfechos clínicos, funcionais e de satisfação ao desenvolver um plano de cuidado.

6. Cite como usar o tempo-limite para promover práticas clínicas seguras.

7. Discuta sua posição em relação à compreensão dos conceitos-chave e à obtenção dos resultados de aprendizagem no início deste capítulo.

8. Compartilhe suas ideias com relação aos seguintes *Momentos críticos e outras perspectivas.*

MOMENTOS CRÍTICOS E OUTRAS PERSPECTIVAS

"Sem dor, sem ganho" pode causar danos

Embora a regra "sem dor, sem ganho" possa ser verdadeira durante a fisioterapia, ela pode ter efeito contrário em você. Por exemplo, comecei a levantar pesos para fortalecer os músculos do braço. Passei a sentir dores no ombro e disse a mim mesma para "superar a dor". O resultado foi uma articulação do ombro lesionada. Nunca trabalhe com a dor (ou permita que um paciente o faça) sem consultar um médico ou fisioterapeuta.

O relato de problemas mantém os pacientes seguros

Há algo a ser dito sobre os problemas do sistema de relatórios e falhas organizacionais. Isso inclui alarmes que não funcionam, equipamento quebrado [e] colegas incompetentes (déficit de conhecimento ou habilidade). Eu penso que a responsabilidade individual da enfermeiro também é fundamental. O que VOCÊ, a enfermeiro da equipe, está fazendo para manter o paciente seguro? Manter os pacientes seguros envolve seguir os procedimentos-padrão (manter os alarmes ligados, lavar as mãos e outras atividades de controle de infecção), identificar as necessidades do paciente e fazer algo a respeito (implementar precauções contra quedas ou medidas para prevenir lesões por pressão). – Nancy Konzelmann, MS, RN-BC, CPHQ[41]

Lidar com famílias e leis de privacidade

É importante manter a privacidade do paciente, mas às vezes os familiares precisam das informações antes de serem oficialmente registradas. Nesse caso, uso meu julgamento e digo algo como: "Por causa das leis de privacidade, não posso dizer o que está acontecendo com seu familiar. Posso dizer o que normalmente acontece em situações como essa, mas não posso ter certeza se é isso que vai acontecer agora". – Matthew Riley, Psy.D.[42]

Ouvido no pronto-socorro

"Por que você acha que desmaiou?" "Porque, quando acordei, estava no chão" "Como você sabe que isso é uma picada de carrapato?" "Porque, quando eu puxei para fora, eu olhei para ele" "Você tem um cachorro?" "Não. Nós deveríamos ter?"

■ RESUMO E PONTOS-CHAVE

- Os enfermeiros passam mais tempo no cuidado direto ao paciente do que qualquer outro profissional, tornando-os responsáveis por muitos aspectos do cuidado; como todos os conceitos complexos, a enfermagem não pode ser adequadamente definida usando-se apenas *uma* definição
- Sua capacidade de raciocinar e fazer julgamentos consistentes afeta profundamente a vida das pessoas
- Com o cuidado interprofissional centrado no paciente e seus familiares, os profissionais trabalham juntos para envolver os pacientes e garantir que suas necessidades individuais sejam atendidas
- O raciocínio clínico é guiado por padrões, políticas, códigos de ética e leis (lei estadual do exercício profissional individual e conselhos estaduais de enfermagem)
- A compreensão dos princípios do raciocínio clínico, conforme tratados neste capítulo, fornece a base para o desenvolvimento de hábitos rígidos de pensamento
- O raciocínio clínico requer o desenvolvimento de IPC pessoais e de conhecimento e IPC intelectuais
- O raciocínio clínico acontece no contexto do desdobramento de situações humanas; é fluido e dinâmico, não linear e passo a passo
- Ainda que enfermeiros e outros profissionais da saúde usem uma variedade de padrões de raciocínio, sozinhos ou em combinação, o modelo de raciocínio mais comum é o ADPIE
- A definição exata dos problemas de saúde requer diagnóstico diferencial (identificando sinais e sintomas, criando uma lista de problemas suspeitos e comparando a probabilidade de um problema com a de outro que está intimamente relacionado)
- Avaliação e reflexão desempenham papéis importantes em *todas* as fases do raciocínio clínico
- Os enfermeiros prestam cuidados com base em modelos clínicos gerais e de enfermagem; enfermeiros diagnosticam e manejam vários problemas de saúde, dependendo de seu escopo de prática e qualificações
- Dependendo da complexidade do problema e das suas qualificações, os enfermeiros são responsáveis por consultar os profissionais de cuidados primários antes de determinar um plano de cuidado
- Manter os pacientes seguros depende da sua compreensão acerca do âmbito da sua prática – o que você é responsável por fazer e o que você está proibido de fazer
- Um dos principais objetivos da TIS é a interoperabilidade (capacidade de dois ou mais sistemas de trocar e usar as mesmas informações); ao usar a TIS, *concentre-se mais no paciente* do que na tecnologia
- Sua avaliação direta do paciente pode ser a diferença entre tratar com base em como o seu paciente está *neste momento* e

CAPÍTULO 4 Raciocínio Clínico, Julgamento Clínico e Tomada de Decisão

continuar a tratar com base em informações desatualizadas
- Siga as políticas de registro com cuidado (p. ex., corrija erros e omissões conforme indicado)
- Usar o RES sem nunca ter feito planos de cuidado sozinho é o mesmo que usar uma calculadora sem nunca ter aprendido o que significa somar, subtrair, multiplicar e dividir (impossível)
- O raciocínio clínico requer o uso de todo o seu cérebro – ambos os lados: intuitivo, direito; e lógico, esquerdo
- Transferências são vulneráveis a falhas de comunicação que causam erros, perda de tratamento e danos

- Os enfermeiros devem ser capazes de atuar na prática baseada em sistemas, reconhecendo todos os processos nos sistemas de saúde que interagem para fornecer cuidados de qualidade e com boa relação custo-benefício
- O raciocínio clínico requer considerar os determinantes sociais da saúde
- Modelos preditivos de cuidados, como o PPMP, visam prever e controlar os fatores de risco antes que os problemas surjam
- A delegação, uma habilidade essencial da enfermagem, exige um pensamento crítico significativo porque precisa que você entenda as necessidades dos pacientes e a capacidade da equipe
- Leia este capítulo para revisar as ilustrações e os princípios orientadores contidos nele.

REFERÊNCIAS BIBLIOGRÁFICAS

1. Beckman, D. Andrew's not-so-excellent adventure. Retrieved from http://www.beckhamco.com (Website).
2. Florence Nightingale International Foundation (Website). Retrieved from http://www.fnif.org/support.htm.
3. Riffkin R. *Americans rate nurses highest on honesty, ethical standards*. Retrieved from, news.gallup.com/poll/224639/nurses-keep-healthy-lead-honest-ethical-profession.aspx; 2017.
4. Laggase J. *Medication errors reduced when pharmacy staff take drug histories in ER*. http://www.healthcarefinancenews.com/news/medication-errors-reduced-when-pharmacy-staff-take-drug-histories-er; 2017.
5. Agency for Healthcare Research and Quality. *Guide to Improving Patient Safety in Primary Care Settings by Engaging Patients and Families*. Retrieved from: http://www.ahrq.gov/professionals/quality; 2017.
6. *The healthcare leader's guide: Preventing patient harm through better communications*. Retrieved from (Website), www.spok.com.
7. Maxfield. D. Grenny, J. McMillan, K, et. al. (2005). Silence kills: the seven crucial conversations in healthcare. Retrieved from https://psnet.ahrq.gov/resources/resource/1149.
8. Kalisch B. *Errors of Omission*. Silver Springs, MD, Nursebooks.org; 2015.
9. Agency for Healthcare Research and Quality (AHRQ). *Failure to rescue*. Retrieved from, psnet.ahrq.gov/primers/primer/38/failure-to-rescue; 2017.
10. Dolansky MA, Moore SM. Quality and Safety Education for Nurses (QSEN): The Key is Systems Thinking. *OJIN: The Online Journal of Issues in Nursing Vol. 18, No. 3, Manuscript 1.* September 30, 2013. https://doi.org/10.3912/OJIN.Vol18No03Man01.
11. Senge P, Fritz R, Wheattly M. *Learning organizations: The promise and the possibilities*. Retrieved from, https://thesystemsthinker.com/learning-organizations-the-promise-and-the-possibilities/; 2018.
12. National Council of State Boards of Nursing. Measuring the right things. In: *Focus (Winter)*; 2018. P. 12.
13. Tanner CA. Thinking like a nurse: a research-based model of clinical judgment in nursing. *Journal of Nursing Education.* 2006;45(6):204–211.
14. National Academies of Sciences, Engineering, and Medicine; Institute of Medicine; Board on Health Care Services; Committee on Diagnostic Error in Health Care. *Improving diagnosis in healthcare*; 2016. Retrieved from, https://www.nap.edu/download/21794. DOI: https://doi.org/10.17226/21794.
15. Boyer S, Valdez-Delgado K, Huss J, et al. Impact of a nurse residency program on transition to specialty practice. *Journal for Nurses in Professional Development.* 2017;33(5):220–227. https://doi.org/10.1097/NND.0000000000000384.

16. Boyer S, Mann-Salinas E, Valdez-Delgado K. Clinical transition framework: integrating accountability, sampling, and coaching plans in professional practice development. *Journal for Nurses in Professional Development*. 2018;34(2):84–91. https://doi.org/10.1097/NND.0000000000000435.

17. Hassmiller S. Bringing compassion back to the forefront of care. *Journal of Nursing Administration*. 2018;48(4):175–176. https://doi.org/10.1097/NNA.0000000000000594.

18. Lasater Kathie. Clinical judgment development: using simulation to create an assessment rubric. *The Journal of nursing education*. 2007;46:496–503.

19. Gordon M. *Manual of nursing diagnosis*. 13th ed. Sudbury, MA: Jones Bartlett; 2015.

20. American Nurses Association. (Website). Retrieved from http://www.nursingworld.org.

21. *The TIGER Initiatives*. Retrieved from, http://www.himss.org/professionaldevelopment/tiger-initiative; 2018.

22. Intelligence EHR. *EHR defaults cause medication, patient safety errors*. Retrieved from (Website), https://ehrintelligence.com; 2018.

23. Sweeney E. *Healthcare data breaches haven't slowed down in 2017, and insiders are mostly to blame*. Retrieved from, https://www.fiercehealthcare.com/privacy-security/healthcare-data-breaches-haven-t-sloweddown-2017-and-insiders-are-mostly-toblame; 2017.

24. SBAR (Situation; Background; Assessment; Recommendation). Retrieved from European Union Network for Patient Safety and Quality of Care (Website). http://www.pasq.eu/Wiki/SCP/WorkPackage5ToolBoxes/SurgicalSafetyChecklist/SpecificTools/SBAR.aspx.

25. Agency for Healthcare Research and Quality. *Guide to Improving Patient Safety in Primary Care Settings by Engaging Patients and Families*. Retrieved from: http://www.ahrq.gov/professionals/quality; 2017.

26. The Joint Commission. *National patient safety goals*. Retrieved from (Website), https://www.jointcommission.org; 2017.

27. Summary of HIPAA Privacy Rule. Retrieved from (Website) https://www.hhs.gov/hipaa/for-professionals/privacy/laws-regulations/index.html.

28. Sherman R. *Why certification matters*. Retrieved from (Website) http://www.emergingrnleader.com/why-certification-in-nursing-matters/; 2018.

29. Hines S, Luna K, Lofthus J, Marquardt M, Stelmokas D. *Becoming a high reliability organization: Operational advice for hospital leaders (AHRQ Publication No. 08–0022)*. Rockville, MD: Agency for Healthcare Research and Quality; 2008. Retrieved from (Website), https://archive.ahrq.gov/professionals/qualitypatient-safety/quality-resources/tools/hroadvice/hroadvice.pdf.

30. Commision The Joint. *Facts about Speak Up*. Retrieved from (Website), https://www.jointcommission.org; 2017.

31. Beauvais A, Kazer M, Aronson B, et al. After the gap analysis: education and practice changes to prepare nurses of the future. *Nursing Education Perspectives*. 2017;8(5):250–254. https://doi.org/10.1097/01.NEP.0000000000000196.

32. World Health Organization. *Social Determinants of Health*. Retrieved from (Website) http://www.who.int/social_determinants/sdh_definition/en/; 2018.

33. AHRQ. *Preventing Hospital-Associated Venous Thromboembolism AHRQ. A Guide for Effective Quality Improvement*. Retrieved from, https://www.ahrq.gov/professionals/quality-patient-safety/patient-safety-resources/resources/vtguide/index.html; 2018.

34. Center for Disease Control and Prevention. *Pre-Esposure Prophylaxis:HIV Risk and Prevention*. Retrieved from (Website), www.cdc.gov/hiv/risk/prep; 2018.

35. Salmond S, Echevarria M. Healthcare transformation and changing roles for nursing. *Orthop Nurs*. 2017;36(1):12–25. https://doi.org/10.1097/NOR.0000000000000308.

36. Josey King Foundation. (Website) Retrieved from http://www.josieking.org/.

37. Gaffney T, Hatcher B, Milligan R, Trickey A. Enhancing patient safety: factors influencing medical error recovery among medical-surgical nurses. *OJIN: The Online Journal of Issues in Nursing*. 2016;21(3):https://doi.org/10.3912/OJIN.Vol21No03Man06. Manuscript 6.

38. American Nurses Association. (Website) Retrieved from http://www.nursingworld.org.

39. American Nurses Association & National Council of State Boards of Nursing. *Joint statement on delegation*. Retrieved from (Website), https://www.ncsbn.org; 2006.

40. Hess, R. Personal communication.

41. Konzelmann, N. Personal communication.

42. Riley, M. Personal communication.

5

Raciocínio Ético, Profissionalismo, Prática Baseada em Evidências e Melhoria da Qualidade

VISÃO GERAL DO CAPÍTULO

Mudanças radicais, 126
Raciocínio moral e ético, 126
Advocacia em saúde, profissionalismo
  e limites, 132
Pesquisa, prática baseada em evidências e
  melhoria de qualidade, 133
Pesquisa, PBE e MQ: todos os enfermeiros
  desempenham um papel, 136

Melhoria de qualidade, 139
Exercícios de pensamento crítico, 141
Pense, compare, compartilhe, 142
Momentos críticos e outras perspectivas, 142
Pense, compare, compartilhe, 143
Momentos críticos e outras perspectivas, 143

RESULTADOS DA APRENDIZAGEM

Depois de concluir este capítulo, você será capaz de:

1. Comparar e contrastar o raciocínio moral e o raciocínio ético.
2. Descrever cinco princípios éticos.
3. Determinar quão bem seus valores pessoais se alinham com os valores de sua escola ou do local de trabalho.
4. Comparar e contrastar a abordagem da ética utilitarista e deontológica.
5. Abordar como as declarações de direitos dos pacientes e enfermeiros afetam a prestação de cuidados de saúde.
6. Aplicar os princípios da ADPIE para tomar decisões eticamente corretas.

7. Descrever seu papel em relação à advocacia, ao profissionalismo e à liderança.
8. Explicar as relações entre pesquisa, prática baseada em evidências (PBE) e melhoria de qualidade (MQ).
9. Comparar e contrastar pesquisa qualitativa e pesquisa quantitativa.
10. Abordar as relações entre desfechos clínicos, resultados de satisfação do paciente e MQ.
11. Explicar por que os estudos de MQ devem analisar desfechos, processos e estrutura.
12. Descrever suas responsabilidades com a pesquisa, PBE e MQ.

CONCEITOS-CHAVE

Raciocínio ético; raciocínio moral; esclarecimento de valores; pesquisa; prática baseada em evidências; melhoria da qualidade; satisfação do paciente; profissionalismo; indicadores sensíveis à enfermagem; cuidados baseados em valores. *Ver também os capítulos anteriores.*

MUDANÇAS RADICAIS

Mudanças radicais nos cuidados de saúde – avanços no tratamento, maior longevidade, expansão das funções da enfermagem e maior foco nos desfechos do paciente, contenção de custos e responsabilidade organizacional – estão criando desafios sem precedentes. Saber como lidar com esses desafios para prestar um cuidado ético, garantir a prática baseada em evidências (PBE) e manter o profissionalismo é fundamental para sua capacidade de pensar criticamente. Este capítulo mostra estratégias para o raciocínio moral e ético, mantendo o profissionalismo e garantindo a PBE que se concentra na melhoria de qualidade (MQ).

RACIOCÍNIO MORAL E ÉTICO

Confrontadas com valores e crenças conflitantes de pacientes e profissionais da saúde, os profissionais de enfermagem dos dias atuais enfrentam dilemas éticos complexos relacionados com o início e o fim de vida e com a qualidade de vida. Como você encara os valores do paciente e dos familiares quando eles entram em conflito com os seus? Quais são suas responsabilidades quando os pacientes recusam o tratamento? Esta seção explora como raciocinar sobre questões morais e éticas. Ter uma *bússola ética* baseada em padrões profissionais de certo e errado proporciona a direção e a paz de espírito de que você está tomando decisões que são do interesse de seus pacientes.

Raciocínio moral *versus* raciocínio ético

Os termos *raciocínio moral* e *raciocínio ético* são, às vezes, usados indistintamente, no entanto considere a diferença entre as duas descrições a seguir:
- **Raciocínio moral:** pensar que é guiado por padrões *pessoais* de certo e errado (p. ex., "Pessoalmente, eu acredito que não há problema em contar 'mentiras inocentes' de vez em quando")
- **Raciocínio ético:** pensamento orientado por padrões *profissionais* derivados do estudo formal de quais critérios devem ser usados para determinar se as ações são justificadas (p. ex., "Em minha função na

enfermagem, *não conto* mentiras, porque o Código de Ética da American Nurses Association (ANA) enfatiza que devo ser honesto e dizer a verdade").[1]

Para entender a diferença entre os raciocínios moral e ético, imagine que você está cuidando de uma mulher independente e que, sabiamente, pede que suas trompas sejam ligadas para evitar a gravidez. Moralmente (de acordo com seus padrões pessoais), você é contra a esterilização, mas você sabe que os padrões profissionais e os códigos de ética salientam que as pessoas têm o direito de fazer suas próprias escolhas, com base em suas próprias crenças. É antiético para você, como enfermeiro, dizer à mulher que a esterilização é errada.

Esclarecimento de valores

Esclarecer valores é um ponto de partida importante para os raciocínios moral e ético. Seus valores e crenças afetam seu pensamento em um nível subconsciente. A menos que você leve um tempo considerável na análise de suas crenças pessoais profundas – e suas implicações –, você estará tomando decisões "intuitivas", e não éticas.

Existem duas maneiras principais de olhar para os valores:
1. **Valores pessoais:** são crenças, qualidades e padrões pelos quais você é apaixonado – pontos que você considera "próximos e queridos", como, por exemplo, seu senso de certo e errado. Todos nós investimos muito emocionalmente em nossos valores pessoais; contudo, muitas vezes, é preciso "pensar seriamente" para entrar em contato com eles. Depois de esclarecer em que acredita, por que acredita e como isso afeta sua capacidade de ser objetivo em várias situações, você aprimora sua capacidade de lidar com questões morais e éticas.
2. **Valores organizacionais:** são crenças profundamente arraigadas em uma organização (p. ex., uma escola ou hospital). Espera-se que esses valores sejam demonstrados por meio do comportamento diário de todos os membros da organização. Exemplos de valores organizacionais comuns são liderança, colaboração, honestidade, integridade, dedicação ao atendimento ao cliente e respeito pela diversidade.

Pense no que é importante para você como pessoa e profissional de enfermagem. Quais são as suas crenças sobre a conduta nas doenças terminais? Quais direitos e responsabilidades os pacientes devem ter? Reflita sobre os valores de sua escola ou hospital. Eles são compatíveis com seus próprios valores? Quão comprometida você está em prestar cuidados de enfermagem baseando-se no código de ética de enfermagem?[1,2]

- O cuidado ético requer o respeito à singularidade do indivíduo, às relações pessoais e à natureza dinâmica da vida
- Compaixão, colaboração, responsabilidade e confiança são fundamentais para prestar cuidado ético.

Muitas pessoas desconhecem suas próprias estruturas éticas. Como um colega meu disse: "Todos nós precisamos esclarecer nossas estruturas éticas antes de sermos confrontados com dilemas. Assim como estaremos muito atrasados se folhearmos nosso livro de suporte de vida avançado durante uma emergência, poderemos tomar algumas decisões lamentáveis se não tivermos pensado em como responderemos a situações difíceis".[3]

Como você decide?

Como você toma decisões sobre questões morais e éticas? A resposta é que não é fácil. Esses tipos de problemas raramente são simples. Vejamos como lidar com situações que não têm respostas "certas" claras – quando cada resposta tem seus próprios méritos e desvantagens, sendo difícil dizer que uma é melhor que a outra.

Os problemas morais e éticos são divididos em três categorias:

- **Incerteza moral:** você não tem certeza de quais princípios morais ou éticos se aplicam. *Exemplo:* um paciente pergunta se você acha que seu médico é um bom profissional. Você não acredita que o médico seja muito competente. Você diz isso ao paciente?
- **Dilema moral:** você depara com uma situação em que há duas (ou mais) opções disponíveis, mas nenhuma delas parece satisfatória. *Exemplo:* um médico chama você de lado e diz que o exame de sangue de seu amigo indica provável *leucemia*. Mas o médico diz ao seu amigo: "Não saberei de nada até que o exame laboratorial esteja pronto na próxima semana". Quando seu amigo implora que você lhe diga o que o médico sabe, o que você faz?
- **Sofrimento moral:** você sabe o correto a fazer, mas as restrições institucionais tornam quase impossível fazer o que é certo. *Exemplo:* você considera que um paciente não está pronto para alta porque sua esposa não está preparada para cuidar dele. Quando você relata esse problema ao médico, é informado de que o hospital "não tem escolha" a não ser dar alta ao paciente. O que você faz?

Reflita sobre as questões éticas na situação a seguir.

SITUAÇÃO GRITOS NÃO OUVIDOS

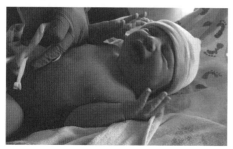

Eu estava trabalhando em uma clínica e tentando persuadir uma adolescente grávida com teste positivo para HIV a concordar em tomar medicamentos antivirais. Depois de respirar fundo para acalmar minhas emoções, eu disse: "Não posso te dizer o que fazer. Só posso apoiar sua decisão. Mas posso dizer que é muito pior para as crianças lidar com o HIV do que para os adultos. Quaisquer que sejam as dificuldades que você tenha com o vírus ou com a medicação, multiplique-as e pense que seu bebê as terá. Você deve estar preparada para lidar com as consequências de qualquer escolha que fizer". O médico e eu esperamos por uma resposta. Não houve. A jovem pegou as receitas e saiu da sala. Naquela sala silenciosa, eu senti como se houvesse gritos silenciosos: a paciente gritava de medo; eu, de raiva, e o médico, de frustração. Imaginei os gritos do bebê que ia nascer. Por mais altos que fossem nossos gritos, naquela pequena sala, não se conseguia ouvir qualquer som.[4]

Você sabe o que faria nos exemplos e situações anteriores? Em caso afirmativo, em que você basearia suas decisões? Intuição? Valores pessoais? Padrões profissionais? Existem leis que você precisa considerar?

> **PRINCÍPIO ORIENTADOR**
>
> **Reconheça a diferença entre os aspectos legais e éticos do atendimento.** Os aspectos legais do atendimento são orientados por leis locais, estaduais e nacionais (se você for contra as leis, enfrentará consequências legais). A ética é orientada por códigos (o que você *deve* fazer, não o que você é *obrigado* a fazer, conforme exigido por lei). Ao determinar cursos de ação éticos, sempre pergunte: "Quais são as leis relacionadas com essas atitudes?".

Os cinco princípios éticos

Existem cinco princípios éticos que você deve aplicar ao tomar decisões:[5]

1. **Autonomia.** As pessoas têm o direito de tomar decisões legalmente aceitáveis com base em valores e crenças pessoais, informações adequadas fornecidas sem coerção e raciocínio sensato que considere todas as alternativas.
2. **Não maleficência.** Evitar danos. Não fazer o mal.
3. **Beneficência.** Auxiliar os outros; equilibrar benefícios contra riscos e danos.
4. **Justiça.** Tratar todas as pessoas de forma justa e lhes dar o que é devido.
5. **Lealdade.** Cumprir as promessas e não prometer o que não pode cumprir. Manter a confidencialidade. Agir com honestidade e dizer a verdade (chamada *veracidade*). Aceitar a responsabilidade pelas consequências de suas ações. Nunca deixar os pacientes sem antes garantir que suas necessidades serão atendidas.

Abordagens éticas

Existem duas abordagens éticas principais que norteiam suas ações:[5]

1. **Abordagem utilitarista:** se as atitudes são certas ou erradas, depende *de suas consequências. Exemplo:* você decide que é certo impedir uma mãe biológica de ver seu filho porque a condição dele é instável e lhe disseram que ele tem medo dela.
2. **Abordagem deontológica:** se as atitudes são certas ou erradas depende de uma regra que é *independente* das consequências. *Exemplo:* você decide que a mãe biológica deve ter permissão para ver seu filho porque acredita na regra de que "as mães não devem ser separadas de seus filhos".

> **PRINCÍPIO ORIENTADOR**
>
> **Garantir o cuidado ético – identificar problemas, assumir a responsabilidade e defender o que é certo – é uma característica fundamental de uma prática de enfermagem competente.** Com a abordagem da ética **utilitarista**, as atitudes são corretas quando promovem o bem maior e são erradas quando não o fazem. A abordagem **deontológica** vê as ações como certas ou erradas, independentemente das consequências.[5]

Padrões, códigos de ética e direitos dos pacientes

Padrões, códigos de ética e declarações dos direitos dos pacientes também influenciam a maneira como você se comporta como profissional de enfermagem. Por exemplo, o Código de Ética da American Nursing Association (ANA) enfatiza que enfermeiros devem:[1]

- **Trabalhar com compaixão e respeito a dignidade, valor e individualidade de cada pessoa.** Isso se aplica a colegas de trabalho, familiares e pacientes, independentemente da natureza dos problemas de saúde presentes, condição socioeconômico ou cultura
- **Manter seu compromisso principal com os clientes (pacientes, familiares e comunidades).** É sua responsabilidade promover, defender e proteger a saúde, a segurança, a privacidade e os direitos dos clientes
- **Promover, defender e proteger a saúde, a segurança e os direitos dos pacientes**

CAPÍTULO 5 Raciocínio Ético, Profissionalismo, Prática Baseada em Evidências...

- **Reconhecer que enfermeiros têm autoridade e responsabilidade pela prática autônoma da enfermagem.** Isso inclui delegar tarefas de forma adequada para fornecer o melhor atendimento
- **Respeitar seu próprio valor e dignidade.** Mantenha-se saudável e em segurança. Esforce-se para crescer pessoal e profissionalmente. Mantenha a competência ampliando seus conhecimentos e buscando experiências de aprendizagem
- **Participar do estabelecimento, da manutenção e da melhoria do ambiente de saúde para pacientes e funcionários.** O ambiente deve apoiar o desenvolvimento de virtudes morais (qualidades necessárias para tomar decisões morais – por exemplo, ter a coragem de fazer o que é certo). Profissionais de enfermagem devem trabalhar para garantir que o ambiente físico e as condições de trabalho conduzam à prestação de cuidados de saúde de alta qualidade
- **Avançar na profissão** por meio de pesquisas e estudos acadêmicos, desenvolvimento de padrões profissionais e geração de políticas de enfermagem e saúde
- **Colaborar com outros profissionais** para proteger os direitos humanos, promover a diplomacia da saúde e reduzir as disparidades. Trabalhe com o público para promover esforços comunitários, nacionais e internacionais para atender às necessidades de saúde
- **Trabalhar com organizações profissionais de enfermagem** para articular os valores da enfermagem, manter a integridade da profissão e integrar os princípios de justiça social às políticas de enfermagem e saúde. Os princípios de justiça social enfatizam a necessidade de tratar todas as pessoas de modo justo, independentemente de sua condição econômica, etnia, idade, cidadania, deficiência ou orientação sexual.*

As diretivas antecipadas (**Boxe 5.1**) ajudam na tomada de decisões quanto a reanimação cardíaca e outros tratamentos de fim de vida. Quando não houver diretrizes antecipadas ou os pacientes não conseguirem se comunicar, ajude seus familiares a tomar decisões sobre o fim de vida dizendo algo como: "Você precisa falar *por* um membro da sua família. Não é o que *você* quer, mas o que você prevê que *ele (ou ela)* iria querer".

O Apêndice D oferece um exemplo de declaração de direitos de pacientes e a Declaração de Direitos dos profissionais de Enfermagem da ANA. Existem outras declarações de direitos (p. ex., uma declaração dos direitos da paciente grávida e a declaração dos direitos de residentes em instituições de longa permanência) que podem orientar como responder a questões éticas.**

---

definem como uma profissão comprometida com a produção e a gestão do cuidado prestado nos diferentes contextos para responder às necessidades do indivíduo, da família e da coletividade. Destaca que o cuidado da enfermagem se fundamenta no conhecimento próprio da profissão e nas ciências humanas, sociais e aplicadas, sendo executado pelos profissionais na prática social e cotidiana de assistir, gerenciar, ensinar, educar e pesquisar. Mais informações podem ser obtidas em: http://www.cofen.gov.br/resolucao-cofen-no-5642017_59145.html.

**N.R.T.: No Brasil, a Resolução nº 553/2017, do Conselho Nacional de Saúde, enfatiza que toda pessoa tem: (1) direito de acesso a bens e serviços ordenados e organizados para garantia de promoção, prevenção, proteção, tratamento e recuperação da saúde; (2) direito ao atendimento integral, aos procedimentos adequados e em tempo hábil e de resolver o seu problema de saúde, de forma ética e humanizada; (3) direito ao atendimento inclusivo, humanizado e acolhedor, realizado por profissionais qualificados, em ambiente limpo, confortável e acessível; (4) valores, cultura e direitos respeitados pelos serviços de saúde; (5) responsabilidade e direitos para que seu tratamento e sua recuperação sejam adequados e sem interrupção; (6) direito à informação sobre os serviços de saúde e aos diversos mecanismos de participação.

---

*N.R.T.: No Brasil, de acordo com o Código de Ética dos Profissionais de Enfermagem (Resolução Cofen nº 564/2017), os membros que compõem a categoria de enfermagem brasileira a

Boxe 5.1 O que são diretivas antecipadas de vontade do paciente?[*]

As diretivas antecipadas incluem dois documentos, os quais podem ser combinados em um único documento, denominado *combinação de diretivas*:

1. **Testamento vital:** designa os tipos de tratamento médico que você deseja ou não em casos específicos (p. ex., se deseja continuar com o suporte ventilatório caso fique permanentemente inconsciente).

2. **Mandato duradouro:** identifica quem você deseja que tome decisões sobre o tratamento quando chegar o momento em que você não poderá fazer isso por si mesmo.

Não espere por muito tempo: muitas pessoas esperam até que seja tarde demais para usar as diretivas antecipadas. Incentive as pessoas a falarem com seus entes queridos sobre o que gostariam se não pudessem falar por si mesmos. Isso alivia o fardo de tomar decisões difíceis sobre a recusa de tratamento agressivo que apenas adia a morte.

ADPIE aplicado ao raciocínio ético

Assim como o raciocínio clínico, o raciocínio ético exige que você seja sistemático, planejado e completo. A seguir, há um resumo de como usar o ADPIE para orientar o raciocínio ético.

*N.R.T.: As expressões *living will e durable power of attorney for health care* foram traduzidas, por Dadalto, Tupinambás e Greco (2013), como "diretivas antecipadas de vontade (DAV)" e "mandato duradouro". A DAV é um documento que garante a autonomia do paciente e protege os profissionais de saúde de recusas para determinados tratamentos, o que evita que familiares busquem futuras ações de responsabilização judicial (Moura, Ramalho, 2018). São diretivas que devem ser cumpridas por médicos e família, respeitando-se as prerrogativas contrárias já previstas em lei, como, por exemplo, a eutanásia nas irreversibilidades de determinadas doenças. Uma vez que não há previsão legal para esse documento, o único disciplinamento disponível no Brasil é a Resolução nº 1.995/2012 do Conselho Federal de Medicina (CFM), que determina a possibilidade do testamento vital com validade restrita para a atuação médica, aplicável aos casos de doença terminal ou dano irreversível (Moura, Ramalho, 2018). O mandato duradouro é também denominado como procurador duradouro para cuidados de saúde. Significa a manifestação documental do paciente sobre a escolha de uma pessoa de sua confiança que tomará decisões quanto aos cuidados de saúde por ele ou ela, para quando estiver impossibilitado de fazê-la. Tanto as diretivas avançadas como o mandato duradouro são documentos que, para ter valor legal, devem

Avaliação

Reúna as informações de que necessita para identificar as questões éticas. Quais são as habilidades cognitivas do paciente e o senso de bem-estar físico e emocional (Competente? Incompetente? Com dor? Com medo?)? Se o paciente é incapaz de tomar decisões, quem são os responsáveis designados por ele ou ela? Que decisão o paciente e sua família estão tentando tomar? Quais são seus valores e crenças? Que conflitos existem? Que recursos você tem para ajudar?

Diagnóstico

Analise as informações, faça uma lista de possíveis problemas (hipóteses) e determine:

1. **As principais questões éticas** com base nas perspectivas do paciente e seus familiares. Por exemplo, a Sra. Morris, uma senhora idosa que mora sozinha, diz que

ser registrados em Cartório Notorial. Fontes: Dadalto L, Tupinambás U, Greco DB. Diretivas antecipadas de vontade: um modelo brasileiro. *Revista Bioética.* 2013; 21(3):463-76. Disponível em: http://www.scielo.br/scielo.php?script=sci_arttext&pid=S198380422013000300011&lng=en&nrm=iso&tlng=pt. Acesso em: 21 abr. 2021. Moura YSNC, Ramalho ACG. Diretivas antecipadas de vontade: instrumentos asseguratórios de proteção aos direitos. *Revista Tem@.* 2018; 19(30/31): Disponível em: http://revistatema.facisa.edu.br/index.php/revistatema/article/view/1150/pdf. Acesso em: 21 abr. 2021. Resolução CFM nº 1.995, de 31 de agosto de 2012.

não quer amputar sua perna e que prefere morrer a viver como amputada. A filha da Sra. Morris diz que sua mãe é incompetente para tomar essa decisão. Quem tem o direito legal de tomar essa decisão? A Sra. Morris é competente? Ela tem o direito de recusar a cirurgia? A filha tem o direito de anular a mãe?
2. **As principais partes interessadas** – as pessoas que serão mais afetadas pelos cuidados (pacientes e familiares) ou de quem virão os requisitos (cuidadores, seguradoras, serviços terceirizados, organizações de saúde).

Planejamento

Esclareça seus valores pessoais e como eles influenciam sua capacidade de participar da tomada de decisões. Por exemplo, no caso da Sra. Morris, você acredita que ninguém tem o direito de recusar uma cirurgia que salva vidas? Em caso afirmativo, como isso afetaria sua capacidade de ajudar a Sra. Morris com essa decisão? Se você não puder ser objetivo, informe seu supervisor para que outro profissional possa ajudar na tomada de decisão.
1. **Decida qual será a sua função.** Essa família depende muito do seu julgamento? Você só precisa ouvir e ajudá-los a organizar seus pensamentos? Quem mais estará envolvido em ajudar a tomar decisões (p. ex., autoridade religiosa ou gestor)?
2. **Determine os possíveis cursos de ação** (saia da caixa – pense no máximo de alternativas que puder). Seria possível que a filha viesse discutir os cuidados com a mãe? Os serviços sociais podem ajudar? Você deve solicitar uma consulta ética?
3. **Determine os desfechos (consequências) de cada um dos cursos de ação sobre os quais você pensou.** Por exemplo, o que aconteceria se a filha fosse incapaz de cuidar da mãe – que papel a filha poderia ter nesse caso?
4. **Liste os cursos de ação e avalie-os de acordo com a opção que tem mais probabilidade de produzir um desfecho que ofereça o maior equilíbrio entre os benefícios e os possíveis danos.** Para fazer isso, não considere "bom" *versus* "ruim". Em vez disso, pergunte em qual ponto cada opção se encaixa na escala a seguir.

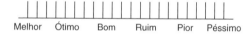

5. **Junto com as principais partes interessadas,** desenvolva um plano de ação com o objetivo de alcançar os melhores resultados com base nas circunstâncias.

Implementação e evolução

Coloque o plano em ação, monitorando de perto as respostas do paciente e da família; modifique as abordagens conforme necessário.

Recursos éticos

- American Nurses Association, Center for Ethics and Human Rights: http://www.nursingworld.org/ethics/
- National Reference Center for Bioethics Literature: http://bioethics.georgetown.edu/
- American Society of Law and Ethics: http://www.aslme.org
- American Society of Bioethics and Humanities: http://www.asbh.org
- Nursing Ethics of Canada: http://www.nursingethics.ca
- Markkula Center for Applied Ethics: https://www.scu.edu/ethics/*

---

*N.R.T.: Para a realidade brasileira consulte: Código de Ética dos Profissionais de Enfermagem: http://www.cofen.gov.br/resolucao-cofen-no-5642017_59145.html; Direitos dos Usuários do Sistema Único de Saúde: http://www.conselho.saude.gov.br/resolucoes/reso_17.htm; Lei do Exercício Profissional de Enfermagem: http://www.planalto.gov.br/ccivil_03/leis/l7498.htm; Decreto Regulamentador da Lei do Exercício Profissional: http://www.planalto.gov.br/ccivil_03/leis/l7498.htm; Lei Orgânica da Saúde: http://www.planalto.gov.br/ccivil_03/leis/l8080.htm; Conselho Federal de Medicina: https://sistemas.cfm.org.br/normas/visualizar/resolucoes/BR/2012/1995.

ADVOCACIA EM SAÚDE, PROFISSIONALISMO E LIMITES

Sua compreensão sobre *advocacia em saúde, profissionalismo e limites profissionais* afeta significativamente o raciocínio ético. Pense em suas responsabilidades com relação às seguintes descrições:

- **Advocacia em saúde:** adoção de medidas para apoiar seus pacientes, colegas de trabalho e suas próprias necessidades
- **Profissionalismo:** comportar-se de forma a respeitar os padrões profissionais (p. ex., manter-se informado, seguir códigos de ética e conduta). Um estudo para determinar os comportamentos profissionais que os alunos devem aprender em sala de aula classifica a *comunicação* como o mais importante, seguida pela *autoconsciência*.[6] Ações como *priorizar, esperar mudanças, aprender com as falhas* e *solucionar conflitos* – todas abordadas nos **Capítulos 6** e **7** – são também consideradas importantes[6]
- **Limites profissionais:** limite de relacionamento entre você e as pessoas sob seus cuidados – e entre você e seus colegas de trabalho –, de forma que se promovam conexões terapêuticas seguras. Você é responsável pela defesa dos padrões profissionais e dos direitos de seus pacientes. Se testemunhar cuidados inseguros, você tem o dever de abordar ou denunciar. Isso inclui informar os líderes se houver dúvidas sobre qualquer uma das seguintes situações:[5]
  - Equipe reduzida, falta de civilidade ou assédio
  - Práticas não profissionais, incompetentes, antiéticas ou ilegais (por parte de médicos, enfermeiros ou qualquer outra pessoa).

Garantir o cuidado seguro e ético pode envolver *denúncias* (dizer às autoridades ou tornar público que a organização para a qual você trabalha está fazendo algo imoral ou ilegal).

Manter o profissionalismo e os limites profissionais é útil para você, seus pacientes e seus colegas de trabalho. Isso não apenas protege de acusação de conduta inadequada, como também promove confiança e preserva a dignidade, a autonomia e a privacidade de seus pacientes.[7] É possível encontrar excelentes informações e vídeos úteis sobre como manter os limites profissionais em https://www.ncsbn.org/ (coloque *limites profissionais* [*professional boundaries*] no campo de pesquisa).

Liderança

Liderança – saber como motivar e capacitar pacientes, familiares, amigos e colegas de trabalho para atingir objetivos comuns – é uma habilidade vital do século XXI para estudantes e profissionais de enfermagem atuantes.

Ver a si mesmo como um líder e desenvolver habilidades de liderança – por exemplo, saber como propor novas ideias, defender e manter a "calma durante o incêndio" – afetam significativamente sua carreira de enfermagem. Isso pode fazer a diferença entre se sentir frustrado e estressado, e colher as recompensas de alcançar seus objetivos e saber que contribuiu para o sucesso das pessoas ao seu redor.

Independentemente de sua função ou configuração de trabalho, você será chamado para liderar. Como continuamos a "desenvolver" líderes de enfermagem, tenha em mente que há uma diferença entre chefes e líderes:[8]

Os chefes normalmente estão em posições de autoridade e têm poder e controle ("Eu estou no comando e você deve fazer o que eu disse para fazer"). Espera-se que os chefes fiquem de olho nos "resultados financeiros" e se concentrem no "aqui e agora", garantindo a eficiência e a conclusão das tarefas. Por exemplo, você pode chefiar o atendimento ao paciente controlando as atribuições (você mesmo faz alguns dos cuidados e atribui algumas tarefas a técnicos e auxiliares) e só pode fazer o que seu orçamento permite.

Chefes sem conhecimento dos princípios de liderança procuram *seu próprio chefe* em busca de orientação e aprovação *mais do que seus colegas de trabalho.*

Os líderes não estão necessariamente vinculados a posições de autoridade. Você pode encontrá-los em qualquer lugar – desde cargos de chefia até enfermeiros da linha de frente e estudantes. Os verdadeiros líderes têm o "espírito de liderança". Eles aproveitam as oportunidades e têm uma visão do futuro e do que precisa ser feito para criá-lo e moldá-lo. Constroem relações com seus funcionários e capacitam e envolvem aqueles ao seu redor (círculo de influência). Em vez de focar apenas no "resultado final" e no "aqui e agora", os líderes pensam antecipadamente e usam fatores como melhores desfechos do paciente, satisfação no trabalho do enfermeiro e redução dos *custos a longo prazo* como indicadores de sucesso. Por exemplo, pode haver um investimento necessário para a formação de enfermeiros; os líderes sabem que o custo provavelmente será recuperado em termos de retenção de pessoal e melhores desfechos para os pacientes.

Poucas pessoas nascem líderes. Em vez disso, tornam-se líderes, assumindo o compromisso de desenvolver qualidades e habilidades de liderança. As qualidades listadas nos indicadores pessoais de pensamento crítico (**Boxe 1.2**, **Capítulo 1**) costumam ser classificadas como qualidades de liderança. O **Capítulo 7** também cobre as principais habilidades necessárias para a liderança. A seguir, estão os recursos adicionais de liderança.

- Grossman S, Valiga T. The new leadership challenge: creating the future of nursing[8]
- Blog da Dra. Rose O. Sherman (www.emergingRNleader.com) – publicado duas vezes por semana; ajuda enfermeiros interessados na liderança em enfermagem como plano de carreira; inclui recursos de liderança gratuitos

- *Nurse leader* (Enfermeiro líder) (https://www.nurseleader.com/): periódico publicado bimestralmente; fornece a visão, as habilidades e as ferramentas necessárias para enfermeiros em atuais posições de liderança ou aspirantes
- ANA (https://www.nursingworld.org/): insira *leadership resources* (recursos de liderança) no campo de pesquisa.

PESQUISA, PRÁTICA BASEADA EM EVIDÊNCIAS E MELHORIA DE QUALIDADE

Graças à informática e ao trabalho árduo de pesquisadores comprometidos, o cuidado mudou de práticas baseadas na tradição ("fazemos assim porque sempre foi feito assim") para práticas baseadas em evidências (PBE) ("fazemos assim porque as pesquisas mais recentes mostram que obtemos os melhores desfechos quando realizamos dessa maneira").

Pesquisa em Enfermagem

A pesquisa em enfermagem – a base para PBE e melhoria de qualidade (MQ) – requer habilidades de pensamento crítico altamente desenvolvidas, desde saber como definir claramente a(s) questão(ões) a ser(em) estudada(s) até determinar a melhor maneira de coletar dados significativos, analisar e interpretar dados estatísticos.[9] Em termos gerais, existem dois métodos principais de pesquisa:

- **Pesquisa qualitativa** – estudos exploratórios e que visam descobrir razões, opiniões e motivações subjacentes. Tais estudos geralmente têm tamanho de amostra pequeno e são menos estruturados que os métodos quantitativos (ver próximo item). Os métodos comuns de coleta de dados incluem grupos focais e entrevistas individuais. Os estudos qualitativos podem ser o primeiro passo para os estudos quantitativos. **Exemplo:** entrevistar a equipe de uma unidade específica usando uma ferramenta que orienta o pesquisador a fazer perguntas específicas sobre sua opinião acerca do que pode ser feito para melhorar a eficiência

- **Pesquisa quantitativa** – estudos que enfatizam a medição objetiva e a análise estatística ou numérica. Os métodos comuns de coleta de dados incluem pesquisas, questionários e ensaios, além de manejo de dados estatísticos preexistentes usando técnicas computacionais. **Exemplo:** manter um registro de quanto tempo os pacientes aguardam na sala de espera antes de serem atendidos pelo profissional da saúde e, em seguida, analisar o registro para determinar o tempo médio de espera do paciente em vários dias.

Como pesquisa, prática baseada em evidências e melhoria de qualidade estão relacionadas

Entender como pesquisa, PBE e MQ estão relacionadas esclarece o processo de melhora do atendimento. Analise a **Figura 5.1**, que descreve esses termos e mostra as relações entre eles. Em seguida, estude a **Figura 5.2**, que mostra as questões centrais para o pensamento crítico e a MQ.

Transformação de conhecimento em prática baseada em evidências

A PBE requer que o conhecimento seja transformado pelo estudo sistemático de como as evidências da pesquisa podem ser mais bem aplicadas à prática. Transformar o conhecimento da pesquisa em prática é algo que não se faz sozinho. O volume de informações científicas é tanto, que ninguém consegue fazer tudo. É necessário o conhecimento colaborativo de uma equipe de especialistas para interpretar os dados e decidir como eles podem ser mais bem aplicados na prática.

Modelo de Stevens em estrela para a transformação do conhecimento

Para entender como o conhecimento se transforma de pesquisa em PBE, veja a **Figura 5.3**, o Modelo de Stevens em estrela para a Transformação do Conhecimento.[10] Esse modelo ajuda a garantir que o tratamento seja orientado por evidências, e não pela tradição. Ele combina o melhor do que sabemos

---

FOCO CONTÍNUO NA MELHORIA DE QUALIDADE

1. **VIGILÂNCIA:** monitorar o cuidado ao paciente e os sistemas organizacionais para identificar os fatores que causam maior risco, atrasos na cura ou insatisfação do paciente
2. **LEVANTAMENTO DE QUESTÕES:** incentivar a investigação e a criatividade, especialmente em relação aos itens anteriores
3. **MANUTENÇÃO DE PESQUISAS, PUBLICAÇÕES E RECOMENDAÇÕES** quanto às melhores práticas para aprimorar os desfechos

PESQUISA

ESTUDO SISTEMÁTICO dos problemas identificados anteriormente, usando coleta rigorosa de dados, condições de teste e análise para desenvolver abordagens que melhorem o processo e os desfechos

PRÁTICA BASEADA EM EVIDÊNCIAS

DESENVOLVIMENTO DE NOVAS PRÁTICAS após considerar as melhores informações de:
1) pesquisa, 2) especialistas clínicos e 3) valores e preferências do paciente

MELHORIA DE QUALIDADE

APLICAÇÃO DE PRÁTICAS BASEADAS EM EVIDÊNCIAS para desenvolver padrões, políticas, diretrizes e procedimentos para abordar os problemas listados no quadro anterior.

Figura 5.1 Levantar continuamente questões relacionadas com a melhoria de qualidade (MQ) leva à pesquisa, que é, então, transformada em prática baseada em evidência (PBE). A PBE é, assim, incorporada às práticas de cuidado, levando à MQ real. (Fonte: © 2019 http://www.AlfaroTeachSmart.com.)

CAPÍTULO 5 Raciocínio Ético, Profissionalismo, Prática Baseada em Evidências...

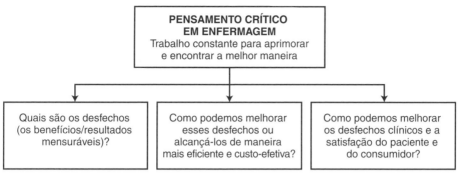

Figura 5.2 Pensamento crítico e melhoria de qualidade (MQ).

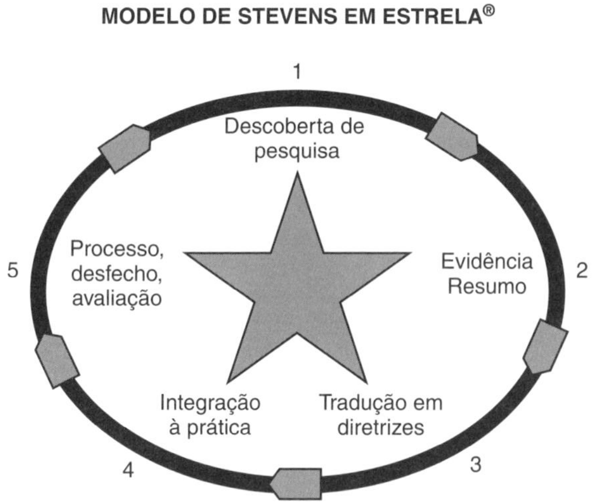

MODELO DE STEVENS EM ESTRELA®

Figura 5.3 Com o modelo de Stevens em estrela, as evidências de pesquisa passam pelos ciclos seguintes e, em seguida, são combinadas com outros conhecimentos e integradas à prática. (1) DESCOBERTA DE PESQUISA: novos conhecimentos são descobertos por meio de pesquisas tradicionais e ensaios científicos. (2) RESUMO DE EVIDÊNCIAS: uma declaração única e significativa do estado da ciência é desenvolvida (esta é uma tarefa complexa que requer muito pensamento crítico por parte de especialistas experientes). (3) CONVERSÃO EM DIRETRIZES: os resumos das evidências são convertidos em recomendações práticas e integrados à prática. As recomendações são feitas em diretrizes de prática clínica, padrões de cuidados, meios clínicos, protocolos e algoritmos. (4) INTEGRAÇÃO DE PRÁTICAS: as práticas individuais e organizacionais são alteradas por meio de canais formais e informais. (5) AVALIAÇÃO DO DESFECHO DO PROCESSO: o impacto nos desfechos de saúde do paciente, na satisfação do profissional e do paciente, na eficácia, na eficiência e nos custos econômicos é examinado continuamente. (Fonte: © 2015 Usada com permissão expressa. Obtida em http://nursing.uthscsa.edu/onrs/starmodel/star-model.asp.)

da pesquisa com o melhor do que sabemos da prática clínica para fornecer informações atuais clinicamente relevantes.

O **Boxe 5.2** mostra os recursos para encontrar as informações mais atualizadas sobre as diretrizes de prática clínica e PBE. Lembre-se de que o **Capítulo 3** informa as diretrizes para avaliar a acurácia das informações obtidas *on-line* e outros recursos.

Resumos clínicos e alertas de prática

Visto que ler e analisar criticamente estudos de pesquisa consomem tempo e requerem significativa experiência, os resumos clínicos são

Pensamento Crítico, Raciocínio Clínico e Julgamento Clínico para Enfermagem

Boxe 5.2 Diretrizes de prática clínica e padrões de prática*

1. **O que são diretrizes de prática clínica (DPC)?** DPC são recomendações sobre como gerenciar os cuidados em doenças, problemas ou situações específicas (p. ex., como gerir melhor a cessação do tabagismo ou cuidados com o cordão umbilical de um neonato). As DPC são desenvolvidas para uso específico e projetadas em trabalho colaborativo por um painel científico de especialistas clínicos. Quando a evidência científica é suficiente, as diretrizes de prática são óbvias e claras. Quando a evidência científica é insuficiente, outras fontes de conhecimento – por exemplo, conhecimento adquirido de especialistas clínicos ou casos específicos – devem ser utilizadas nas recomendações para preencher as lacunas nas evidências de pesquisa. Resumos de evidências e DPC são a essência da PBE, a qual oferece os mecanismos para cumprir

nossa responsabilidade social para fornecer o melhor cuidado da forma mais eficaz e acessível. É possível encontrar muitos *links* e recursos úteis em http://www.acestar.uthscsa.edu/.

2. **Quais são os melhores sites de PBE para atualizar os padrões de prática?**
   - **Para resumos de evidência:** The Agency for Healthcare Research and Quality (http://www.ahrq.gov) e Cochrane Library (http://www.cochrane.org)
   - **Para DPC:** National Guideline Clearinghouse (http://www.guideline.gov/index.aspx). A Cochrane Library produz revisões sistemáticas que fornecem uma única declaração que resume o estado da ciência e se baseia em todas as pesquisas sobre determinado tópico. Uma revisão sistemática é o nível de evidência mais forte para decisões clínicas.

---

agora uma forma comum de tornar a pesquisa mais utilizável. Muitas organizações enviam alertas de PBE por e-mail. Os alertas de prática resumem pesquisas de ponta que podem mudar as práticas atuais. Por exemplo, recebi pelo menos quatro e-mails informando que as diretrizes para o cuidado de pacientes com acidente vascular encefálico (AVE) foram alteradas com base no *feedback* dos clínicos.[11] Inscrever-se para receber alertas específicos de seus interesses e prática clínica simplifica o atualizar-se com as recomendações baseadas em evidências.

PESQUISA, PBE E MQ: TODOS OS ENFERMEIROS DESEMPENHAM UM PAPEL

Todos os enfermeiros desempenham papéis importantes na pesquisa, PBE e MQ. Para

---

*N.R.T.: No Brasil, profissionais de enfermagem podem consultar o Portal de Evidências disponíveis nos seguintes *links*: Biblioteca Cochrane: https://brazil.cochrane.org/tradu%C3%A7%C3%B5es; Rede de Políticas Informadas por Evidências (EvipNET): https://sites.bvsalud.org/pie/pt/biblio.

cuidar com base nas melhores evidências disponíveis, devemos questionar as práticas atuais e desenvolver novos conhecimentos por meio de pesquisas. Desde estudar como melhorar o ambiente do paciente e do enfermeiro até examinar como obter os melhores desfechos para pacientes com problemas de saúde específicos – por exemplo, asma, cicatrização de feridas ou depressão –, enfermeiros, educadores e líderes podem, juntos, fornecer as evidências necessárias para promover segurança e eficiência para todos.

Funções de alunos e equipe de enfermagem

Quer você seja um estudante com a mente fresca e questionadora ou um profissional de enfermagem profundamente enraizado nas realidades da prática diária, é necessário se ver como um componente-chave na pesquisa em enfermagem. Embora seja improvável que você realmente *faça* a pesquisa sozinho, prestar atenção às práticas de cuidados, levantar questões e participar de projetos de pesquisa, registrando diligentemente as informações do paciente, melhoram significativamente a PBE.

Os enfermeiros da linha de frente estão na posição única de serem capazes de identificar problemas gerais do sistema que afetam o atendimento ao paciente. Elas têm percepções importantes para decidir se o tratamento é prático, consistente e oportuno. Por exemplo, em um caso, os enfermeiros notaram que os medicamentos sempre chegavam tarde da farmácia. Elas fizeram um estudo que mostrou que atrasos na administração de medicamentos aumentavam o tempo de internação. Como resultado, as políticas e procedimentos foram alterados para garantir que os medicamentos chegassem às unidades em tempo hábil, encurtando o tempo de permanência dos pacientes no hospital.

Para ter uma visão sobre as funções dos profissionais de enfermagem da equipe relacionadas com a pesquisa e a MQ, estude as perguntas que seguem.

Perguntas frequentes sobre as funções dos profissionais de enfermagem da equipe

P. Se eu for estudante ou enfermeiro da equipe, quais são minhas responsabilidades relacionadas com a pesquisa e a PBE?

R. Você tem cinco responsabilidades principais:

1. **Reflita sobre suas práticas diárias**, pensando analiticamente sobre os pacientes e as situações que você encontra – busque evidências de achados que possam melhorar o cuidado de enfermagem. Por exemplo, se você está cuidando de alguém com edema na perna após uma cirurgia cardíaca, deve estar se perguntando: "Será que existem novos estudos explicando por que isso acontece e o que pode ser feito a respeito?".

2. **Conheça a justificativa para suas ações e o nível de evidência que as apoia.** Por exemplo, as razões por trás de suas ações são apoiadas por diretrizes de prática clínica? Um livro didático? Seu instrutor ou outro especialista clínico?

PRINCÍPIO ORIENTADOR

Conforme mostrado na Figura 5.4, diferentes níveis de evidência podem apoiar as práticas clínicas – da opinião de especialistas à metanálise (análise de dados de todos os estudos sobre um determinado tópico) e diretrizes de prática clínica (um painel colaborativo de especialistas clínicos e científicos propõe recomendações para saber gerenciar os cuidados de doenças, problemas ou circunstâncias específicas para alcançar os melhores desfechos a partir das perspectivas de segurança, eficiência, custo e satisfação).

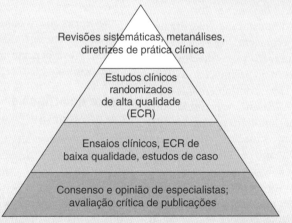

Figura 5.4 Força da evidência que apoia as práticas clínicas. A camada mais baixa da pirâmide é a força mais fraca, subindo para a camada superior, que é a mais forte. A fonte mais definitiva de diretrizes de prática clínica (DPC) é o National Guideline Clearinghouse. As DPC também podem vir do AHRQ Evidence-Based Practice Center ou de organizações de especialidades clínicas. (Fonte: dados de várias publicações EBP.)

> ## PRINCÍPIO ORIENTADOR
>
> **As práticas de apoio a nível de evidência não são igualmente persuasivas** em defender o caso de que uma prática específica deve se tornar parte do atendimento recomendado para problemas ou populações específicas. Se as práticas clínicas afetam os desfechos dos pacientes de maneira significativa ou inalterada, você precisa de evidências científicas rigorosas para apoiar seu uso. Se os desfechos não forem significativos ou puderem ser facilmente alterados, é possível aplicar estudos com menos rigor científico. Por exemplo, as práticas de cuidado para pacientes em pós-operatório de cirurgia cardíaca precisam de evidências de apoio que sejam muito mais fortes que as práticas de cuidado relacionadas com a entrega de refeições aos pacientes de forma eficiente.

3. **Levante questões que possam conduzir os pesquisadores a formular perguntas que orientam um estudo.** Por exemplo, você pode perguntar ao seu chefe: "Como parece que estamos tendo um aumento nas infecções novamente, devemos rever nossos procedimentos de higienização das mãos?".

4. **Ajude os pesquisadores a coletar dados.** Se você for solicitado a preencher um questionário ou traçar dados específicos para fins de pesquisa, é sua responsabilidade profissional fazê-lo, de forma diligente e precisa, desde que não interfira nos cuidados de enfermagem.

5. **Adquira e compartilhe conhecimentos relacionados com a pesquisa e a PBE.** Devemos nos fazer constantemente perguntas como: "Estou reservando um tempo para me familiarizar com a PBE relacionada com situações clínicas em que estou envolvido?" e "Eu interajo com outras pessoas (colegas, educadores) para aprender mais sobre pesquisa e PBE?". Se você considera a leitura de artigos de pesquisa entediante, comece conversando com colegas e educadores ou, talvez, participando de um clube de periódicos. Isso ajuda a aprender em um ambiente dinâmico e estimulante. Depois de aprender

o básico, ler artigos de pesquisa se torna mais fácil, mais interessante e até mesmo um desafio agradável!

P. Se tenho conhecimento limitado de pesquisa, como posso saber se há resultados de estudos que devo usar em minha prática?

R. Como estudante ou profissional de enfermagem da equipe, é importante que você peça ajuda a seus líderes e professores para encontrar e usar artigos de pesquisa. Certifique-se, no entanto, de compreender os seguintes fatos básicos quanto à escolha de artigos e informações de pesquisa úteis:

1. Escolha publicações referidas ou revisadas por pares (os artigos são avaliados para fins de acurácia).

2. Lembre-se de que apenas uma pequena porcentagem da literatura publicada contém fortes evidências que estão prontas para aplicação clínica. Muito poucas ideias passam por todos os testes e estágios de pesquisa.

3. Sempre pergunte: "Quão válidos e confiáveis são esses resultados?", "Tenho certeza de que esse estudo foi conduzido de forma que posso confiar que os resultados são exatos?" e "Como essas informações se comparam com o que outras publicações dizem sobre esse tópico?". Considere se há interesse pessoal por parte dos pesquisadores ou editores. Por exemplo, quantas vezes você já ouviu um comercial que diz: "Em um estudo de pesquisa recente, nosso produto provou ser mais eficaz que os outros produtos líderes?". Você acredita em cada um desses comerciais? Provavelmente não. Pense de forma independente e faça perguntas.

Leitura de artigos de pesquisa com eficiência

Aplicar a pesquisa à prática requer a leitura de muitos artigos de pesquisa. Saber como rastrear ou escanear visualmente artigos de pesquisa economiza seu tempo. Você pode eliminar rapidamente os artigos irrelevantes, o que lhe dá mais tempo para se concentrar nos que importam. A seguir, estão alguns passos para verificar sistematicamente os artigos para que você possa escolher os mais relevantes para as suas necessidades.

1. **Leia o resumo primeiro:** ele sintetiza as questões, os métodos e os resultados. Se o resumo não se aplica ao seu problema clínico, você pode optar por não ler o artigo.

2. **Se o resumo parecer aplicável, vá para o final do artigo** e, em seguida, rastreie o artigo lendo o conteúdo sob os seguintes títulos, na ordem listada aqui:
   - Resumo (também pode se apresentar como Conclusão)
   - Discussão
   - Implicações de enfermagem
   - Sugestões para pesquisas futuras.

   Você pode eliminar artigos apenas lendo o conteúdo de qualquer um desses títulos.

3. **Se o que você rastreou for relevante, leia todo o estudo.** Dê a si mesmo bastante tempo e não desanime se encontrar seções que não compreende. Em vez disso, faça anotações sobre o que você entende. Volte para as seções mais difíceis em outro momento, depois de obter ajuda de um especialista ou livro-texto (ou ambos).

4. **Depois de ler o artigo, pergunte-se se você entende o seguinte:**
   - O que já se sabe sobre o assunto?
   - O que os pesquisadores estudaram, por que e como o fizeram?
   - O que eles descobriram? Os resultados são válidos?
   - Quais são as implicações desses resultados e como se aplicam à minha situação clínica em particular?
   - O estudo pode mostrar conflito de interesses (p. ex., quando as empresas farmacêuticas financiam um estudo, pode haver um interesse pessoal)?
   - Como os resultados do estudo se comparam com os de outros estudos semelhantes? Se outros estudos produzirem resultados semelhantes, a probabilidade de os resultados serem confiáveis aumenta.

Práticas de questionamento: promoção de investigação e criatividade

Poucos profissionais de enfermagem pensam "fora da caixa" e questionam as práticas de cuidado. Não se conformam com o *status quo*.

Questione o que você faz, por que faz, quais são as experiências de seus pacientes e como o atendimento ao paciente e o trabalho da equipe de enfermagem podem ser melhorados. Use as seguintes estratégias para viabilizar a investigação e a criatividade:

- Em um quadro de avisos, poste um papel em branco com o seguinte título: "O que você deseja saber?". Por exemplo, alguém pode escrever: "Alguém conhece os melhores programas para lidar com infecções de feridas?"
- Torne a leitura de artigos de pesquisa conveniente. Se você encontrar um bom artigo, poste-o no quadro de avisos e peça às pessoas que indiquem que o leram. Recompense enfermeiros que encontrarem literatura útil
- Incentive os enfermeiros a analisarem os protocolos de prática e fazer sugestões de melhorias
- Mantenha uma caixa de sugestões (virtual ou física). Nas avaliações de desempenho, reconheça os enfermeiros que levantam questões ou apresentam soluções criativas e práticas
- Junte-se a um grupo de enfermeiros com interesses comuns na internet. Compartilhe perguntas e informações.

MELHORIA DE QUALIDADE

Mudanças na modo como o Medicare e outras seguradoras reembolsam os prestadores de cuidados tornam a MQ, atualmente, mais importante do que nunca: se sua organização não demonstrar MQ, não apenas pacientes e enfermeiros sentirão o impacto, mas a organização também sofrerá consequências financeiras. Continue lendo para descobrir o porquê.

Programas baseados em valor

A MQ agora está vinculada ao reembolso pelo atendimento ao paciente na forma de programas baseados em valor. Com esses programas, o Medicare e outros programas de seguro recompensam os prestadores de cuidados com pagamentos com base na *qualidade* do atendimento, e não na *quantidade* (o número de pacientes que tratam).[12]

Com o objetivo de alcançar um melhor atendimento para indivíduos e populações específicas, reduzindo custos e incentivando o uso de melhores práticas, os programas baseados em valor são projetados para promover:[12]

- Melhor trabalho em equipe e coordenação entre os ambientes de saúde
- Mais atenção à saúde da população
- Uso do poder das informações de saúde.

Os programas baseados em valor são coordenados com as prioridades da Agency for Healthcare Research and Quality's (AHRQ), medindo a qualidade em quatro domínios: segurança, atendimento clínico, eficiência e experiência do paciente.[11] Esses domínios são medidos usando-se indicadores específicos (p. ex., se os pacientes são readmitidos ou não após a alta ou se um paciente é tratado para uma infecção hospitalar, como a do trato urinário associada a cateter [IUAC]).

A experiência e a satisfação do paciente são mensuradas pelas pontuações HCAHPS (pronuncia-se H-Caps), que significa, em inglês, *Hospital Consumer Assessment of Healthcare Providers and Systems* (avaliação de usuário do hospital sobre os profissionais e sistemas de saúde). Essas pesquisas obtêm informações sobre as experiências gerais do paciente, medindo a sua satisfação com aspectos específicos do atendimento (p. ex., controle de dor, rapidez no atendimento, comunicação, instruções de alta, limpeza do quarto e da instalação e se os pacientes sentiram que foram tratados com cortesia e respeito). Essas pesquisas ajudam os hospitais a identificar áreas de melhoria.

Existem programas específicos baseados em valores entre diferentes configurações (p. ex., instalações de enfermagem qualificadas e saúde domiciliar) e para doenças crônicas (p. ex., doença renal em estágio terminal).[12] Você pode encontrar as informações mais atualizadas sobre tais programas em https://www.cms.gov/Medicare/Quality-Initiatives-PatientAssessment-Instruments/Value-Based-Programs/Value-Based-Programs.html.*

---

*N.R.T.: No Brasil, o Proqualis é um portal disponível na internet para disseminação de conteúdos relacionados ao aprimoramento de práticas de saúde. Para saber mais, visite o *site:* https://proqualis.net/.

Três abordagens para estudos da melhoria de qualidade

1. **Avaliação de desfechos (resultados de estudos).** *Exemplo:* estudar o número de complicações respiratórias em pacientes no pós-operatório.
2. **Avaliação do processo (estuda como o atendimento foi prestado).** *Exemplo:* estudar a frequência com que o estado respiratório dos pacientes foi avaliado e se o atendimento foi conduzido pelo enfermeiro.
3. **Avaliação da estrutura (estuda o ambiente em que o atendimento foi prestado).** *Exemplo:* estudar as localizações dos quartos de pacientes que tiveram complicações respiratórias em relação à proximidade do posto de enfermagem.

O estudo desses três aspectos fornece uma análise abrangente que ajuda a melhorar a prática. Se você apenas examinar os desfechos, não será capaz de melhorar a eficiência. É possível obter ótimos desfechos, mas pode haver maneiras mais eficientes e econômicas de alcançá-los.

Indicadores sensíveis à enfermagem: melhora dos desfechos dos pacientes

O estudo dos indicadores sensíveis à enfermagem (ISE) também é uma parte importante da MQ. Os ISE são desfechos de pacientes conhecidos por melhorar se houver maior quantidade ou qualidade de cuidados de enfermagem (p. ex., lesões por pressão, quedas e infiltrações intravenosas).[13] Com o ISE, a estrutura da assistência de enfermagem é indicada pela oferta, pelo nível de habilidade e pela formação/qualificação da equipe de enfermagem. Os indicadores de processo medem cuidados de enfermagem como avaliação, intervenção e satisfação no trabalho do enfermeiro. Você pode descobrir mais sobre o ISE no The National Database of Nursing Quality Indicators (NDNQI), em que pesquisas significativas e de ponta relacionadas com o impacto da assistência de enfermagem estão sendo realizadas.[13]

Você pode fazer a diferença

Pesquisa, PBE e MQ são peças essenciais do pensamento crítico em enfermagem. Você pode fazer contribuições significativas para esses processos, não apenas melhorando o cuidado ao paciente, mas também o cuidado

CAPÍTULO 5 Raciocínio Ético, Profissionalismo, Prática Baseada em Evidências... 141

que você e sua família vivenciam. Suas contribuições podem ajudar a mostrar o valor da enfermagem para os cuidados de saúde, fornecendo a base para obter os recursos de que pacientes e comunidades precisam para melhorar sua própria saúde. Assuma o compromisso de questionar o que precisa ser feito para melhorar os desfechos clínicos e a satisfação do paciente, ao mesmo tempo que reduz custos e retém bons enfermeiros. É possível encontrar ferramentas e recursos para MQ em http://www.ahrq.gov/ncepcr/research-qi-practice/index.html.

? EXERCÍCIOS DE PENSAMENTO CRÍTICO

Encontre exemplos de respostas no Apêndice I (p. 223).

Exercícios de pensamento crítico 5.1. Raciocínio moral e ético, profissionalismo e liderança

1. **Preencha as lacunas, escolhendo entre as seguintes palavras:** consequências, deontológico, bom, utilitário, virtudes, responsabilidade, confidencialidade, veracidade, lealdade, justiça, beneficência, autonomia, pessoal, profissional.
   a. O raciocínio ético difere do raciocínio moral porque requer que você aplique padrões _____ em vez de padrões _____.
   b. O princípio _____ concentra-se no direito dos indivíduos à autodeterminação e a tomar decisões legalmente aceitáveis com base em seus próprios valores e informações adequadas fornecidas sem coerção.
   c. O princípio _____ visa beneficiar os outros e evitar danos.
   d. Tratar todas as pessoas com justiça e dar o que é devido se aplica ao princípio _____.
   e. _____ tem a ver com cumprir promessas, e não fazer promessas que você não pode cumprir.
   f. Ser honesto e dizer a verdade se aplica ao princípio _____.
   g. Manter as informações privadas se aplica ao princípio _____.
   h. Aceitar a responsabilidade pelas consequências de suas ações se aplica ao princípio _____.
   i. As qualidades necessárias para fazer o que é certo – por exemplo, ter a coragem de defender seus pacientes em circunstâncias difíceis – são chamadas de _____ moral.
   j. Aplicar a abordagem de ética _____ significa decidir que as ações são certas quando promovem o maior _____ e erradas quando não o fazem.
   k. Utilizar a abordagem _____ significa decidir se as ações são certas ou erradas com base em uma regra e pontos de vista, independentemente de _____.

2. A situação a seguir é uma história verídica que aconteceu comigo quando meu pai foi internado na unidade de terapia intensiva (UTI). O que você faria se fosse eu na seguinte situação?

SITUAÇÃO CÓDIGO OU NÃO CÓDIGO: O QUE VOCÊ FARIA?

Logo depois que meu pai foi admitido na UTI após uma parada cardíaca, fui abordada por um médico que perguntou: "Você quer que o reanimemos se ele tiver outra parada cardíaca?". Meu pai nunca falou sobre isso e eu não sabia o que ele queria. Eu sabia que minha mãe, não eu, deveria tomar essa decisão, então liguei para ela. Veja como foi a conversa:
Eu: "Mãe, eles querem saber se devem reanimar papai se ele tiver outra parada cardíaca."

Minha mãe: "Você não sabe o que está me perguntando."
Eu: "Sim, eu sei. Eu sei que é difícil, mas você deve decidir por ele. Não o que você quer – o que você acha que *ele* quer."
Minha mãe: "Esse é o problema. Durante toda a minha vida, sempre que tentei adivinhar as decisões dele, ele fez exatamente o oposto. Mesmo quando tomei decisões escolhendo o oposto do que acho que ele gostaria, ainda assim errei."

Pensamento Crítico, Raciocínio Clínico e Julgamento Clínico para Enfermagem

3. Como manter a conduta profissional protege você e seus pacientes?
4. Cite dois pontos que tornam os líderes diferentes dos chefes.

PENSE, COMPARE, COMPARTILHE

Com um parceiro, em um grupo ou em um bloco de anotações:

1. Discuta as informações e os vídeos sobre como manter os limites profissionais em https://www.ncsbn.org/(insira *limites profissionais* [*professional boundaries*] no campo de pesquisa).
2. Administração compartilhada – uma abordagem de liderança inovadora que dá aos enfermeiros controle sobre sua prática e influência nas áreas anteriormente controladas apenas por chefes – melhora os desfechos dos pacientes e a satisfação dos enfermeiros no trabalho. Discuta alguns dos recursos postados no *site* do Forum for Shared Governance (http://sharedgovernance.org/).
3. Decida sua posição em relação a alcançar os resultados da aprendizagem 1 a 7 no início deste capítulo.
4. Compartilhe seus pensamentos sobre os seguintes *Momentos críticos e outras perspectivas*.

MOMENTOS CRÍTICOS E OUTRAS PERSPECTIVAS

Dois lobos em cada um de nós

Um velho índio diz a seu neto: "Há uma batalha entre dois 'lobos' dentro de todos nós. Um é o Mal. É raiva, inveja, ciúme, tristeza, arrependimento, ganância, arrogância, autopiedade, culpa, ressentimento, inferioridade, mentiras, falso orgulho, superioridade e ego. O outro é o Bem. É alegria, paz, amor, esperança, serenidade, humildade, bondade, empatia, generosidade, verdade, compaixão e fé". O menino pensa sobre isso e pergunta: "Qual lobo vence?". O velho índio responde: "Aquele que você alimenta".

Na crise, o silêncio vale ouro

Prestar cuidados éticos significa trabalhar para fazer o melhor por seus pacientes, dando-lhes controle e permitindo que resolvam seus próprios problemas. Vejo muitos erros básicos no tratamento de situações de crise. Princípios simples, como fornecer espaço e tempo suficientes para que os pacientes se acalmem, são frequentemente ignorados. Dois erros comuns que notei quando a equipe responde a pacientes ou clientes em crise são o uso de muita interação verbal e o uso prematuro de estratégias de intervenção inconvenientes. Nosso primeiro instinto é conversar com o paciente; no entanto o silêncio pode ser uma estratégia extremamente eficaz para desacelerar uma situação de crise. Quando treino uma equipe, enfatizo que nunca devem tentar forçar a resolução de uma situação se o tempo e o espaço podem resolver o problema. Muitas pessoas intervêm antes do necessário, em vez de dar tempo para resolver o problema. –Matt Riley, Psy.D., BCBA[14]

Exercícios de pensamento crítico 5.2. Pesquisa, PBE e MQ

1. **Preencha as lacunas, escolhendo entre as seguintes palavras:** domínios, melhorar, evidência, transformado, rigoroso, pesquisas, satisfação, imutável.

   a. A pesquisa é um processo objetivo e ordenado que usa _____ coleta de dados e condições de teste.

   b. Com o objetivo de melhorar segurança, eficiência, satisfação e, ao mesmo tempo, reduzir custos, a PBE integra conhecimento de especialistas clínicos, pesquisas e _____ do paciente.

   c. A PBE requer que o conhecimento seja _____ pelo estudo sistemático de como as evidências da pesquisa podem ser mais bem aplicadas na prática clínica.

   d. Se a prática clínica afeta os desfechos dos pacientes de forma significativa ou _____, você precisa de fortes evidências científicas para apoiar seu uso.

   e. A MQ foca na melhora contínua, aplicando _____ à prática.

   f. Indicadores sensíveis à enfermagem são resultados que _____ se houver uma maior quantidade ou qualidade de cuidados de enfermagem.

   g. Os programas baseados em valor medem a qualidade em quatro _____:

segurança, atendimento clínico, eficiência e experiência do paciente.

h. As pesquisas HCAHPS medem _____ do paciente com a experiência.

2. Qual é a finalidade dos resumos clínicos e alertas de prática?
3. A seguinte afirmação é verdadeira ou falsa? Por quê? Os enfermeiros da equipe devem fazer que o achado e a crítica de resultados de pesquisas aplicáveis façam parte de seu trabalho diário.
4. Qual das alternativas a seguir precisa das evidências mais fortes para apoiar a mudança nas práticas clínicas e por quê?
   a. Identificação de estratégias para melhorar a satisfação do paciente com a experiência cirúrgica.
   b. Desenvolvimento de protocolos para administrar complicações pós-operatórias.

PENSE, COMPARE, COMPARTILHE

Com um parceiro, em um grupo ou em um bloco de anotações:

1. Desenhe o modelo Stevens de estrela (ver Figura 5.3) e discuta o processo de cada ponto dela.
2. Para alcançar a PBE, dois obstáculos principais devem ser abordados: (1) complexidade e volume do conhecimento e (2) a forma de conhecimento disponível.[15] Acesse http://www.acestar.uthscsa.edu/acestar-model.asp e discuta as soluções para os obstáculos descritos ali.
3. Encontre um artigo de pesquisa acerca de um tópico que você considere interessante. Depois, discuta o seguinte:
   - O que os pesquisadores estudaram?
   - Quais foram os pontos-chave listados na discussão, intervenções de enfermagem e seções de resumo?
   - Que questões esse artigo levanta?
   - Como você se sente ao aplicar os resultados à sua prática?
   - Onde você pode encontrar mais informações sobre esse assunto?
4. Escolha um dos seguintes *sites* e discuta como você pode usar as informações nele encontradas:
   - Organize seu artigo de pesquisa em ciências sociais: http://libguides.usc.edu/writing guide/purpose
   - Avalie a evidência – Prática baseada em evidências para enfermagem: http://libguides.ecu.edu/c.php?g=17486&p=97640
   - Recursos de enfermagem: um tutorial individualizado e atualização (Guia de Pesquisa para Iniciantes): https://guides.nyu.edu/c.php?g=276860&p=1846275
   - Indicadores de qualidade AHRQ: http://www.qualityindicators.ahrq.gov/
   - National Institute of Nursing Research: http://www.nih.gov/about/almanac/organization/NINR.htm
   - National Database of Nursing Quality Indicators: http://www.pressganey.com/solutions/clinical-quality/nursing-quality
   - The Joint Commission (digite "prática baseada em evidências" [*evidence-based practice*] no campo de pesquisa): http://www.jointcommision.org
   - Instituto Joanna Briggs: http://www.joannabriggs.org.
5. Discuta sua posição sobre como compreende os conceitos-chave e obtém os resultados da aprendizagem no início deste capítulo.
6. Compartilhe seus pensamentos sobre os seguintes *Momentos críticos e outras perspectivas*.

MOMENTOS CRÍTICOS E OUTRAS PERSPECTIVAS

Apoio à pesquisa e ao questionamento

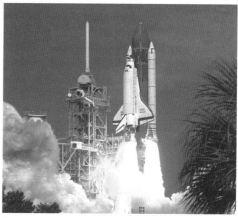

Fonte: Galeria de imagens da NASA, http://www.nasa.gov.

Ser curioso e questionador é uma marca registrada do pensamento crítico. Pesquisadores questionadores têm uma missão desafiadora que vale a pena apoiar. Você nunca sabe que conhecimentos serão gerados com uma pesquisa – estudar um assunto com um propósito específico geralmente traz conhecimento sobre outro assunto. Por exemplo, a seguir, estão apenas algumas das tecnologias que ganhamos como resultado de pesquisa da National Aeronautics and Space Administration (NASA): monitores cardíacos, laparoscópios, cadeiras de rodas controladas por voz, raios X portáteis, ressonância magnética (RM), ultrassonografia, bombas automáticas de insulina e luzes de diodo emissor de luz (LED) (fornecem luz para laparoscópios e estão sendo estudadas para uso na promoção do crescimento ósseo e remoção de tumores de difícil alcance).[16]

Tentativa e erro: um processo contínuo

Tentativa e erro são uma importante experiência de aprendizado. É preciso muito pensamento crítico. Chame do que quiser, mas os indivíduos e as organizações de saúde devem continuar a interagir com o mundo, aprender com a experiência e usá-la para melhorar a qualidade do atendimento. –Participante do *workshop*, um especialista em melhoria/aprimoramento de qualidade

▎RESUMO E PONTOS-CHAVE

- O raciocínio moral é guiado por padrões *pessoais*; o raciocínio ético, por padrões *profissionais*
- Esclarecer os valores pessoais e organizacionais é um ponto de partida fundamental para os raciocínios moral e ético
- Os problemas morais são divididos em três categorias: incerteza moral, dilema moral e angústia moral
- Cinco princípios formam a base do raciocínio ético: autonomia, beneficência, justiça, lealdade e veracidade
- Padrões de prática, códigos de ética e declarações de direitos orientam a conduta ética. Os seguintes valores são comumente abordados em códigos e padrões éticos: manter a confidencialidade do cliente; atuar como advogado do cliente; prestar cuidados sem julgamentos nem discriminação; ser sensível à diversidade e à cultura; promover autonomia, dignidade e direitos; e buscar recursos para solucionar dilemas éticos
- Desenvolver as habilidades de liderança de que você precisa para defender seus pacientes e a si mesmo e manter o profissionalismo são fundamentais para a prática de enfermagem
- Os líderes não estão necessariamente vinculados a posições de autoridade, como os chefes. Os chefes tendem a controlar sua equipe ("você deve fazer o que eu digo"); os líderes constroem uma relação com sua equipe, capacitando e envolvendo aqueles ao seu redor (círculo de influência)
- Compreender o quadro geral de como a pesquisa, a PBE e a MQ estão relacionadas esclarece o processo de melhoria do cuidado
- A pesquisa, a pedra angular da MQ, é o uso rigoroso e disciplinado do pensamento crítico e requer habilidades de pensamento crítico altamente desenvolvidas – desde saber como identificar claramente o problema a ser estudado até determinar a melhor maneira de coletar dados significativos, além de analisar e interpretar dados estatísticos
- A PBE requer que o conhecimento seja transformado pelo estudo sistemático de como as evidências da pesquisa podem ser mais bem aplicadas na prática; ela combina o melhor do que sabemos da pesquisa com o melhor do que sabemos da prática clínica para fornecer informações atuais clinicamente relevantes
- Se a prática clínica afeta os desfechos dos pacientes de maneira significativa ou não, são necessárias evidências científicas rigorosas para apoiar seu uso. Caso contrário, você pode aplicar estudos com menos rigor científico

CAPÍTULO 5 Raciocínio Ético, Profissionalismo, Prática Baseada em Evidências...

- Para garantir estudos abrangentes de como melhorar as práticas de cuidado, a MQ estuda três aspectos diferentes do cuidado: desfechos, processo e estrutura
- A MQ agora está vinculada ao reembolso pelo cuidado ao paciente por meio de programas baseados em valores (programas que se concentram na *qualidade* do cuidado, e não na *quantidade* de pacientes tratados)
- As pesquisas do HCAHPS medem a satisfação do paciente com aspectos específicos do atendimento (p. ex., controle da dor, rapidez no atendimento, comunicação, instruções de alta, limpeza do quarto e da instalação e se os pacientes se sentiram tratados com cortesia e respeito)
- O NCNQ mantém o banco de dados para indicadores sensíveis à enfermagem (desfechos conhecidos por melhorarem se houver maior quantidade ou qualidade dos cuidados de enfermagem)
- Leia este capítulo para revisar as ilustrações e os Princípios orientadores.

REFERÊNCIAS BIBLIOGRÁFICAS

1. American Nurses Association. *Code of ethics for nurses with interpretive statements.* Retrieved from, http://nursingworld.org/DocumentVault/Ethics-1/Code-of-Ethics-for-Nurses.html; 2015.
2. American Association of Critical Care Nurses. *AACN Standards for establishing and sustaining healthy work environments.* 2nd ed 2015. Retrieved from, https://www.aacn.org/wd/hwe/docs/hwestandards.pdf.
3. Riley, M. Personal communication.
4. Scipio-Bannerman, J. Personal communication.
5. Taylor C, Lillis C, Lemone P, Lynn PL. *Fundamentals of nursing: the art and science of nursing care.* 9th ed. Philadelphia: Lippincott Williams & Wilkins; 2019.
6. Sortedahl C, Persinger S, Sobtzak K, et al. Essential professional behaviors of nursing. *Students and new nurses: hospital nurse leader perspectives survey. Nursing Education Perspectives.* 2017;38(6):297–303. https://doi.org/10.1097/01.NEP.0000000000000240.
7. NCSBN. A nurse's guide to professional boundaries. (Website). www.ncsbn.org.
8. Grossman S, Valiga T. *The new leadership challenge: creating the future of nursing.* 5th ed. Philadelphia: F.A. Davis; 2016.
9. Burns N, Grove S. *Understanding nursing research: building an evidence-based practice.* 8th ed. Philadelphia: Saunders; 2018.
10. Academic Center for Evidence-Based Practice (Website). http://www.acestar.uthscsa.edu.
11. *Correction to 2018 guidelines for the early management of patients with ischemic stroke.* Retrieved from https://www.dailyrounds.org/library/correction-to-2018-guidelines-for-the-early-management-of-patients-with-acute-ischemic-stroke.
12. Center for Medicare and Medicaid Services. *What are the value-based care programs? (Website).* https://www.cms.gov; 2018.
13. National Database of Nursing Quality Indicators (NDNQI®). (Website) http://www.pressganey.com/solutions/clinical-quality/nursing-quality
14. Riley, Matt. Personal communication.
15. Star Model Background. Retrieved from http://www.acestar.uthscsa.edu/acestar-model.asp
16. Health and Medicine. NASA spin offs (Website). http://www.thespaceplace.com/nasa/spinoffs.html#health.

6

Práticas de Raciocínio Clínico, Julgamento Clínico e Habilidades na Tomada de Decisão

VISÃO GERAL DO CAPÍTULO

Habilidades de raciocínio clínico: dinâmico e inter-relacionado (interativo), 148

Como aproveitar o máximo deste capítulo, 148

Vocabulário necessário, 148

Habilidade 6.1: Identificação de suposições, 149

Habilidade 6.2: Avaliação sistemática e abrangente, 151

Habilidade 6.3: Verificação da acurácia e da confiabilidade (validação de dados), 154

Habilidade 6.4: Distinção entre normal e anormal – detecção de sinais e sintomas (dicas), 155

Habilidade 6.5: Faça inferências (tire conclusões válidas), 156

Habilidade 6.6: Conjunto de dicas relacionadas (sinais e sintomas), 158

Habilidade 6.7: Distinção entre relevante e irrelevante, 159

Habilidade 6.8: Reconhecimento de inconsistências, 160

Habilidade 6.9: Identificação de padrões, 161

Habilidade 6.10: Identificação de informações ausentes, 162

Habilidade 6.11: Controle de fatores de risco – promoção de saúde, 163

Habilidade 6.12: Diagnóstico de problemas de saúde reais e potenciais, 164

Habilidade 6.13: Definição de prioridades, 169

Habilidade 6.14: Determinação de desfechos centrados no paciente (centrados no cliente), 171

Habilidade 6.15: Determinação de intervenções individualizadas, 173

Habilidade 6.16: Avaliação e correção do pensamento (autocontrole), 176

Habilidade 6.17: Determinação de um plano abrangente/avaliação e atualização do plano, 177

RESULTADOS DA APRENDIZAGEM

Depois de concluir este capítulo, você será capaz de:

1. Explicar por que cada habilidade neste capítulo é necessária para o raciocínio clínico.
2. Descrever como executar cada uma das habilidades listadas neste capítulo.
3. Analisar e melhorar seu raciocínio clínico e suas habilidades na tomada de decisão.
4. Desenvolver um plano de tratamento abrangente e centrado no paciente.

CONCEITOS-CHAVE

Sistemática; validação; inferência de padrões de saúde; dicas; sinais e sintomas; relevância; priorização; resultados (desfechos) centrados no paciente; autorregulação. *Ver também os capítulos anteriores.*

HABILIDADES DE RACIOCÍNIO CLÍNICO: DINÂMICO E INTER-RELACIONADO (INTERATIVO)

Usando situações baseadas em experiências reais, este capítulo ajuda você a praticar a inter-relação raciocínio clínico e habilidades na tomada de decisão. Lembre-se de que essas habilidades dependem – e facilitam – umas das outras (em outras palavras, elas são *interativas*). Por exemplo, você pode reconhecer inconsistências (Habilidade 6.8) em como alguém responde ao seu cuidado. Isso deve fazer que você se pergunte: "Eu identifiquei suposições (Habilidade 6.1)?". Essas são as habilidades que você precisa desenvolver para raciocinar bem em prática clínica, simulações e situações de teste. Visto que o uso do prontuário eletrônico (PE) e de ferramentas de apoio à decisão agora é uma prática padrão, vale a pena repetir o seguinte princípio orientador.

> **PRINCÍPIO ORIENTADOR**
>
> **Usar o PE e as ferramentas de suporte à decisão sem desenvolver o raciocínio clínico e as habilidades na tomada de decisão detalhadas neste capítulo é como usar uma calculadora sem nunca ter aprendido o que significa somar, subtrair, multiplicar e dividir.** Para prestar cuidados seguros e eficazes, você deve saber (1) como avaliar, interpretar e registrar sinais e sintomas (dicas) e (2) o que fazer para controlar os sintomas e fatores de risco, prevenir complicações e promover o bem-estar.

Organizadas de maneira lógica e de acordo com o modo como podem ser usadas no raciocínio clínico e no processo de tomada de decisão, cada habilidade é apresentada no seguinte formato: (1) nome da habilidade, (2) definição da habilidade, (3) por que a habilidade é necessária para o raciocínio clínico, (4) como realizar a habilidade e (5) exercícios de raciocínio clínico.

COMO APROVEITAR O MÁXIMO DESTE CAPÍTULO

Para aproveitar o máximo desses exercícios, ver "Princípios do raciocínio clínico" no **Capítulo 4**, antes de continuar a ler sobre as habilidades individuais. Perceba que alguns desses exercícios, assim como na vida real, são demorados. Não tenha pressa e entre em contato com o seu pensamento. Se possível, peça a pelo menos outra pessoa para fazer os exercícios com você. Você aprende mais discutindo as habilidades com outras pessoas.

Se você tiver problemas com um exercício, continue lendo e volte a ele mais tarde. Explicações e exercícios em seções posteriores podem ajudá-lo. Se você encontrar doenças ou medicamentos que não conhece, procure-os imediatamente. Isso o ajuda a construir seu próprio depósito mental de fatos específicos do problema, porque você aplica as informações ao exercício.

Antes de iniciar este capítulo, certifique-se de ter um bom entendimento dos seguintes termos, os quais estão listados na ordem de como aprendê-los melhor (você precisa saber o primeiro termo para entender o segundo termo, e assim por diante).

VOCABULÁRIO NECESSÁRIO

Diagnóstico: (1) o *processo* de trabalho para identificar o(s) problema(s) de saúde específico(s) indicado(s) pelos sinais e sintomas (dicas) do paciente. (2) A *opinião ou conclusão* alcançada por esse processo (geralmente refere-se à denominação da doença ou problema de saúde). Os termos *diagnóstico* e *identificação do problema* são, às vezes, usados indistintamente.

Diagnóstico definitivo: o diagnóstico mais específico e correto. Por exemplo, alguém é admitido com um diagnóstico inicial de insuficiência respiratória. Então, após a conclusão dos exames, o diagnóstico definitivo é insuficiência cardíaca congestiva. Para identificar o melhor tratamento, você deve determinar o diagnóstico mais específico.

Fator de risco: algo conhecido por causar ou estar associado a um problema específico. Por exemplo, fumar é um fator de risco para câncer; *ter histórico de quedas frequentes* é um fator de risco para quedas.

Fator relacionado: algo conhecido por estar associado a um problema específico

CAPÍTULO 6 Práticas de Raciocínio Clínico, Julgamento Clínico e Habilidades... 149

(frequentemente usado como sinônimo de *fator de risco*).

Diagnóstico ou problema potencial: um problema ou diagnóstico que pode ocorrer devido à presença de certos fatores de risco. Por exemplo, alguém que está em repouso prolongado na cama tem potencial (ou risco) para lesão por pressão.

Dados: informações sobre o estado de saúde. *Exemplo:* sinais vitais.

Dados objetivos: informações que você pode *observar* ou *medir* claramente. *Exemplo:* uma pulsação de 140 bpm. Para não se esquecer deste termo, lembre-se:

O – O: dados **o**bjetivos =
dados **o**bserváveis

Dados subjetivos: informações que o paciente *declara* ou *comunica*. São as percepções do paciente. *Exemplo:* meu coração parece que está disparando. Para não se esquecer deste termo, lembre-se disso:

S – D: dados **s**ubjetivos = dados
declarados (ou comunicados)

Sinais e sintomas (dicas): dados anormais que levam você a suspeitar de um problema de saúde. Os sinais são dados objetivos. Os sintomas são dados subjetivos. Por exemplo, febre é um sinal de infecção; dor no peito é um sintoma de doença cardíaca.

Dados basais: informações coletadas antes do início do tratamento.

Avaliação de banco de dados: coleta de dados abrangente realizada para obter informações completas sobre todos os aspectos do estado de saúde (p. ex., estados respiratório, neurológico e circulatório).

Avaliação com foco: coleta de dados que visa obter informações específicas (focadas) sobre apenas um aspecto do estado de saúde (p. ex., estado neurológico).

Inferir: tirar uma conclusão ou atribuir significado a uma sugestão. *Exemplo:* se um bebê não para de chorar, independentemente do que seja feito por ele, você pode inferir que ele está com dor.

Inferência: algo que suspeitamos ser verdadeiro com base em uma conclusão lógica. *Exemplo:* as palavras sublinhadas na definição anterior.

Habilidade 6.1: Identificação de suposições

Definição

Reconhecer quando algo é dado como certo ou apresentado como um fato sem evidências (p. ex., você pode supor que uma mulher em uma maternidade acabou de ter um bebê *quando*, na verdade, ela acabou de perder um).

Por que esta habilidade é necessária para o raciocínio clínico

Como seres humanos, todos nós temos noções preconcebidas e tendemos a fazer suposições, especialmente em circunstâncias desconhecidas. O bom raciocínio clínico requer que você faça julgamentos com base nas melhores evidências disponíveis. Isso significa verificar novamente o seu pensamento para superar a tendência natural do seu cérebro de compreender os fatos em um nível intuitivo. Ao identificar suposições, você aplica a lógica e evita tirar conclusões precipitadas e cometer erros de julgamento. A *identificação de suposições* é colocada no topo da lista nesta seção, porque é uma das habilidades mais comumente abordadas na literatura de pensamento crítico (ambos, da enfermagem e fora da enfermagem).

Diretrizes: como identificar suposições

A melhor maneira de identificar suposições é *procurá-las* fazendo perguntas como: "O que está sendo considerado certo aqui?" e "Como posso saber se entendi os fatos corretamente?". Para identificar suposições, certifique-se de ter uma visão completa do que está acontecendo com o paciente (abordado na próxima habilidade, *Avaliação sistemática e abrangente*). Outras habilidades que ajudam a identificar as suposições são *Verificação da acurácia e da confiabilidade (validação de dados)* (Habilidade 6.3), *Reconhecimento de inconsistências* (Habilidade 6.8), *Identificação de padrões* (Habilidade 6.9) e *Identificação de informações ausentes* (Habilidade 6.10).

EXERCÍCIOS DE RACIOCÍNIO CLÍNICO

Encontre exemplos de respostas no Apêndice I.

1. Explique por que a seguinte afirmação é uma suposição: "Precisamos ensinar esse paciente a seguir uma dieta com pouco sal porque ele come o que quer".
2. O que poderia acontecer se você planejasse os cuidados de enfermagem com base na suposição anterior?
3. Leia as situações a seguir e, depois, responda às perguntas.

SITUAÇÃO UM

Hoje, Anita planeja ensinar Jeff a respeito de diabetes. Ela está bem preparada e decide criar uma atitude positiva para Jeff, contando-lhe sobre todos os avanços no tratamento do diabetes. Ela não tem muito tempo, então se apresenta e começa a dizer a ele como é muito mais fácil controlar o diabetes do que antes. Ela continua explicando como é fácil aprender a dieta necessária, monitorar a glicemia e tomar insulina. Jeff ouve tudo o que Anita tem a dizer, faz algumas perguntas e depois sai com sua esposa. Enquanto eles saem, ele diz para sua esposa em um tom desanimado: "Ela com certeza é uma sabe-tudo, não é?".

a. Na situação anterior, que suposição parece que Anita fez sobre a criação de uma atitude positiva?
b. Que fato importante Anita esqueceu que poderia tê-la ajudado a evitar essa suposição?
c. Por que você acha que Jeff disse que Anita é uma sabe-tudo?

SITUAÇÃO DOIS

Bobby, de 4 anos de idade, está no pronto-socorro com a mãe. Ele caiu da bicicleta e teve um período inicial de inconsciência que durou cerca de 1 minuto. Ele foi examinado, não teve traumatismo craniano e agora está acordado e alerta e pronto para ir para casa com sua mãe. A enfermeira dá à mãe uma folha impressa com instruções para verificar o estado neurológico de Bobby e diz: "Avise-me se tiver dúvidas".

a. Na situação anterior, que suposição parece que a enfermeira fez?
b. O que pode acontecer se a suposição da enfermeira estiver incorreta?

SITUAÇÃO TRÊS

Eu trabalhava à noite no pronto-socorro de um hospital à beira-mar. Recebemos um homem de 54 anos de idade, a quem chamarei de Sr. Schmidt. Ele me disse: "Acabei de chegar aqui de férias e não estou me sentindo muito bem. Tive pneumonia em casa, fiz o tratamento e achei que estava melhor. Agora minha respiração está ruim de novo". Uma verificação de seus sinais vitais enquanto ele estava sentado revelou o seguinte: T 37°C, P 138 bpm, R 36 respirações por minuto, PA 168/80 mmHg. Quando o ajudei a subir na maca, ele ficou muito mais ofegante. Auscultei seus pulmões e notei muita congestão. Notifiquei o médico e expressei minha preocupação de que o Sr. Schmidt parecia muito doente. O médico o examinou e solicitou um eletrocardiograma e uma radiografia de tórax. Durante esse tempo, ficamos muito ocupados. Eu estava ajudando outro paciente quando o médico veio até mim e disse: "Quero que você administre ao Sr. Schmidt 80 mg de furosemida (um diurético) IV agora e dê-lhe alta". Olhei para ele com ceticismo e disse: "Dar-lhe alta?". Ele disse: "Sim. Tenho certeza de que o diurético o ajudará a se livrar desse líquido". Com muito tato, perguntei: "Podemos dar a ele algum tempo para ver como ele responde?". O médico disse: "Não. Este lugar é selvagem. Estou mandando-o para casa. Ele vai a um médico particular pela manhã. Ele ficará bem assim que se livrar de um pouco de líquido. Dê alta com instruções para ligar se não se sentir melhor". Dei furosemida ao Sr. Schmidt, mas ainda tinha ressalvas com a ideia de mandá-lo para casa antes de saber sua resposta ao diurético intravenoso. Então decidi usar minha própria influência como enfermeira: eu havia estabelecido um relacionamento com os Schmidts e eles confiavam em mim. Eu disse a eles: "Sei que o médico deu alta a vocês, mas estou interessada em ver se

CAPÍTULO 6 Práticas de Raciocínio Clínico, Julgamento Clínico e Habilidades...

há alguma mudança na pressão arterial depois que você eliminar um pouco de líquido. Como você se sentiria sentado na sala de espera e eu verificasse sua pressão arterial em 1 hora?". Os Schmidts acharam que era uma boa ideia e foram para a sala de espera. Apenas 45 minutos se passaram quando houve um grito de socorro. Corri para a sala de espera e encontrei o Sr. Schmidt no chão, tendo uma convulsão. Ele então parou de respirar. Conseguimos reanimá-lo e ele foi internado com diagnóstico de desequilíbrio eletrolítico e insuficiência cardíaca, e recebeu alta 1 semana depois.

a. Na situação anterior, que suposição parece que o médico fez sobre a resposta do Sr. Schmidt à furosemida?
b. Por que você acha que a enfermeira estava tão preocupada com a suposição feita pelo médico?
c. Que suposição parece que a enfermeira fez sobre como o médico reagiria se ela o advertisse sobre dar alta ao Sr. Schmidt?

> **Habilidade 6.2:** Avaliação sistemática e abrangente

Definição

Utilização de uma abordagem organizada e sistemática que aprimora sua capacidade de descobrir todas as informações necessárias para compreender totalmente o estado de saúde de uma pessoa (p. ex., "Quais são os fatores de risco e problemas reais e potenciais? Quais necessidades não estão sendo atendidas? Quais problemas são prioritários? Quais são os pontos fortes e os recursos da pessoa?").

Por que esta habilidade é necessária para o raciocínio clínico

Fazer julgamentos ou tomar decisões *com base em informações incompletas* é uma das principais causas de erros. Ter uma abordagem organizada para avaliação evita que você esqueça algo. Por exemplo, você pode ser interrompido enquanto faz uma avaliação física. Se você usar uma ferramenta para registrar sua avaliação, saberá exatamente o ponto em que parou e

onde continuar. Se você usa consistentemente a mesma abordagem organizada, cria hábitos que o ajudam a ser sistemático e completo.

Diretrizes: como avaliar de forma sistemática e abrangente

Ser objetivo e focado é a chave para saber como avaliar de forma sistemática e abrangente. Você deve decidir o propósito de sua avaliação e usar uma abordagem que obtenha as informações necessárias para alcançar seu propósito. Por exemplo, no **Capítulo 4**, as Figuras 4.4 e 4.5 mostram a diferença entre avaliações com foco médico e avaliações com foco em enfermagem (tenha em mente que os enfermeiros usam *ambas*).

> **PRINCÍPIO ORIENTADOR**
>
> **Sempre considere sua avaliação direta do paciente a principal fonte de informação.** Também colete informações de recursos secundários (prontuários, profissionais, outras pessoas significativas e referências impressas e eletrônicas, como, por exemplo, referências de medicamentos para determinar os efeitos colaterais dos utilizados pelos pacientes).

Na maioria dos casos, você usará ferramentas eletrônicas para orientar a avaliação. Algumas delas são projetadas para *avaliação de banco de dados*. Outras, para *avaliação de foco* (ver o Guia de Avaliação de Foco Neurológico na **Figura 6.1**). A seguir, estão alguns pontos que podem ajudá-lo a desenvolver habilidades de raciocínio clínico relacionadas com a avaliação:

- Faça conexões entre as *informações que você deve registrar* e *por que são relevantes*. Por exemplo, se usar uma ferramenta de avaliação neurológica que exige que você registre como as pupilas reagem à luz, pergunte: "Por que preciso verificar as pupilas e qual é o significado da reação das pupilas à luz no contexto de determinação do estado neurológico?"
- Considere os dados subjetivos (percepções do paciente) e os dados objetivos (suas observações)

GUIA DE AVALIAÇÃO NEUROLÓGICA

SINAIS VITAIS Temp.____ Pulso____ Resp.____ PA ____
(Marque os itens que se aplicam abaixo)

ABERTURA OCULAR
☐ Espontânea   ☐ Ao comando   ☐ À dor   ☐ Sem resposta

RESPOSTA MOTORA
☐ Obedece a comandos   ☐ Localiza a dor   ☐ Paralização da flexão
☐ Flexão anormal   ☐ Extensão anormal   ☐ Sem resposta

MELHOR RESPOSTA VERBAL
☐ Orientado   ☐ Confuso   ☐ Palavras inapropriadas
☐ Palavras incompreensíveis   ☐ Sem resposta

REAÇÃO DAS PUPILAS
☐ Olho direito:____ Tamanho da pupila___ Reação à luz (rápida, lenta)
☐ Olho esquerdo:___ Tamanho da pupila___ Reação à luz (rápida, lenta)

REFLEXO DE VÔMITO
☐ Presente ☐ Ausente ☐ Fraco

MOVIMENTO INTENCIONAL DOS MEMBROS

Braço direito
☐ Espontâneo   ☐ Ao comando   ☐ Paralisia
☐ Contração muscular visível, mas nenhum movimento
☐ Contração fraca; insuficiente para superar a gravidade
☐ Move-se contra a gravidade, mas não contra a resistência externa
☐ Amplitude de movimento normal; pode ser superada pelo aumento da gravidade
☐ Força muscular normal

Perna direita
☐ Espontâneo   ☐ Ao comando   ☐ Paralisia
☐ Contração muscular visível, mas nenhum movimento
☐ Contração fraca; não suficiente para superar a gravidade
☐ Move-se contra a gravidade, mas não contra a resistência externa
☐ Amplitude de movimento normal; pode ser superada pelo aumento da gravidade
☐ Força muscular normal

Braço esquerdo
☐ Espontâneo   ☐ Ao comando   ☐ Paralisia
☐ Contração muscular visível, mas nenhum movimento
☐ Contração fraca; não suficiente para superar a gravidade
☐ Move-se contra a gravidade, mas não contra a resistência externa
☐ Amplitude de movimento normal; pode ser superada pelo aumento da gravidade
☐ Força muscular normal

Perna esquerda
☐ Espontâneo   ☐ Ao comando   ☐ Paralisia
☐ Contração muscular visível, mas nenhum movimento
☐ Contração fraca; não suficiente para superar a gravidade
☐ Move-se contra a gravidade, mas não contra a resistência externa
☐ Amplitude de movimento normal; pode ser superada pelo aumento da gravidade
☐ Força muscular normal

Sensação nos membros (espetadela com agulha esterilizada)
Braço direito: ☐ Normal ☐ Reduzida ☐ Ausente
Perna direita: ☐ Normal ☐ Reduzida ☐ Ausente
Braço esquerdo: ☐ Normal ☐ Reduzida ☐ Ausente
Perna esquerda: ☐ Normal ☐ Reduzida ☐ Ausente
Atividade convulsiva: descreva nas anotações de enfermagem.

Figura 6.1 Ferramenta de avaliação neurológica.

CAPÍTULO 6 Práticas de Raciocínio Clínico, Julgamento Clínico e Habilidades...

- Depois de entrevistar e examinar seu paciente, pergunte: "Que outros recursos podem fornecer informações adicionais sobre o estado de saúde dessa pessoa (p. ex., registros médicos e de enfermagem, outras pessoas significativas, outros profissionais da saúde)?"
- Mude sua abordagem de avaliação, dependendo do estado de saúde da pessoa:
  1. Se a pessoa estiver gravemente doente, avalie os problemas urgentes primeiro (ver Habilidade 6.13: *Definição de prioridades*)
  2. Se a pessoa tiver uma queixa específica, avalie o problema primeiro e depois complete a avaliação da mesma forma que faria se a pessoa fosse saudável (ver o próximo item)
  3. Se a pessoa é, em geral, saudável, siga o guia eletrônico ou escolha o método que atenda ao seu propósito e seja mais conveniente. Por exemplo, use a abordagem da cabeça aos pés ou a abordagem dos sistemas corporais
  4. Lembre-se de que uma abordagem de avaliação dos sistemas corporais ajuda a coletar dados sobre *problemas clínicos*. Certifique-se de que a(s) ferramenta(s) que você usa para orientar a avaliação inclui(em) dados relacionados com *problemas de enfermagem* (p. ex., função humana, atividades da vida diária e respostas humanas)
- **Considere os "sete sinais vitais principais":** temperatura, pulso, respiração, pressão arterial, dor, tosse e oximetria de pulso. Pergunte a respeito da presença de dor ou desconforto e avalie com atenção conforme indicado. Peça para a pessoa tossir. Embora pedir à pessoa para tossir não substitua uma avaliação pulmonar completa, você pode aprender muito com os breves encontros. Diga algo como: "Você pode tossir para mim para que eu possa ouvir o som?". A capacidade (ou incapacidade) da pessoa de cumprir essa solicitação dá muitas informações (p. ex., se a pessoa sente dor ao tossir, se há congestão ou se a pessoa tosse bem o suficiente para

limpar as vias respiratórias). Esses breves encontros podem sinalizar pacientes que precisam de monitoramento e avaliação mais aprofundados.

❓ EXERCÍCIOS DE RACIOCÍNIO CLÍNICO

Encontre exemplos de respostas no Apêndice I.

1. Imagine que você é um enfermeiro de saúde escolar e foi solicitado a fazer exames físicos dos alunos em busca de possíveis problemas de saúde. Identifique uma abordagem organizada e abrangente para avaliar sinais e sintomas de problemas de saúde.
2. Suponha que você faça uma visita domiciliar a uma mulher que tem um filho recém-nascido e sete outros filhos com menos de 12 anos. Tanto o bebê quanto a mãe são saudáveis. Identifique uma abordagem organizada e abrangente para avaliar problemas médicos e de enfermagem.
3. Considere as seguintes situações e responda às perguntas que as seguem.

SITUAÇÃO UM

Pearl, uma avó de 89 anos de idade, é internada com uma fratura no tornozelo. Ela faz uma cirurgia e um gesso é aplicado dos dedos dos pés ao joelho. Os dedos dos pés estão visíveis e ela pode mexê-los livremente. Uma pequena janela foi cortada no gesso sobre o pulso pedal. Os protocolos de rotina do hospital afirmam que qualquer pessoa com gesso deve passar por exames neurovasculares a cada 2 h. Você tem uma ferramenta padrão a seguir para verificações neurovasculares, mas também deseja se lembrar dos parâmetros de avaliação para um teste em sala de aula que será realizado.

---

a. Use o mnemônico a seguir para lembrar o que você precisa verificar ao realizar uma avaliação neurovascular:

Maria comeu damasco em um prato separado cinza, que lembra isto:

Movimento, **C**or, **D**ormência, **E**dema, **P**ulsação, **S**ensação e **C**alor.

Pensamento Crítico, Raciocínio Clínico e Julgamento Clínico para Enfermagem

b. Com base no mnemônico anterior, como você avalia o estado neurovascular da perna machucada de Pearl?

c. Por que é necessário monitorar cada um dos parâmetros de avaliação listados no mnemônico para determinar o estado neurovascular?

d. O que você faria se Pearl lhe dissesse que os dedos dos pés estão dormentes e frios?

SITUAÇÃO DOIS

Você tem que administrar digoxina ao Sr. Wu VO. Você sabe que usar o seguinte acrônimo (TACIT) ajuda a lembrar o que você precisa monitorar em pacientes que tomam medicamentos:

• Efeito **t**erapêutico (existe um efeito terapêutico?)
• Reações **a**lérgicas ou adversas (há sinais de reações alérgicas ou adversas?)
• **C**ontraindicações (existem contraindicações à administração desse medicamento?)
• **I**nterações (existem possíveis interações medicamentosas)?
• **T**oxicidade ou superdosagem (há sinais de toxicidade ou superdosagem?)

Supondo que você seguiu os padrões de reconciliação medicamentosa (ou seja, você se certificou de que o regime medicamentoso do Sr. Wu está correto e atualizado), utilize o TACIT para coletar sistematicamente informações sobre como o Sr. Wu está respondendo à digoxina e responda às seguintes perguntas:

a. O que, especificamente, você avaliaria para decidir se dará a digoxina?

b. Por que é importante determinar todas os itens listados no mnemônico TACIT?

SITUAÇÃO TRÊS

Você acabou de admitir Gerome, que caiu da bicicleta, bateu com a cabeça e ficou inconsciente por um curto período. Ele agora está acordado e alerta, mas permanecerá internado por 24 h para monitoramento neurológico. O médico solicita avaliações neurológicas a cada hora.

Usando o Guia de Avaliação Neurológica (ver Figura 6.1), responda às seguintes perguntas:

a. Como você avaliaria Gerome para determinar cada um dos parâmetros de avaliação neurológica abordados no guia?

b. Por que cada dado no guia focal de avaliação é relevante para determinar o estado neurológico?

c. O que você faria se, na admissão, Gerome demonstrasse resultados normais na avaliação neurológica, mas 2 h depois exibisse sonolência extrema (ou seja, ele acorda apenas se você o sacudir e chamar seu nome)?

d. O que você faria se uma das pupilas começasse a ficar mais lenta em resposta à luz do que a outra?

e. O que você faria se notasse um padrão geral de pulso ficando mais lento do que o pulso basal?

Habilidade 6.3: Verificação da acurácia e da confiabilidade (validação de dados)

Definição

Coleta de dados adicionais para verificar (validar) se as informações coletadas estão corretas e completas.

Por que esta habilidade é necessária para o raciocínio clínico

O raciocínio clínico e os julgamentos devem ser baseados em evidências. Verificar se suas informações são acuradas, factuais e completas ajuda a evitar fazer suposições, identificar problemas e tomar decisões com base em dados incorretos ou incompletos.

Diretrizes: como verificar a acurácia e a confiabilidade

1. Revise os dados que você coletou e faça perguntas como estas:
   • Os *dados objetivos* (o que você observou) apoiam os *dados subjetivos* (o que o paciente afirmou)? Por exemplo, se o paciente se queixa de dor nas costelas, como são os sons respiratórios e

CAPÍTULO 6 Práticas de Raciocínio Clínico, Julgamento Clínico e Habilidades...

as radiografias recentes inseridas no prontuário?

- Como posso saber se essas informações são confiáveis?
- Como essas informações se comparam com dados semelhantes coletados de maneira diferente ou em outro momento (p. ex., como a temperatura oral se compara à temperatura retal)?

2. Concentre sua avaliação para obter mais dados sobre se suas informações estão corretas. Por exemplo, uma pessoa idosa pode ter-lhe afirmado que tomou o remédio. Para se certificar disso, converse com outras pessoas significativas ou cuidadores leigos, verifique os frascos de comprimidos para ver se estão vazios e pergunte se há algum registro de quando os comprimidos foram ingeridos.

PRINCÍPIO ORIENTADOR

Mais de uma fonte, certamente é mais provável. Quanto mais informações você tiver sobre determinado fato vindas de fontes diferentes, mais provável será que suas informações sejam válidas e confiáveis. Por exemplo, confirme o que o seu paciente diz perguntando aos familiares e consultando o seu prontuário.

💡 EXERCÍCIOS DE RACIOCÍNIO CLÍNICO

Encontre exemplos de respostas no Apêndice I.

Para cada um dos seguintes itens, determine como validar se as informações são exatas e confiáveis:

1. A enfermeira que está deixando o plantão lhe diz que a Sra. Molina está deprimida e com raiva por estar no hospital.
2. O Sr. Nola diz que sua glicose estava 240 quando ele a testou há 1 hora.
3. Você aufere a pressão arterial do braço esquerdo e descobre que está anormalmente alta.

4. Um membro da equipe diz que o Sr. McGwire precisa aprender sobre os cuidados com o pé diabético porque essa é sua terceira internação devido a úlceras de pé.

Habilidade 6.4: Distinção entre normal e anormal – detecção de sinais e sintomas (dicas)

Definição

Reconhecimento/percepção da deterioração do estado do paciente. Análise das informações do paciente para determinar (1) quais dados estão *dentro* da faixa de normalidade, (2) quais dados estão *fora* da faixa de normalidade e (3) se os dados anormais podem ser sinais ou sintomas de um problema específico. *Exemplo:* se um homem de 62 anos de idade que não toma medicamentos tem um pulso de 42 bpm isso é anormal, porque a frequência de pulso normal raramente cai para menos de 55 a 60 bpm (isso pode ser um sinal de problema cardíaco).

Por que esta habilidade é necessária para o raciocínio clínico

O reconhecimento de dados anormais (sinais e sintomas) é o primeiro passo para a identificação do problema. Os sinais e sintomas são como bandeiras vermelhas que levam você a suspeitar de um problema. Se você perder esses sinais de alerta, estará permitindo que os problemas não sejam tratados. Se você não perceber sinais e sintomas *sutis*, que podem indicar complicações iminentes, seu paciente pode morrer de complicações às quais ele teria sobrevivido (isso é chamado de *falha de resgate*, conforme descrito no **Capítulo 4**).

PRINCÍPIO ORIENTADOR

Se você identificar sinais e sintomas, mas não tiver certeza sobre o que eles indicam, ative a cadeia de comando (relate-os ao seu chefe, supervisor ou profissional da saúde apropriado).

Diretrizes: como distinguir o normal do anormal e detectar sinais e sintomas (dicas)

A detecção de sinais e sintomas exige que você aplique o conhecimento do que é considerado achado normal. Se os achados do seu paciente estiverem fora da faixa de normalidade, então você identificou uma anormalidade – um possível sinal ou sintoma. Use todos os seus sentidos (visão, audição, tato e olfato) para obter todas as informações relevantes de que você necessita (p. ex., se você vir urina turva, cheire-a para verificar seu odor).

Faça as seguintes perguntas:

1. **Como as informações do meu paciente se comparam com os padrões aceitos de normalidade** para alguém dessa idade, cultura, processo de doença e estilo de vida? Se as informações do paciente não estiverem dentro dos padrões normais aceitos, isso é um possível sinal ou sintoma de um problema.

2. **Meu paciente toma algum medicamento ou tem alguma condição crônica que altera a função normal?** Por exemplo, se alguém está tomando um medicamento que reduz a frequência cardíaca, tal frequência cardíaca anormalmente baixa pode ser normal para ele. Verifique a ação e os efeitos colaterais de todos os medicamentos.

3. **Como as informações atuais do meu paciente se comparam com os dados coletados anteriormente?** Esta pergunta é especialmente útil em situações em que o paciente tem sinais e sintomas crônicos e você precisa decidir se os sinais e sintomas estão piorando. Por exemplo, um asmático pode apresentar leve sibilância, sempre. Se essa mesma pessoa, no entanto, agora está com mais sibilos do que antes, esse aumento da sibilância é um sinal de problemas crescentes.

EXERCÍCIOS DE RACIOCÍNIO CLÍNICO

Encontre exemplos de respostas no Apêndice I.

1. Coloque um **S** próximo aos dados na lista a seguir que representam sinais ou sintomas

(dicas) de um possível problema. Coloque um **N** se não for um sinal nem um sintoma. Coloque um ponto de interrogação se precisar de mais informações para decidir.

a. Temperatura de 37,6°C.
b. Estertores pulmonares bilaterais.
c. Alguém diz que raramente dorme mais de 3 h por vez.
d. A drenagem nasogástrica de alguém mudou de marrom para vermelho.
e. A incisão abdominal de alguém está ligeiramente vermelha ao redor das suturas.
f. Uma criança de 2 anos de idade fica inconsolável quando a mãe sai da sala.
g. Alguém sem problemas de saúde desenvolveu edema no tornozelo.
h. Alguém diz que ele toma banho semana sim, semana não.
i. Alguém em diálise renal nunca urina.
j. Pulso de 54 bpm.

2. Para cada ponto de interrogação colocado na pergunta anterior, o que mais você deseja saber antes de decidir se a informação é anormal (e, portanto, um sinal ou sintoma)?

Habilidade 6.5: Faça inferências (tire conclusões válidas)

Definição

Formação de opiniões e julgamentos que seguem uma lógica, com base nos sinais e sintomas (dicas) do paciente.

Exemplos de dicas e conclusões.	
Dica	Conclusão correspondente
Franze a testa	Parece preocupado
Contagem de leucócitos = 14.000	Provável infecção
Surdo	Prováveis problemas de comunicação

Por que esta habilidade é necessária para o raciocínio clínico

Sua capacidade de interpretar dados e tirar conclusões válidas é a chave para determinar o estado de saúde. Se você tirar conclusões incorretas, seus julgamentos clínicos serão falhos, o que pode fazer que todo o plano de tratamento falhe.

Fazer inferências corretas ajuda a concentrar sua avaliação na busca por informações adicionais relevantes. Por exemplo, se você concluir que uma contagem elevada de leucócitos pode indicar uma infecção, você deve procurar sinais e sintomas de infecção (ou vice-versa).

Diretrizes: como fazer inferências (tirar conclusões válidas)

1. Fazer inferências corretas requer o conhecimento de:
   - Sinais e sintomas de complicações e problemas de saúde comuns
   - As necessidades comuns de certos grupos de idade (p. ex., idosos *vs.* jovens)
   - Influências culturais e espirituais
   - Conhecimento do paciente como pessoa
   - Anatomia, fisiopatologia, farmacologia, enfermagem médico-cirúrgica e prática de enfermagem especializada (p. ex., pediatria ou gerontologia).

   Por exemplo, para fazer a inferência de infecção provável, é necessário conhecer os sinais e sintomas da infecção. Para tirar conclusões sobre a falta de contato visual de alguém, você deve saber como o contato visual é usado em sua cultura particular (em algumas culturas, o contato visual direto pode ser desrespeitoso). Para tirar conclusões sobre como ajudar um diabético a conduzir seus cuidados, você precisa saber o que é importante para ele como pessoa.

2. **Para evitar tirar conclusões precipitadas**, comece suas afirmações sobre inferências dizendo: "Suspeito de que essa informação indica...". O uso dessa frase reforça que você precisa coletar mais dados para decidir se suas suspeitas estão corretas. Uma vez tendo evidências suficientes para apoiar sua inferência, você pode saber que provavelmente está correto.

3. **Pense em conclusões alternativas (hipóteses). Que outros problemas os dados podem sugerir?** Se você deduz, tente pensar em outros fatos que você também poderia deduzir razoavelmente. Considere as piores situações (poderia a dor de cabeça de alguém estar relacionada com um acidente vascular encefálico [AVE] iminente em vez de tensão?).

4. **Ao tirar conclusões**, sempre considere se os sinais e sintomas podem estar relacionados com medicamentos, problemas médicos ou respostas alérgicas; lembre-se de "MMA" (**M**edicamentos, problemas **M**édicos, **A**lergias).

PRINCÍPIO ORIENTADOR

Lembre-se: "Mais de uma dica, mais provavelmente é verdade – mais de uma fonte, certamente é mais provável". Evite tirar conclusões com base em apenas uma sugestão ou uma fonte (quanto mais fatos e fontes você tiver para corroborar sua dedução, mais provável será que ela esteja correta).

? EXERCÍCIOS DE RACIOCÍNIO CLÍNICO

Encontre exemplos de respostas no Apêndice I.

Infira sobre cada um dos dados a seguir (comece dizendo: "Suspeito de que esta informação indique...").

1. Um paciente apresenta temperatura de 39,5°C por 3 dias.

2. Uma mãe lhe diz que não pode pagar pela consulta pré-natal.

3. Um paciente com diabetes está 45 quilos acima do peso e diz que sua glicemia está sempre fora de controle, embora esteja atento à alimentação e tome insulina regularmente.

4. Uma criança de 6 anos de idade, cuja mãe lhe contou que quebrou a perna ao cair da escada, fica olhando para a mãe antes de responder às suas perguntas.

5. Uma avó geralmente ativa e alerta está com a aparência desleixada e parece um pouco confusa.

Habilidade 6.6: Conjunto de dicas relacionadas (sinais e sintomas)

Definição

Agrupamento de dados de forma que você possa ver padrões e relações entre os dados. *Exemplo:* suponha que você agrupou as seguintes dicas: 2 anos de idade; temperatura 38°C; pulso 150 bpm; erupção em todo o tronco; exposição recente ao sarampo; nunca teve sarampo; gritando que quer sua mãe. Se você considerar a relação entre esses dados, deve suspeitar de que o pulso rápido da criança está relacionado com os seus gritos e sua temperatura elevada, e não com um sinal de problemas cardíacos. Se você considerar todos os dados, provavelmente suspeitará de que esses sintomas indicam que a criança pode estar com sarampo.

Por que esta habilidade é necessária para o raciocínio clínico

O agrupamento de informações aplica o princípio científico de classificação de informações para aprimorar a capacidade de observar as relações entre os dados. Ajuda a obter uma imagem inicial dos padrões de saúde ou doença. Uma boa maneira de lembrar a importância de agrupar dados relacionados é pensar sobre o que você faz quando começa a montar um quebra-cabeça de imagem: você coloca todas as bordas da imagem em uma pilha, todas as peças de determinada cor em outra pilha, e assim por diante. Empilhar as peças ajuda você a começar a observar os padrões. O mesmo princípio se aplica aos dados de avaliação de saúde, mas na área da saúde você reúne (agrupa) sinais e sintomas (dicas).

Diretrizes: como agrupar dicas relacionadas

1. A maneira como você junta os dados depende do seu propósito:
   - Se você está tentando determinar o *status* dos problemas médicos ou respostas fisiológicas, agrupe os dados de acordo com os sistemas corporais (ver Figura 4.4)
   - Se você está tentando determinar o *status* dos problemas de enfermagem, agrupe os dados de acordo com uma estrutura de enfermagem (p. ex., Padrões funcionais de saúde, na p. 92, ou o Mapa de avaliação de enfermagem abrangente, na p. 96).
2. Utilizar o mapa conceitual é especialmente útil para identificar relações.

❓ EXERCÍCIOS DE RACIOCÍNIO CLÍNICO

Encontre exemplos de respostas no Apêndice I.

Leia as situações a seguir e siga as instruções que as seguem.

Agrupe as informações da situação anterior que ajudam a determinar o seguinte:

SITUAÇÃO UM

A babá da casa ao lado liga e diz que Jack, o menino de 8 anos de idade de quem está cuidando, foi picado na orelha por uma abelha há 1 hora. Ela diz que a orelha está inchada e pede para você vir examiná-lo. Você vai até lá. Jack pergunta se ele vai morrer "como o garoto na TV". A babá refere que está com medo porque não sabe onde a mãe está. Você verifica a orelha e descobre que está vermelha, inchada e sem ferrão. Quando questionado, Jack diz que já foi picado anteriormente, mas não foi tão assustador. Jack não tem erupção na pele nem estertores. Ele pergunta se poderia tomar um picolé e assistir à TV. Seu pulso e sua respiração estão normais.

---

a. Estado de saúde física de Jack.
b. As respostas humanas de Jack (p. ex., suas percepções e experiências pessoais).
c. As necessidades de aprendizagem da babá.

SITUAÇÃO DOIS

Imagine que você acabou de admitir o Sr. Nelson, um empresário de 41 anos de idade que tem dores abdominais agudas.

CAPÍTULO 6 Práticas de Raciocínio Clínico, Julgamento Clínico e Habilidades... **159**

Ele nunca esteve no hospital e diz que odeia tudo o que se refere a esse ambiente. Ele está vomitando há 2 dias e não consegue segurar a comida. Seu abdome está distendido e ele não tem ruídos intestinais. Ele deve ir para o centro cirúrgico às 14 h para uma cirurgia exploratória de emergência. Ele diz que está preocupado porque seu irmão morreu no hospital. De repente, ele se curva e diz: "Isso está realmente piorando!". Você verifica seus sinais vitais, que são os seguintes: T 38°C, P 122 bpm, R 32 respirações por minuto, PA 140/80 mmHg. Esses sinais são iguais aos obtidos há 1 h, exceto que, antes, seu pulso era de 104 bpm.

Agrupe as informações da situação anterior que ajudam a determinar o seguinte:

a. Estado físico do Sr. Nelson.
b. As respostas humanas do Sr. Nelson (p. ex., suas percepções e experiências pessoais).

Habilidade 6.7: Distinção entre relevante e irrelevante

Definição

Decisão de quais informações são *pertinentes* para a compreensão de problemas específicos de saúde e quais informações são *irrelevantes*.

Por que esta habilidade é necessária para o raciocínio clínico

Em face de uma grande quantidade de informações, restringi-las *apenas aos fatos pertinentes* evita que seu cérebro fique entulhado com fatos desnecessários. Decidir o que é relevante também é exemplo de um dos princípios do método científico: classificar ou categorizar informações em grupos de informações relacionadas (relevantes).

Diretrizes: como distinguir o relevante do irrelevante

Esta habilidade está intimamente relacionada com a Habilidade 6.6: *Conjunto de dicas relacionadas (sinais e sintomas)*. Aqui, no entanto, estamos olhando para essa habilidade de maneira um pouco diferente. No conjunto de dicas relacionadas, você simplesmente agrupa as informações relacionadas (p. ex., você coloca todos os dados respiratórios em um lugar, todos os dados nutricionais em outro, e assim por diante). Nessa habilidade, você analisa as dicas que reúne e decide quais informações estão relacionadas com um problema de saúde específico. Por exemplo, se alguém tem constipação intestinal e você nota que a pessoa apresenta vida sedentária, baixa ingestão de fibras e toma suplementos de ferro, é provável que essa informação seja relevante para a constipação intestinal.

Distinguir o relevante do irrelevante é especialmente difícil para os iniciantes, porque ser capaz de fazer isso depende de ter conhecimento e experiência específicos para o problema. A seguir, estão algumas estratégias que podem ajudar você a determinar o que é relevante, mesmo com conhecimento limitado.

1. Liste (ou mapeie) os dados anormais que você coletou. Em seguida, pergunte-se: "Qual é a conexão entre isso (dados) e aquilo (dados)?". *Exemplo:* Qual é a conexão entre a falta de ar e o pulso acelerado?
2. Peça à pessoa para identificar relações entre sinais e sintomas. *Exemplo:* Você consegue pensar em alguma relação entre sua falta de ar e algo que aconteceu hoje?

❓ EXERCÍCIOS DE RACIOCÍNIO CLÍNICO

Encontre exemplos de respostas no Apêndice I.

Leia as situações a seguir e responda às perguntas que as seguem.

SITUAÇÃO UM

Imagine que você trabalha na área da saúde comunitária e faz uma visita à Sra. Roberts, que tem 80 anos de idade e teve um AVE há 1 mês. Hoje você percebe que ela parece estar cada vez mais confusa: ela sabe onde está, mas esquece que dia é e parece não se lembrar de sua rotina diária. Você sabe que a confusão em idosos pode ser causada por qualquer uma das seguintes opções: medicamentos, infecção, diminuição da oxigenação cerebral, desequilíbrio eletrolítico e condições patológicas do cérebro.

Suponha que você tenha os seguintes dados (de *a* a *f*) em relação à situação um. Coloque um **R** antes das opções que são relevantes para confusão.

a. Recentemente, comecei a tomar cloridrato de buspirona para ansiedade.
b. Temperatura de 38°C VO.
c. História de infarto do miocárdio há 5 anos.
d. Parece desidratada.
e. Não tem alergias.
f. Dieta regular.

SITUAÇÃO DOIS

Você avalia a Sra. Clark, uma paciente de 32 anos de idade com diabetes, que fará uma consulta de rotina. Quando você pergunta como está indo a nova dieta, ela começa a chorar, dizendo: "Eu nunca vou conseguir mantê-la!".

Suponha que você tenha os seguintes dados (de *a* a *g*) em relação à situação dois. Decida sua possível relevância para o problema da Sra. Clark em manter a dieta para diabéticos. Coloque um **R** antes das opções que são relevantes.

a. Diagnosticada com diabetes há 2 meses.
b. Sinais vitais dentro dos limites normais.
c. Queixa-se de prisão de ventre.
d. Casada e com três filhos em idade escolar.
e. Adora cozinhar.
f. Sempre esteve cerca de 20 kg acima do peso.
g. Alérgica a ácido acetilsalicílico.

Habilidade 6.8: Reconhecimento de inconsistências

Definição

Identificação de dicas que se contradizem. *Exemplo:* imagine que você está cuidando de Fred após uma cirurgia torácica e ele diz que não sente dor. No entanto ele se move muito pouco e quase não respira quando você pede que inspire profundamente. A maneira como ele se move é inconsistente com suas afirmações de que não sente dor.

Por que esta habilidade é necessária para o raciocínio clínico

O reconhecimento de inconsistências "envia uma bandeira vermelha" que indica que você deve sondar mais profundamente para chegar aos fatos. Também ajuda a focar sua avaliação para esclarecer os problemas/sinais e sintomas. Por exemplo, com Fred da seção anterior, você pode dizer: "Parece-me que você não está se movendo muito bem... suspeito de que você sente mais dor do que admite. Quero que você se sinta confortável para se mover bem e possa respirar fundo para limpar os pulmões. Existe algo específico que está incomodando você?".

Diretrizes: como reconhecer inconsistências

1. Compare o que o paciente afirma (dados subjetivos) com o que você observa (dados objetivos). Se o que a pessoa afirma não corresponder ao que você observa, você tem informações inconsistentes e precisa investigar mais.
2. O reconhecimento de inconsistências requer compreensão específica do problema. Por exemplo, suponha que você obtenha os seguintes dados:

   - **Dados subjetivos:** o paciente afirma: "Devo ter forçado minhas costas levantando meu filho. Meu lado direito está me matando"
   - **Dados objetivos:** Febre de 39°C; urina turva e com cheiro desagradável.

   Se você sabe como as lesões nas costas geralmente se manifestam, sabe que os dados subjetivos e objetivos são *inconsistentes* com as lesões nas costas e *mais consistentes* com uma infecção do trato urinário.

3. Para reconhecer inconsistências com conhecimento limitado:
a. **Determine os sinais e sintomas do problema suspeito**, consultando sobre ele em uma referência bibliográfica. Por exemplo, se você suspeita de pneumonia – algo que

CAPÍTULO 6 Práticas de Raciocínio Clínico, Julgamento Clínico e Habilidades...

você deve relatar imediatamente –, verifique os sinais e sintomas de pneumonia.

b. **Compare as informações da referência com os dados do seu paciente.** Se os sinais e sintomas do seu paciente forem diferentes dos listados na referência, você tem inconsistências e deve investigar mais. Avalie a pessoa mais de perto e considere outros problemas que os sinais e sintomas podem representar. Por exemplo, os sinais e sintomas são mais consistentes com um resfriado ou gripe do que com pneumonia?

🔍 EXERCÍCIOS DE RACIOCÍNIO CLÍNICO

Encontre exemplos de respostas no Apêndice I.

Responda às perguntas que seguem as situações um e dois.

SITUAÇÃO UM

Você entrevista Cathy na clínica pré-natal 2 semanas antes do parto e lhe pergunta como se sente sobre a chegada do bebê. Ela diz que está feliz por ver o bebê em apenas 2 semanas. Quando você pergunta se ela tem alguma dúvida sobre o parto, ela diz que está indo para aulas de parto com o namorado e sente que sabe o que esperar. Você revisa seus registros e nota que sua primeira visita à clínica foi há 2 semanas, quando ela veio com sua mãe.

---

a. Identifique inconsistências na situação anterior.
b. Explique o que você pode fazer para esclarecer as inconsistências que identificou.

SITUAÇÃO DOIS

Você está no supermercado e uma mulher de 20 anos de idade se aproxima e diz: "Por favor, me ajude! Não consigo respirar e meu coração está disparado". Ela está suando profusamente e diz: "Sinto que estou tendo um ataque cardíaco e vou morrer!". Você a ajuda a se sentar, depois mede o pulso e descobre que está 100 bpm, regular e forte. Sua res-

piração é de 36 por minuto. Ela diz que não sente dor, mas quer que você chame uma ambulância. Você oferece apoio emocional e pede a alguém para ligar para o SAMU (192). Enquanto você espera pela ambulância, ela diz que isso já aconteceu várias vezes antes e que ela fez um eletrocardiograma, que mostrou função cardíaca normal.

Na situação anterior, quão consistentes são os sinais, sintomas e fatores de risco com os de um problema cardíaco?

Habilidade 6.9: Identificação de padrões

Definição

Decisão de quais padrões de saúde, doença ou função são indicados pelos dados do paciente. *Exemplo:* Você agrupa sinais de tosse produtiva crônica, estertores e intolerância a exercícios e decide que indicam um padrão de problemas respiratórios.

Por que esta habilidade é necessária para o raciocínio clínico

Identificar padrões ajuda você a: (1) obter uma imagem inicial dos problemas e (2) reconhecer lacunas na coleta de dados. Ao reconhecer lacunas na coleta de dados, você pode decidir como concentrar sua avaliação para obter as informações que faltam. Usando a analogia do quebra-cabeça, quando você junta algumas peças, começa a ver qual será a imagem final e encontra mais facilmente as peças que faltam.

Aqui está um exemplo de como a identificação de padrões ajuda você a descobrir informações ausentes. Suponha que você agrupou os seguintes dados:

- Sem evacuação há 3 dias
- Plenitude abdominal
- Afirma que tem ficado "constipada de vez em quando no último mês".

Você pode decidir que as dicas anteriores representam um padrão de problemas de eliminação intestinal. Tendo reconhecido esse padrão, você sabe que deve concentrar sua avaliação para obter mais informações e decidir exatamente qual é o problema da eliminação intestinal. Por exemplo, você pergunta: "O que significa *de vez em quando?*". A pessoa responde: "Fico tão constipada, que preciso tomar laxantes e depois fico com diarreia". Essa informação adicional provavelmente fará você suspeitar de que o problema de eliminação intestinal pode ser causado, em parte, pelo uso abusivo de laxantes. Em seguida, você explora o conhecimento dela sobre como a dieta, os líquidos e os exercícios influenciam a função intestinal. Você também precisa descobrir se um médico avaliou o problema intestinal recentemente (mudanças na eliminação intestinal é um dos sinais de câncer).

Diretrizes: como identificar padrões

Para identificar padrões:

1. Analise as dicas que você juntou e decida quais dos seguintes padrões elas representam:
   - Padrão normal (*nenhum sinal e sintoma* do padrão está presente)
   - Risco de padrão anormal (*fatores de risco* para o padrão estão presentes)
   - Padrão anormal (*sinais e sintomas* de um padrão anormal estão presentes).
2. Depois de ter uma ideia inicial dos padrões, procure lacunas na coleta de dados perguntando: "Quais outras informações podem esclarecer minha compreensão desse padrão?".

⚡ EXERCÍCIOS DE RACIOCÍNIO CLÍNICO

Encontre exemplos de respostas no Apêndice I.

Combine os *padrões* **(de** *a* **a** *e***) com os** *exemplos que suportam as evidências* **(1 a 5).**

Padrões:

a. Potencial (risco) para padrão reprodutivo sexual ineficaz e transmissão de infecção.
b. Potencial (risco) para padrão de eliminação intestinal prejudicado.
c. Padrão de sono-repouso provavelmente normal.
d. Padrão de função respiratória prejudicada.
e. Padrão de resistência provavelmente normal.

Exemplo de evidências comprobatórias:

1. Administra o autocuidado diário; o marido cozinha todas as refeições; passa o tempo tricotando cobertores para os sem-teto. Come pouca fibra; começou a tomar codeína a cada 4 h; bebe cerca de três copos de água por dia; passa a maior parte do tempo na cama; função intestinal normal.
2. Acabou de ser diagnosticada com herpes genital; solteira; preocupada em transmitir herpes a futuros parceiros sexuais e futuros filhos (durante o parto).
3. Estertores bilaterais; a frequência respiratória aumentou para 34 por minuto; tossindo e expelindo muco branco.
4. Afirma: "Posso lidar com a minha doença, desde que tenha a ajuda do meu marido".
5. Trabalha à noite; dorme 4 h pela manhã e 3 h antes de ir para o trabalho.

Habilidade 6.10: Identificação de informações ausentes

Definição

Reconhecimento de lacunas na coleta de dados e busca por informações para preenchê-las.

Por que esta habilidade é necessária para o raciocínio clínico

Reconhecer lacunas nas informações e preenchê-las evita que você cometa um dos erros de raciocínio clínico mais comuns: desenvolver hipóteses ou fazer julgamentos com base em informações incompletas.

Diretrizes: como identificar informações ausentes

1. Em vez de confiar em sua própria memória, a melhor maneira de identificar informações ausentes é refletir sobre os dados registrados e perguntar: "O que está faltando aqui?". Você pode ter que imprimir informações eletrônicas para que possa ver mais de uma vez.
2. Se você não tem certeza de se precisa de mais informações, faça perguntas como: "Que diferença isso fará?" ou "Como o conhecimento dessas informações mudará a

CAPÍTULO 6 Práticas de Raciocínio Clínico, Julgamento Clínico e Habilidades...

abordagem do tratamento?". Se as informações não mudarem sua abordagem, talvez você não precise perder tempo em coletá-las.

3. Outras estratégias para reconhecer informações ausentes incluem realizar todas as seguintes habilidades de raciocínio clínico: identificar suposições, verificar a acurácia e a confiabilidade, agrupar dicas relacionadas, reconhecer inconsistências, identificar padrões e avaliar e corrigir o pensamento.

🔍 EXERCÍCIOS DE RACIOCÍNIO CLÍNICO

Encontre exemplos de respostas no Apêndice I.

Volte para os Exercícios de raciocínio clínico da Habilidade 6.9, *Identificação de padrões:* considere as informações fornecidas em 1 a 5 e decida quais estão faltando e que poderiam contribuir para sua compreensão do padrão.

Habilidade 6.11: Controle de fatores de risco – promoção de saúde

NOTA: esta habilidade trata de identificar e controlar fatores de risco em pessoas *saudáveis*. A próxima habilidade – diagnosticar problemas reais e potenciais – lida com a identificação de fatores de risco no contexto de *pessoas com problemas de saúde.*

Definição

Maximização do bem-estar, detectando e controlando fatores que as evidências mostram que contribuem para problemas de saúde (p. ex., estilos de vida sedentários contribuem para muitos problemas de saúde).

Por que esta habilidade é necessária para o raciocínio clínico

Conforme abordado no **Capítulo 4**, na seção "Modelos de atenção preditiva", identificar os fatores de risco é fundamental para ser proativo, promover a saúde e prevenir problemas.

Diretrizes: como identificar e controlar fatores de risco

1. **Avalie a consciência das pessoas – e a motivação – para identificar e controlar**

os fatores de risco. Por exemplo, elas sabem o que é necessário para uma nutrição adequada, descanso, exercícios e bem-estar espiritual e psicológico? Elas são capazes e estão dispostas a fazer o que for necessário para reduzir os riscos? Não saber sobre os fatores de risco e não querer fazer algo a respeito são fatores de risco em si.

2. **Tenha em mente o crescimento e o desenvolvimento.** *Exemplos:*
   - Uma mulher que está grávida ou planejando engravidar deve considerar os fatores de risco para ela mesma e para o feto ao tomar medicamentos. Ensine a ela que a ingestão inadequada de ácido fólico aumenta o risco de aborto espontâneo e outros problemas, como espinha bífida em bebês
   - Após a menopausa, as mulheres devem estar cientes de que devem ser acompanhadas com relação à osteoporose (diminuição da densidade óssea).

3. **Procure os fatores de risco que podem colocar as pessoas em risco para uma variedade de problemas comuns.** *Exemplos:* obesidade; dieta insuficiente; colesterol alto; tabagismo; imobilidade; vida sedentária; vida estressante; maus hábitos de sono; alergias; doença crônica; extremos de idade (muito jovem ou velho); baixo nível socioeconômico; analfabetismo; exposição ao sol; e uso excessivo de medicamentos, álcool ou drogas ilícitas.

4. **Preste atenção aos determinantes sociais do cuidado, avalie o seguinte:**
   - Fatores genéticos, culturais ou biológicos (p. ex., raça, história familiar e história pessoal predispondo alguém a problemas de saúde)
   - Fatores comportamentais (p. ex., problemas com controle da raiva, transtornos de déficit de atenção)
   - Fatores psicossociais e/ou econômicos (p. ex., falta de suporte emocional, pobreza)
   - Fatores ambientais (p. ex., qualidade do ar)

- Fatores relacionados com a idade (p. ex., mulheres após a menopausa correm risco de osteoporose; bebês correm risco de infecções de ouvido)
- Fatores de padrão sexual (p. ex., se a pessoa é sexualmente ativa e com quem)
- Fatores relacionados com a segurança (p. ex., se cintos de segurança são usados, se crianças pequenas andam em assentos próprios do carro, se o ambiente doméstico é seguro)
- Fatores relacionados com doença (p. ex., alguém com doença pulmonar crônica corre risco de pneumonia; alguém com diabetes corre risco de problemas cutâneos)
- Fatores relacionados com o tratamento (p. ex., medicação ou regime de tratamento complicado).

5. **Ensine a importância de controlar os fatores de risco para prevenir doenças debilitantes e dispendiosas.** Para obter mais estratégias de controle de risco, ver "Modelos de tratamentos preditivos", p. 111, e acesse as seguintes páginas da *web*:
   - Harvard Center for Risk Analysis (http://www.hcra.harvard.edu)
   - The Centers for Disease Control and Prevention (http://www.cdc.gov)
   - The Agency for Healthcare Research and Quality (https://www.ahrq.gov/)
   - *Healthy People 2020* (http://www.healthypeople.gov/).

Você também pode pesquisar "fatores de risco" no índice de livros didáticos atualizados ou no Google (você pode encontrar excelentes tabelas sobre doenças comuns e fatores de risco).

EXERCÍCIOS DE RACIOCÍNIO CLÍNICO

Encontre exemplos de respostas no Apêndice I.

1. Você avalia um homem de 25 anos de idade e determina que ele é saudável. Que perguntas você pode fazer para identificar os fatores de risco para possíveis problemas?

2. Você avalia uma mulher de 72 anos de idade e descobre que ela é saudável, mas ela diz: "Tenho tendência a ser um pouco desajeitada – perco o equilíbrio". Por que você deveria se preocupar com isso?

3. Um homem de 50 anos de idade diz: "Estou chegando à idade em que deveria fazer mais para cuidar de mim mesmo e quero saber mais sobre meus fatores de risco". Como você responde?

Habilidade 6.12: Diagnóstico de problemas de saúde reais e potenciais

---

NOTA: esta habilidade lida com a identificação de fatores de risco no contexto de pessoas *com problemas de saúde*. A habilidade anterior lida com fatores de risco no contexto de pessoas *saudáveis*.

Definição

Assegure que os problemas reais e potenciais do seu paciente sejam identificados corretamente com base nas evidências da avaliação de saúde e prontuário do paciente. Esta habilidade inclui (1) garantir que os sinais e sintomas de problemas de saúde que estão além do escopo de sua prática sejam encaminhados ao profissional da saúde apropriado; (2) escolher o termo que melhor descreve o problema (o diagnóstico definitivo); (3) determinar a(s) causa(s) e os fatores contribuintes do problema; e (4) fornecer a evidência que o leve a acreditar que o diagnóstico, problema ou questão está presente. Isso também inclui *diagnóstico diferencial*: identificar sinais e sintomas, criar uma lista de problemas suspeitos e pesar a probabilidade de um problema em comparação com outro que está intimamente relacionado). Isso é similar ao que o National Council of State Boards of Nursing (NCSBN) chama de *reconhecimento de dicas e geração de hipóteses*.[1]

Por que esta habilidade é necessária para o raciocínio clínico

Esta habilidade é importante pelos seguintes motivos:

CAPÍTULO 6 Práticas de Raciocínio Clínico, Julgamento Clínico e Habilidades...

1. Fazer diagnósticos definitivos (os diagnósticos mais específicos e corretos) é a chave para ser capaz de determinar *ações/ tratamentos específicos* projetados para prevenir, controlar ou resolvê-los. Se não perceber os problemas, for muito vago sobre eles ou referi-los incorretamente, você cometeu um erro de diagnóstico que pode levá-lo a:
   - Iniciar ações que agravem os problemas ou desperdicem tempo
   - Omitir ações essenciais necessárias para prevenir e controlar os problemas
   - Permitir que os problemas não sejam tratados
   - Influenciar outras pessoas a cometer o mesmo erro.
2. Você não entende completamente os problemas – ou sabe o que fazer com eles – até que saiba o que os está causando ou contribuindo para que existam.
3. A previsão de problemas e complicações em potencial ajuda você a:
   - Saber quais sinais e sintomas procurar ao monitorar o paciente
   - Antecipar o que poderia acontecer se a situação piorasse e estar preparado para complicações (p. ex., quando os pacientes têm suas mandíbulas unidas com fios, mantenha um cortador de fios por perto em caso de problemas com asfixia ou aspiração).
4. Fornecer as evidências que o levaram ao diagnóstico ajuda outras pessoas a entender melhor o problema. Por exemplo, compare as duas declarações de problema a seguir e decida qual fornece uma imagem melhor do cenário:
   - Potencial para violência
   - Potencial para violência relacionado com problemas de controle da raiva, conforme evidenciado pelo histórico de violência anterior e recusa em participar de programas de controle da raiva.

O item anterior fornece um exemplo de declaração resumida para um diagnóstico. Alternativamente, utilize um diagrama ou mapa conceitual, conforme mostrado na **Figura 6.2**.

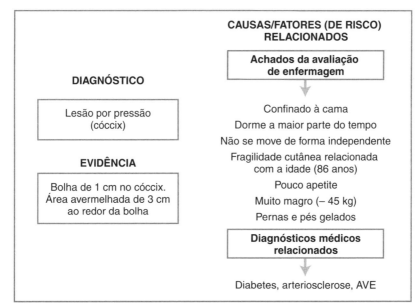

Figura 6.2 Utilização de diagramas e mapas conceituais para ilustrar o diagnóstico.

Diretrizes: como diagnosticar problemas reais e potenciais

1. Revise as diretrizes de "como fazer" listadas na Habilidade 6.5: *Faça inferências (tire conclusões válidas).*
2. Perceba que, se seu conhecimento e experiência forem limitados, você corre o risco de cometer qualquer um dos seguintes erros de diagnóstico (identificação do problema):
   - Diagnosticar ou referir o problema sem considerar se os dados podem representar um problema totalmente diferente (p. ex., assumir que indigestão significa refluxo gástrico ou estômago embrulhado em vez de possíveis problemas coronarianos)
   - Não considerar todos os dados relevantes devido a um foco estreito (p. ex., não procurar outros sintomas coronarianos porque você decidiu que a pessoa simplesmente tem indigestão)
   - Deixar de reconhecer preconceitos ou suposições pessoais. *Exemplo:* pensar que alguém está fingindo estar com dor porque não parece que está com dor. Enfermeiros experientes sabem que as pessoas lidam com a dor de maneira diferente e que, muitas vezes, os sinais externos da dor não estão presentes, embora a pessoa esteja sentindo um desconforto significativo. Isso é especialmente verdadeiro para pessoas com dor crônica
   - Análise excessiva ("paralisia da análise") e adiamento da ação.

Problemas reais

1. **Verifique se suas informações estão corretas e completas.** Se você não tiver certeza do que fazer a seguir, relate os sinais e sintomas a um enfermeiro mais qualificado antes de concluir a identificação do problema.
2. **Evite tirar conclusões ou identificar problemas com base em apenas uma dica ou fonte** ("Mais de uma dica, mais provavelmente é verdade. Mais de uma fonte, certamente é mais provável").
3. **Agrupe dados anormais** (dicas/sinais e sintomas).
4. **Comece o processo de diagnóstico diferencial – crie uma lista de problemas que** podem ser sugeridos pelos sinais e sintomas. O **Quadro 6.1** fornece um exemplo de listagem para considerar possíveis problemas.
   - Depois de completar sua lista de problemas suspeitos, compare os sinais e sintomas do seu paciente com os sinais e sintomas dos problemas de que você suspeita. Alguns chamam essa fase de "teste de impressões (hipóteses)"
   - Cite os problemas usando o termo que mais se aproxima dos sinais e sintomas do seu paciente. *Exemplo:* se os sinais e sintomas do seu paciente correspondem melhor aos sinais e sintomas de *ansiedade* do que aos de *medo*, rotule o problema de *ansiedade*.
5. **Determine o que está causando ou contribuindo para os problemas**
   - Sempre considere se é possível que medicamentos, condições médicas ou alergias estejam causando os problemas
   - Pergunte ao paciente e a outras pessoas significativas se eles podem identificar os fatores que estão contribuindo para os problemas
   - Considere se há fatores relacionados com a idade, o processo da doença, os tratamentos, os medicamentos ou as mudanças na vida que podem estar contribuindo para os problemas.
6. **Conforme apropriado, use as seguintes estratégias:**
   - Faça um mapa conceitual para esclarecer as relações entre problemas e sinais, sintomas ou fatores de risco
   - Utilize a planilha de análise sistemática de problemas (**Figura 6.3**) para considerar sistematicamente os possíveis fatores causais.
7. **Se uma declaração de diagnóstico resumida for necessária, use o mnemônico PFE (problema, fatores de risco relacionados, evidências) para descrever o seguinte:**
   P – Problema
   F – Fatores relacionados (de risco e contribuintes)
   E – Evidências (dados do paciente) que o levaram a concluir que o problema existe
   Exemplo: dor relacionada com fratura de costela esquerda, conforme evidenciado pela classificação 8 na escala de dor.

CAPÍTULO 6 Práticas de Raciocínio Clínico, Julgamento Clínico e Habilidades...

Quadro 6.1 Lista para identificar problemas reais e potenciais

1. Liste os medicamentos atuais (incluindo aqueles de venda livre e fitoterápicos). Pergunte a si mesmo se algum dos problemas do paciente pode estar relacionado com qualquer dos medicamentos (lembre-se de ESIR*).
Efeito colateral?
Superdosagem?
Interação medicamentosa?
Reação adversa ou alergia?
2. Liste alergias, doenças, cirurgias ou traumatismos atuais e passados.
3. Considere se algum dos problemas atuais do paciente está relacionado com as questões 1 ou 2.
4. Preencha a seguinte lista de verificação:

	(Circule aqueles que se aplicam)			
Há risco de infecção (autotransmissão ou para outras pessoas)?	Sim	Não	RP	Pos
Há problemas respiratórios?	Sim	Não	RP[1]	Pos[2]
Há problemas circulatórios?	Sim	Não	RP	Pos
Existe desconforto?	Sim	Não	RP	Pos
Existe algum problema de nutrição?	Sim	Não	RP	Pos
Há problemas urinários ou de eliminação intestinal?	Sim	Não	RP	Pos
Há problemas com o equilíbrio hidreletrolítico?	Sim	Não	RP	Pos
Há problemas com a capacidade de pensar ou perceber o ambiente (problema cognitivo)?	Sim	Não	RP	Pos
Há problemas de comunicação?	Sim	Não	RP	Pos
Há problemas de segurança (risco de lesão ou queda)?	Sim	Não	RP	Pos
Há algum problema para dormir ou praticar exercícios?	Sim	Não	RP	Pos
Há risco de lesão cutânea?	Sim	Não	RP	Pos
Há problemas de enfrentamento ou estresse?	Sim	Não	RP	Pos
Há problemas psicológicos, de desenvolvimento ou de autoestima?	Sim	Não	RP	Pos
Há problemas socioculturais?	Sim	Não	RP	Pos
Há problemas funcionais, de relacionamentos ou sexualidade?	Sim	Não	RP	Pos
A pessoa tem problemas para tomar medicamentos?	Sim	Não	RP	Pos
O paciente precisa que lhe ensinem?	Sim	Não	RP	Pos
Há problemas com a manutenção da saúde em casa?	Sim	Não	RP	Pos
Essa admissão vai causar dificuldades em casa?	Sim	Não	RP	Pos
Há problemas com as crenças pessoais ou religiosas?	Sim	Não	RP	Pos
Há problemas em lidar com o estresse ou controlá-lo?	Sim	Não	RP	Pos
Esta pessoa pode estar grávida?	Sim	Não	RP	Pos

[1]RP = em risco para problema (sem sinais e sintomas presentes, mas com fatores de risco evidentes).
[2]Pos = Possível problema (dados insuficientes, mas você suspeita de que haja um problema).
Fonte: © 2018 R. Alfaro-LeFevre. www.AlfaroTeachSmart.com.

---

*N. T.: Em inglês, SODA (**S**ide effect; **O**verdose; **D**rug interaction; **A**llergy or adverse reaction).

Pensamento Crítico, Raciocínio Clínico e Julgamento Clínico para Enfermagem

PLANILHA DE ANÁLISE SISTEMÁTICA DE PROBLEMAS

Instruções:
1. Liste a queixa principal, o diagnóstico, o problema ou preencha os campos abaixo.
2. Marque todos os campos à direita que correspondam aos fatores que contribuem para o problema, diagnóstico ou questão que você identificou.
3. Decida quais fatores devem ser controlados e quem os controlará.
4. Use o verso da página ou a figura humana abaixo, conforme necessário.

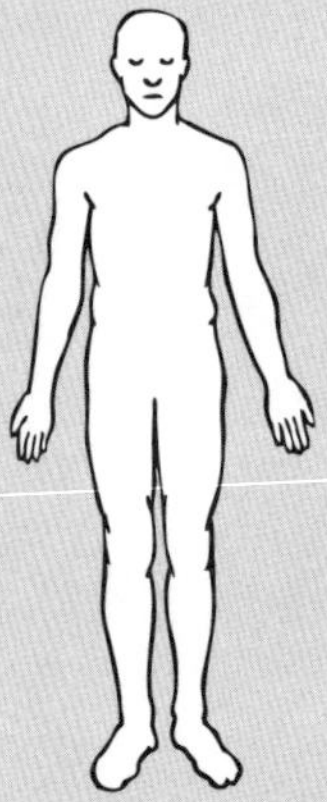

FATORES (DE RISCO) RELACIONADOS OU CONTRIBUINTES

Diagnóstico, problema ou condição real/potencial

1. Qual o principal motivo de admissão ou contato?

2. Vulnerabilidade – fatores constitucionais ou relacionados com a idade?

☐ Idade ___ Peso ___ Altura ___ Estado mental? ___
☐ Capacidade de comunicação? ☐ Fumante? ☐ Bebe (álcool)?
☐ Estado da pele? ☐ Estado nutricional e hidratação?
☐ Problemas com mobilidade ou autocuidado?
☐ Problemas de eliminação intestinal ou urinários?
☐ Estado do sistema imune? ☐ Estado geral de saúde/resistência?
☐ Outros?

3. Fatores relacionados com tratamento, medicação ou alergias?

☐ Alergias? ☐ Considerados todos os medicamentos (prescritos,
☐ Tratamentos? de venda livre, fitoterápicos)?

4. Fisiopatologia ou lesões e problemas médicos coexistentes?

☐ Neurológico? ☐ Respiratório? ☐ Cardiocirculatório?
☐ Gastrintestinal? ☐ Geniturinário? ☐ Diabetes?
☐ Hipertensão? ☐ Depressão? ☐ Outros?

5. Fatores ambientais? Fatores identificados pelo paciente?

☐ Ambiente atual (incluindo trabalho)? ☐ Relacionado à função?
☐ Outros fatores?

6. Fatores relacionados com conforto? Problemas de mobilidade? Problemas com o autocuidado?

☐ Nível de dor? ☐ Controle da dor? ☐ Automobilidade? ☐ Outros?

7. Fatores culturais, espirituais e socioeconômicos?

☐ Questões familiares? ☐ Problemas de enfrentamento?
☐ Sistemas de suporte limitados? ☐ Outros?

Figura 6.3 Planilha de análise sistemática de problemas.

PRINCÍPIO ORIENTADOR

O diagnóstico é incompleto até que você identifique não apenas os problemas, mas também as causas subjacentes e os fatores que contribuem para eles. Identificar clara e especificamente o problema e sua(s) causa(s) é a chave para determinar intervenções específicas para resolvê-lo.

Predição de potenciais problemas e complicações

1. Descubra alergias, medicamentos, tratamentos e condições médicas e de enfermagem atuais e passados do paciente.
2. Procure por problemas e complicações frequentemente associados com o observado no passo 1. *Exemplos:* se a pessoa tem

CAPÍTULO 6 Práticas de Raciocínio Clínico, Julgamento Clínico e Habilidades... **169**

diabetes, há risco de úlcera de pé e dificuldade de cicatrização. Se o seu paciente acabou de ter um infarto agudo do miocárdio (IAM) e tem uma linha arterial instalada, determine complicações potenciais comuns de IAM (p. ex., insuficiência cardíaca congestiva, arritmias, pericardite, extensão do IAM e parada cardíaca) e da linha arterial (p. ex., trombo ou êmbolos).

3. Cite os problemas/complicações potenciais. Por exemplo, se uma pessoa está tomando um anticoagulante, ela pode ter sangramento.

ⓘ EXERCÍCIOS DE RACIOCÍNIO CLÍNICO

Encontre exemplos de respostas no Apêndice I.

Leia as situações a seguir e siga as instruções.

SITUAÇÃO UM

Você acabou de admitir Nigel na unidade psiquiátrica. Ele está agitado, mas não fala com ninguém. Você verifica os registros anteriores e nota que ele tem um histórico surpreendente de profissionais que o atenderam.

Faça um comentário resumido que melhor descreva o problema potencial na situação anterior. Como alternativa, desenhe um mapa conceitual ou diagrama.

SITUAÇÃO DOIS

Elaine está na sala de recuperação após ter feito uma apendicectomia de emergência sob anestesia geral. Ela está muito atordoada e extremamente nauseada.

Prediga as complicações potenciais de Elaine.

SITUAÇÃO TRÊS

Susan é mãe solteira de três filhos. Ela diz a você que nunca foi uma pessoa muito organizada e que está tendo problemas para lidar

com as muitas demandas de seu tempo. Seus filhos parecem saudáveis e felizes, mas sua casa está desorganizada e ela aparenta desleixo.

Faça um comentário resumido que melhor descreva o problema, usando o formato PFE (problema, fatores [de risco] relacionados, evidências).

SITUAÇÃO QUATRO

Imagine que você está cuidando de um homem de 41 anos de idade com quatro costelas fraturadas.

De que outras informações você necessita para determinar se ele apresenta alto risco para problemas respiratórios?

Habilidade 6.13: Definição de prioridades

Definição

Nesta seção, o estabelecimento de prioridades é definido de duas maneiras: (1) diferenciação entre problemas que precisam de atenção imediata daqueles que requerem ação subsequente; e (2) definição de quais problemas devem ser informados no prontuário do paciente.

Por que esta habilidade é necessária para o raciocínio clínico

Esta habilidade é importante pelos seguintes motivos:

- **Se você não sabe como definir prioridades, pode causar atrasos no tratamento nas situações de risco de morte.** Por exemplo, se você não atribuir alta prioridade ao tratamento dos sintomas de insuficiência cardíaca congestiva (ICC), ela pode progredir rapidamente para edema pulmonar e morte
- **Se você der igual atenção aos problemas maiores e menores, pode não ter o tempo de que precisa para administrar os mais importantes.** Não apenas seus pacientes sofrerão, mas você se sentirá constantemente desorganizado e oprimido

- **Todos os problemas que devem ser resolvidos para alcançar os resultados gerais devem ser registrados no prontuário do paciente.**

Diretrizes: como definir prioridades

NOTA: "Administração de tempo" (ver **Capítulo 7, Habilidade 7.6**) fornece mais estratégias para definir prioridades dentro e fora do ambiente clínico. O **Capítulo 4** detalha como definir prioridades para delegar com segurança e eficácia.

1. Peça aos pacientes que citem dois problemas principais que estão enfrentando no momento.
2. Aplique a *regra 20/80* (você tem 100% das ações que precisa fazer; determine os 20% que devem ser feitos agora e os 80% que podem esperar).
3. Aplique os princípios e as estratégias descritos na seção em destaque a seguir.

Definição de prioridades: princípios e estratégias

Princípios de definição de prioridades

- **Definir prioridades é um processo fluido e mutável.** A ordem das prioridades muda, dependendo da gravidade e da relação dos problemas. *Exemplo:* se os valores laboratoriais anormais estiverem em níveis de risco de morte, eles provavelmente terão a prioridade mais alta; se o paciente está tendo dificuldade para respirar devido à dor aguda nas costelas, controlar a dor pode ser uma prioridade mais importante do que lidar com o pulso rápido, porque a dor está causando o pulso acelerado
- **Definir prioridades requer:**
  - **Compreender o "quadro geral" de todos os problemas do paciente** (p. ex., ter uma lista multidisciplinar dos problemas atuais de enfermagem, condições médicas e regimes de tratamento; conhecer os desfechos *gerais* esperados do tratamento)
  - **Determinar as relações entre os problemas:** se o problema Y causa o problema Z, o problema Y tem prioridade sobre o problema Z. *Exemplo:* se a dor está causando imobilidade, o controle da dor é uma alta prioridade
  - **Escolher um método apropriado de atribuição de prioridades.** Por exemplo, para identificar as prioridades urgentes iniciais, alguns enfermeiros usam o método ABC (certifique-se de que o paciente não apresente ameaças às vias respiratórias, à respiração ou à

circulação [*airway, breathing or circulation*]; as equipes de saúde do serviço de emergência se concentram em priorizar o atendimento para salvar *vidas, membros e visão*

- **A hierarquia de necessidades de Maslow**, a seguir, é um modelo útil para definir prioridades, especialmente para responder às perguntas no NCLEX.[2]

Prioridade 1. Necessidades fisiológicas – problemas com risco de morte (ou fatores de risco) que representam uma ameaça às necessidades fisiológicas (p. ex., problemas com respiração, circulação, nutrição, hidratação, eliminação, regulação de temperatura, conforto físico).

Prioridade 2. Segurança e proteção – problemas (ou fatores de risco) que representam uma ameaça à proteção e segurança (p. ex., riscos ambientais, medo).

Prioridade 3. Amor e pertencimento – problemas (ou fatores de risco) que representam uma ameaça para se sentir amado e parte de algo (p. ex., isolamento ou perda de um ente querido).

Prioridade 4. Autoestima – problemas (ou fatores de risco) que representam uma ameaça à autoestima (p. ex., incapacidade de realizar atividades normais).

Prioridade 5. Objetivos pessoais – problemas (ou fatores de risco) que representam uma ameaça à capacidade de atingir objetivos pessoais.

CAPÍTULO 6 Práticas de Raciocínio Clínico, Julgamento Clínico e Habilidades...

Passos para definir prioridades
1. **Garantir a segurança do paciente e dos profissionais e prevenir a transmissão de infecções.**
2. **Atribuir alta prioridade aos problemas de primeiro nível (prioridades imediatas): lembrar-se de "ABC mais V e L", conforme listado a seguir.** *Exceção:* com a reanimação cardiopulmonar (RCP) para parada cardíaca, inicie as compressões torácicas antes das respirações (para diretrizes de RCP atualizadas, acesse http://www.americanheart.org).
Problemas de vias respiratórias
Problemas respiratórios (*breathing*)
Problemas cardíacos e de circulação
+
Preocupações com sinais vitais (p. ex., febre, hipertensão, hipotensão)

Valores laboratoriais que são fatais (p. ex., baixo nível de glicemia)
3. **Atender a prioridades de segundo nível:**
- Estado mental alterado (p. ex., confusão, estado de alerta reduzido)
- Condições médicas que necessitam de atenção imediata (p. ex., diabético que não tomou insulina)
- Dor
- Problemas urinários.
4. **Abordar problemas de prioridade de terceiro nível (prioridades posteriores):**
- Problemas de saúde que não se enquadram nas categorias anteriores (p. ex., problemas com falta de conhecimento, atividade, descanso, enfrentamento familiar).

🔎 EXERCÍCIOS DE RACIOCÍNIO CLÍNICO

Encontre exemplos de respostas no Apêndice I.
1. Se o desfecho esperado for *ter alta em 5 dias e ser capaz de administrar os cuidados com a colostomia*, qual dos problemas a seguir deve ser abordado no prontuário do paciente?
a. Ansiedade relacionada com incapacidade de retornar ao trabalho por 6 semanas.
b. Educação do paciente: cuidados com a colostomia.
c. Lesão por pressão relacionada com a drenagem da colostomia.
2. Qual é a prioridade mais imediata na seguinte situação?

SITUAÇÃO

O Sr. Potter, um operário da construção civil de 64 anos de idade, é internado com tromboflebite na panturrilha direita. Ele é fumante e está resfriado, o que está causando espirros frequentes e tosse produtiva. O médico prescreveu repouso, banhos quentes e anticoagulantes, com permissão para ir ao banheiro apenas para evacuações. O Sr. Potter diz que precisa usar o banheiro. Em seguida, ele menciona que tem sentido desconforto no peito.

> **Habilidade 6.14:** Determinação de desfechos centrados no paciente (centrados no cliente)

Definição

Descrição exata de quais resultados serão observados no paciente para mostrar os benefícios esperados do cuidado em determinado momento. *Exemplo:* 24 h após a intubação endotraqueal para cirurgia de coração, o paciente será capaz de respirar de forma independente sem a sonda.

Por que esta habilidade é necessária para o raciocínio clínico

No dia a dia, os desfechos (resultados), muitas vezes, estão implícitos – se você está fazendo algo para corrigir um problema, obviamente espera observar uma melhora. Em situações complexas, no entanto, os desfechos são apresentados de acordo com regras muito específicas. Identificar resultados individualizados centrados no paciente promove a eficiência porque ajuda a:
- Explicar por que o plano de cuidado é valioso (eles descrevem os benefícios esperados do tratamento)
- Prestar atenção às respostas *individuais* dos pacientes

- Motivar os principais participantes – conhecer os benefícios e o prazo para a obtenção dos desfechos leva os pacientes e profissionais a iniciar as ações em tempo hábil
- Determinar as prioridades (você precisa saber os *desfechos gerais esperados* do cuidado antes de decidir o que é mais importante e o que deve ser feito primeiro)
- Determinar intervenções específicas destinadas a alcançar os desfechos.

Diretrizes: como determinar os desfechos centrados no paciente (centrados no cliente)

1. **Estabeleça parceria com o paciente e os profissionais para, juntos, desenvolverem os desfechos.** Seja realista, considerando:
- Estado de saúde física; prognóstico geral
- Crescimento e desenvolvimento; estado mental/psicológico
- Necessidades econômicas, culturais e espirituais
- Tempo de internação esperado
- Recursos humanos, materiais e financeiros disponíveis
- Outras terapias planejadas para o cliente.
2. **Perceba que os desfechos esperados podem ser identificados** a partir de uma perspectiva do **problema** ou **intervenção**, como segue:
- **Os desfechos identificados para os problemas** descrevem exatamente o que será observado no paciente para mostrar que os problemas foram resolvidos (ou controlados). Por exemplo, o que será observado quando um paciente não tiver mais problemas para se alimentar?
- **Os desfechos identificados para as intervenções** descrevem a resposta desejada à intervenção. Por exemplo, o que será observado no paciente após a irrigação da sonda nasogástrica?

> **PRINCÍPIO ORIENTADOR**
>
> **Existem relações dinâmicas entre problemas, intervenções e desfechos.** Se você não estiver alcançando os desfechos desejados, faça perguntas como: "Temos certeza de que identificamos os problemas corretamente?", "Adaptamos esses desfechos às circunstâncias individuais desse paciente?" e "Os desfechos são realistas e o paciente foi incluído para determiná-los?".

3. **Para determinar os desfechos esperados para problemas.** Inverta o problema – descreva o que será observado no paciente quando o problema não existir mais ou for controlado em um nível aceitável (ver o diagrama a seguir).

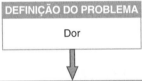

Desfecho esperado: utilizando uma escala de avaliação da dor, numérica ou de imagem, o paciente descreverá a ausência de dor ou sua capacidade de controlar a dor em um nível que lhe permita completar as atividades diárias e dormir o suficiente à noite.

4. **Para determinar os desfechos esperados para as intervenções.** Descreva o que será observado no paciente para demonstrar que a resposta desejada à intervenção foi alcançada (ver o diagrama a seguir).

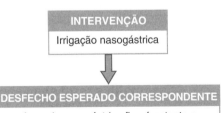

CAPÍTULO 6 Práticas de Raciocínio Clínico, Julgamento Clínico e Habilidades... 173

5. **Para garantir que os desfechos sejam específicos**, eles devem ter os seguintes componentes:
- **Assunto:** quem deve alcançar o desfecho? Ou que parte do paciente será observada para ser demonstrado o benefício esperado?
- **Verbo:** o que a pessoa fará (ou o que será observado) para demonstrar a realização do desfecho?
- **Condição:** sob quais circunstâncias a pessoa o fará?
- **Critérios de desempenho:** quão bem a pessoa fará isso?
- **Tempo-alvo:** até quando a pessoa poderá fazer isso?
Exemplos: "Na sexta-feira, Jim caminhará com um andador até o final do corredor" ou "Na sexta-feira, a pele da parte inferior do calcanhar estará intacta e sem sinais de irritação".
6. **Utilize verbos observáveis e mensuráveis** (verbos que descrevam coisas que você pode ver, ouvir, sentir ou cheirar claramente)
- **Utilize verbos como:** explicar, descrever, dizer, listar, demonstrar, mostrar, comunicar, expressar, andar, ganhar e perder
- **Não utilize verbos como:** saber, compreender, apreciar, sentir (eles não são mensuráveis porque ninguém pode ler a mente de outra pessoa para descobrir se ela sabe, entende, aprecia, e assim por diante).
7. **Em casos complexos, desenvolva desfechos de curto e longo prazos. Utilize os desfechos a curto prazo como trampolins para os desfechos a longo prazo.** *Exemplos:* (curto prazo) "Após 1 semana, Fred será capaz de tomar banho e se vestir com ajuda"; (longo prazo) "Após 4 semanas, Fred estará totalmente independente na realização de seus cuidados matinais".

> Use o acrônimo SMART para lembrar-se dos principais recursos dos desfechos esperados:
> **E**specífico (do inglês, *specific*)
> **M**ensurável
> **A**cordado com todas as partes
> **R**ealista
> **T**empo-limite

8. **Para fazer um comentário resumido que oriente a avaliação, use "conforme** evidenciado por" para descrever exatamente quais comportamentos irão indicar que o resultado foi alcançado. *Exemplo:* "O paciente demonstrará controle do diabetes conforme evidenciado pela capacidade de declarar como a insulina funciona, monitorar a glicose, ajustar a dose de insulina de acordo com o nível de glicemia e usar técnica de injeção estéril.

❓ EXERCÍCIOS DE RACIOCÍNIO CLÍNICO

Encontre exemplos de respostas no Apêndice I.

Determine um desfecho específico centrado no cliente para cada um dos seguintes:

1. Lesão por pressão relacionada com idade, obesidade e repouso prolongado na cama.
2. Paciente de sucção SQN (sempre que necessário).
3. Irrigação do cateter de Foley a cada 4 h.
4. Intubação endotraqueal.
5. Fraqueza muscular da perna relacionada com repouso prolongado na cama evidenciada pela incapacidade de caminhar ao longo do corredor sem auxílio.

Habilidade 6.15: determinação de intervenções individualizadas

Definição

Identificação de ações de enfermagem específicas que são adaptadas às necessidades e aos desejos do paciente e projetadas para (1) prevenir, controlar e eliminar problemas e fatores de risco; (2) reduzir a probabilidade de desfechos indesejados e aumentar a probabilidade de desfechos desejados; e (3) promover saúde e independência.

Por que esta habilidade é necessária para o raciocínio clínico

Para prevenir e resolver problemas de saúde, você deve saber como desenvolver intervenções seguras e individualizadas que são específicas para a situação particular de cada paciente. Concentrar-se nas necessidades e desejos individuais do paciente dá a ele uma sensação de autonomia e ajuda a criar um plano que tem mais probabilidade de ser seguido. Saber como adaptar as intervenções para aumentar a probabilidade de sucesso e diminuir a probabilidade de danos é a chave para segurança, eficiência e satisfação do paciente.

Diretrizes: como determinar intervenções individualizadas

1. **Envolva pacientes, familiares e profissionais na tomada de decisões desde o início.** Eles são os únicos que podem ajudá-lo a adaptar as intervenções de maneiras que provavelmente terão sucesso. Diga aos pacientes que seu papel não é apenas cuidar deles, mas também ajudá-los a saber como cuidar de si mesmos quando você não estiver lá.

2. **Identifique as intervenções que visam monitorar e controlar os problemas e seus fatores contribuintes subjacentes.**

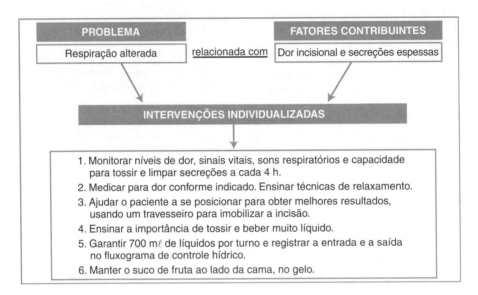

3. **Dê alta prioridade ao planejamento de intervenções destinadas a controlar os fatores que estão contribuindo para os problemas.** Por exemplo, se o paciente não se move ou tosse bem após a cirurgia por causa da dor da incisão, uma intervenção de alta prioridade será controlar a dor.

> **PRINCÍPIO ORIENTADOR**
>
> Certifique-se de que suas intervenções independentes não estejam tentando tratar um problema que requer tratamento médico por um profissional mais qualificado.
> *Exemplo:* a dor não aliviada pode indicar que há um problema com risco de morte que precisa de atenção médica imediata; continuar a tratar a dor pode mascarar sintomas importantes e colocar o paciente em risco significativo.

4. **Identifique os problemas e fatores de risco que devem ser monitorados e controlados para alcançar os desfechos gerais e, então, pergunte o seguinte:**
   - "Como vamos monitorar o estado dos problemas e fatores de risco?" ("O que iremos avaliar?", "Quem irá avaliar?" "Com que frequência iremos avaliar?", "Como as avaliações serão registradas?")
   - "O que deve ser feito para (1) controlar ou eliminar os fatores de risco (contribuintes)?", (2) "Monitorar ou eliminar os problemas?", (3) "Promover a segurança e reduzir o risco de danos?" e (4) "Ensinar à pessoa o que ela precisa saber para ser independente?".

5. **Considere as intervenções que você identificou e pergunte o seguinte:**
   - "Eu previ os *benefícios esperados* para esse paciente em particular?"

CAPÍTULO 6 Práticas de Raciocínio Clínico, Julgamento Clínico e Habilidades... **175**

- "Eu previ *respostas indesejadas* e identifiquei maneiras de minimizá-las?"
- "Eu sei o nível de evidência que apoia a obtenção dos resultados desejados para minhas intervenções nessa situação?". *Exemplo:* "Suas intervenções são recomendadas pelos livros? Por políticas, procedimentos ou planos-padrão? Por diretrizes de prática clínica?"
- "Eu pesei os riscos da intervenção contra os benefícios?"
- "O que podemos fazer para aumentar a probabilidade de obter os resultados desejados e reduzir o risco de causar danos (resultados indesejáveis) nessa situação específica do paciente?".

6. **Lembre-se da abordagem PPMP (prever, prevenir, monitorar, promover):**
   - **Preveja complicações potenciais e esteja pronto para controlá-las.** Às vezes, você não pode fazer muito sobre a causa dos problemas, mas pode prevenir e controlar os sintomas e potenciais complicações dos problemas. *Exemplo:* se alguém acabou de ter suas mandíbulas unidas com fios, você não pode fazer muito a respeito, mas deve estar preparado para lidar com a potencial complicação da aspiração, tendo equipamento de sucção e alicate de corte por perto
   - **Identifique intervenções que não apenas tratam problemas e fatores de risco, mas também promovem função, independência e bem-estar ideais.** *Exemplo:* enfatize os benefícios de caminhar pelo menos 20 min por dia. Certifique-se de que os pacientes tenham papel e caneta para escrever o que precisam lembrar.

Pergunte aos pacientes o que você pode fazer para tornar a situação mais conveniente para eles.

7. **Lembre-se de intervenções de cuidado direto (ações que você faz diretamente para ou com o paciente, como ajudá-lo a sair da cama) e intervenções de cuidado indireto (ações que você faz longe do paciente, como monitorar os resultados do exame laboratorial).**

PRINCÍPIO ORIENTADOR

Ao determinar as intervenções, lembre-se: VER, FAZER, ENSINAR, REGISTRAR: considere o que você precisa ver (avaliar), o que você ou o paciente precisam fazer, o que você precisa ensinar e o que deve registrar. Exemplo:

- **Ver:** avalie a capacidade de andar com o andador na sala antes de permitir que o paciente saia sozinho no corredor
- **Fazer:** peça-lhe que caminhe por toda a extensão do corredor 3 vezes/dia
- **Ensinar:** reforce que a pesquisa mostra que caminhar aumentará a força muscular e reduzirá a fadiga
- **Registrar:** registre o pulso e a pressão arterial antes e depois de caminhar pelo menos 1 vez/dia.

⚡ EXERCÍCIOS DE RACIOCÍNIO CLÍNICO

Encontre exemplos de respostas no Apêndice I.

1. Determine intervenções específicas para cada um dos seguintes problemas e desfechos correspondentes.

Problema	Resultado correspondente esperado
a. Risco de desidratação relacionado com diarreia e ingestão insuficiente de líquidos	Manter hidratação adequada, conforme evidenciado ao beber aproximadamente 4 ℓ de líquidos claros pelo período de 24 h
b. Risco de ansiedade relacionado com conhecimento insuficiente dos procedimentos hospitalares	Até o final do dia, relacionar conhecimentos a respeito de procedimentos hospitalares e expressar formas de controlar a ansiedade
c. Dor relacionada com articulações artríticas, conforme evidenciado por queixas de dor com amplitude de movimento nos últimos 20 anos	Após a aplicação de calor e auxílio com a amplitude de movimento, classificar a dor em uma escala de 0 a 10 e expressar que a dor nas articulações não impede o movimento ou o sono.

4. Imagine que você está fazendo uma visita domiciliar a uma mulher de 86 anos de idade que é asmática e está em quimioterapia para câncer de ovário. Ela é independente, mas gosta de passar a maior parte do dia lendo na cama. Ela tem 1,50 m de altura e pesa 42 kg. Determine todos os fatores que ela apresenta que podem contribuir para o risco de lesão por pressão. Em seguida, decida o que, se houver algo, será feito para controlar cada fator contribuinte.

5. Responda às perguntas após a seguinte situação.

SITUAÇÃO

Você faz uma visita domiciliar a uma família russa com três filhos, de 5, 7 e 10 anos de idade. A casa deles fica próxima a uma floresta cheia de carrapatos. A mãe está chateada porque continua encontrando carrapatos nas crianças e ela sabe que a doença de Lyme é causada pelas picadas desse inseto. Ela disse às crianças para não irem para a floresta, mas suspeita que eles a desobedeceram. Agora a mãe está pensando em punir os filhos quando encontrar um carrapato neles, esperando que isso os torne mais cuidadosos.

Você pesquisa a doença de Lyme e descobre que o melhor tratamento é a prevenção de picadas de carrapato. Em seguida, identifica o seguinte problema e desfecho esperado:

Problema: risco de infecção relacionado com picada de carrapato.

Desfecho esperado: as crianças terão risco menor de picadas de carrapatos e infecções, conforme evidenciado pelo uso de repelente de insetos quando estiverem ao ar livre, evitando áreas de grama alta e examinando a si mesmas e às outras quanto a carrapatos.

---

a. O que pode acontecer se as crianças forem punidas quando um carrapato for encontrado nelas?

b. O que pode acontecer se você recompensar as crianças por encontrar carrapatos?

c. Que intervenções podem motivar as crianças a participar, com segurança, da detecção de carrapatos e evitar picadas?

d. Que intervenções específicas você poderia usar para alcançar o desfecho esperado para essa situação?

Habilidade 6.16: Avaliação e correção do pensamento (autocontrole)

Definição

Refletir sobre seu pensamento com o objetivo de garantir acurácia, segurança e melhora – por exemplo, procurar falhas, decidir se seu pensamento está focado, claro e em profundidade suficiente – e, em seguida, fazer os ajustes necessários.

Por que esta habilidade é necessária para o raciocínio clínico

O desenvolvimento de habilidades de raciocínio clínico consistentes requer que você se autocontrole, o que significa refletir sobre seu pensamento e fazer-se perguntas como: "Quão certo estou sobre o que está acontecendo aqui?", "O que eu poderia estar deixando escapar?", "Como posso ter certeza de que meu raciocínio está correto?", "Estou me mantendo em padrões elevados?", "Eu sei o que farei se algo der errado?", "Quais abordagens criativas podem funcionar aqui?", "Que colegas ou especialistas posso conseguir para dialogar comigo para que eu entenda melhor o pensamento que deve ocorrer em uma situação como essa?".

Diretrizes: como avaliar e corrigir o pensamento (autocontrole)

Avaliar e corrigir o pensamento é um processo contínuo. Como o processo de enfermagem é uma ferramenta importante para o raciocínio clínico, a seção em realce a seguir fornece exemplos de perguntas que você deve fazer em várias fases do ADPIE.

CAPÍTULO 6 Práticas de Raciocínio Clínico, Julgamento Clínico e Habilidades... 177

Perguntas a serem feitas para refletir sobre o raciocínio

Avaliação e diagnóstico

- Até que ponto o paciente e os principais interessados foram envolvidos no processo?
- Eu entendo bem as percepções, os desejos e as necessidades do meu paciente?
- Que suposições eu poderia ter feito?
- Quão completa é a coleta de dados?
- Quão precisas e confiáveis são minhas informações?
- Estou certo das conclusões que tirei?
- Devo relatar alguns sinais e sintomas imediatamente – pode ser uma condição médica que necessite de tratamento mais qualificado?
- Os dados do paciente comprovam que os problemas que identifiquei estão corretos?
- Deixei passar algum outro problema que poderia ser indicado pelos dados do paciente? Que complicações/hipóteses alternativas devo considerar?
- Eu identifiquei bem as causas subjacentes, fatores contribuintes e fatores de risco?
- Eu identifiquei problemas de enfermagem e problemas que precisam de uma abordagem multidisciplinar?
- Os pontos fortes e os recursos do paciente foram identificados?
- Certifiquei-me de que os problemas de segurança e as necessidades de educação do paciente foram identificados?

Planejamento

- Até que ponto envolvi o paciente e os principais interessados na definição de prioridades e no desenvolvimento do plano?
- Deixei passar algum problema que deva ser abordado no plano de tratamento?
- Os desfechos refletem bem os benefícios esperados do atendimento?

- Os desfechos esperados são realistas, claros e centrados no cliente?
- Eu considerei as respostas indesejadas às intervenções e identifiquei as intervenções para reduzir a probabilidade de elas acontecerem?
- Eu considerei os problemas e os desfechos ao identificar as intervenções?
- Eu considerei as preferências do paciente ao desenvolver o plano?
- Eu antecipei as respostas do paciente e as intervenções individualizadas para esse paciente e essa situação específicos?

Implementação

- Eu envolvi bem o paciente na tomada de decisão diária?
- Estou monitorando bem as respostas do paciente?
- Qual é a situação dos problemas identificados durante a avaliação e o diagnóstico?
- Estou deixando passar algum problema novo?
- Devo fazer algo diferente? As intervenções ainda são adequadas?
- Eu preciso resolver algum problema de segurança?
- Eu identifiquei e registrei as alterações que precisamos fazer?

Avaliação

- Qual é a posição do paciente em relação à obtenção dos principais desfechos desejados?
- Com que precisão e completude concluí cada um dos passos anteriores?
- Que sugestões o paciente e os principais interessados têm para melhorias?

Não há exercícios de raciocínio clínico para esta habilidade, porque oportunidades para avaliar e corrigir o pensamento foram fornecidas nas outras seções de habilidades.

Habilidade 6.17: Determinação de um plano abrangente/avaliação e atualização do plano

Definição

Garantir que os problemas prioritários e os desfechos e intervenções correspondentes

sejam registrados no prontuário do paciente; manter o plano atualizado.

Por que esta habilidade é necessária para o raciocínio clínico

Desenvolver um plano abrangente e garantir que os principais componentes do plano de cuidado sejam registrados (1) exigem que você pense sobre os aspectos mais importantes da prestação de cuidados; (2) promovem a comunicação entre os profissionais; e

(3) fornecem dados para fins de avaliação, pesquisa, legais e de seguridade social.

Diretrizes: Como desenvolver um plano abrangente/atualizar o plano

1. Reconheça que a determinação de um plano abrangente requer todas as habilidades anteriores listadas aqui, bem como a compreensão do propósito e dos componentes do plano registrado.

Objetivos e componentes do plano de cuidado

Objetivos

1. Promove a comunicação entre os profissionais.
2. Direciona cuidados, intervenções e documentação.
3. Cria um registro que, mais tarde, pode ser usado para fins de avaliação, pesquisa, legais e seguridade social.

Componentes do plano de cuidado (utilize o mnemônico DPID)

Desfechos esperados

Problemas reais e potenciais que devem ser tratados para alcançar desfechos gerais

Intervenções específicas projetadas para alcançar os desfechos

Declarações de evolução (registro do progresso)

2. Identifique você mesmo os principais problemas e intervenções. Então:
- Verifique o prontuário do paciente para ver se os problemas e as intervenções dele são tratados por planos preestabelecidos, políticas ou prescrições médicas
- Compare a situação do seu paciente com as intervenções em planos preestabelecidos
- Modifique ou adicione intervenções, se necessário (p. ex., seu paciente pode ter problemas de mobilidade que precisam ser adicionados ao plano preestabelecido)
- Atualize o prontuário do paciente para garantir que quaisquer novos problemas, fatores de risco ou intervenções sejam comunicados no local apropriado.

❓ EXERCÍCIOS DE RACIOCÍNIO CLÍNICO

Encontre exemplos de respostas no Apêndice I.

1. Considere cada um dos resultados esperados a seguir e os dados do paciente correspondentes, e decida se os desfechos foram alcançados, parcialmente alcançados ou não alcançados.
   a. **Resultado esperado:** cuidar do próprio ferimento no terceiro dia após a cirurgia, conforme evidenciado pela capacidade de demonstrar como efetuar o tamponamento da ferida. **Dados:** o paciente diz que lidar com o curativo não deve ser sua preocupação e sente que é incapaz de fazer isso.
   b. **Resultado esperado:** bebe pelo menos 4 ℓ de líquido, conforme evidenciado por manter um registro escrito da ingestão de líquidos. **Dados:** o registro do paciente indica quase 5 ℓ de ingestão de líquidos diariamente.
   c. **Resultado esperado:** o bebê terá alta com os pais capazes de realizar a RCP. **Dados:** o pai demonstra bem a RCP. A mãe tem problemas para estabelecer as vias respiratórias.
2. Identifique dois problemas prioritários na situação a seguir; então, desenvolva um plano abrangente para resolver os problemas. Inclua um desfecho geral de alta esperado, desfechos para cada problema e intervenções específicas.

SITUAÇÃO

É segunda-feira, 29 de junho. Você admite a Sra. Ankiel, que acaba de sofrer choque anafilático após uma picada de abelha. Ela deve ter alta no dia seguinte, terça-feira. O médico dá à Sra. Ankiel um *kit* de injeção de epinefrina de emergência e lhe diz: "A enfermeira vai lhe ensinar como usá-lo". A Sra. Ankiel ainda tem urticária por todo o corpo e diz que a coceira em seus pés a está deixando louca. Você descobre que colocar os pés dela em água fria de vez em quando reduz seu desconforto. Ela ainda está ligeiramente ofegante por causa da reação à picada de abelha.

CAPÍTULO 6 Práticas de Raciocínio Clínico, Julgamento Clínico e Habilidades... 179

Quando você pergunta a ela sobre o uso do *kit* de injeção, ela responde: "De jeito nenhum!". Seu marido, que é aposentado, diz: "Ficarei feliz em aprender". É decidido que é satisfatório dar alta à Sra. Ankiel em 30 de junho, com seu marido capaz de demonstrar como aplicar epinefrina em uma situação de emergência.

3. Suponha que um protocolo no serviço de emergência declare que, no primeiro dia após a cirurgia, sua paciente deva retirar o cateter de Foley e urinar normalmente. Agora é o segundo dia após a cirurgia, e, quando você verifica o registro de entrada e saída, vê que ela está urinando 30 mℓ a cada hora. O que você deve fazer e por quê?

4. Suponha que você esteja revisando o prontuário de alguém para determinar se um plano de cuidado satisfatório está presente. Quais são os quatro componentes do plano que você procura?

REFERÊNCIAS BIBLIOGRÁFICAS

1. NCSBN. Measuring the right things. In: *Focus (Winter)*. 2018:12.

2. Maslow A. *Motivation in personality*. New York: Harper & Row; 1970.

7

Habilidades de Prática Interprofissional: Comunicação, Trabalho em Equipe e Autogestão

VISÃO GERAL DO CAPÍTULO

Como utilizar este capítulo, 181
Como as habilidades estão organizadas, 181
Habilidade 7.1: Comunicação de más notícias, 182
Habilidade 7.2: Lidar com reclamações de maneira construtiva, 186
Habilidade 7.3: Desenvolvimento de parcerias empoderadas, 187
Habilidade 7.4: Dar e receber *feedback* construtivo, 189

Habilidade 7.5: Gestão construtiva de conflitos, 192
Habilidade 7.6: Gerenciamento de tempo, 196
Habilidade 7.7: Condução e facilitação de mudanças, 199
Habilidade 7.8: Prevenção e abordagem de erros de forma construtiva, 201
Habilidade 7.9: Transformação do grupo em equipe, 207

RESULTADOS DA APRENDIZAGEM

Depois de concluir este capítulo, você será capaz de:
1. Explicar por que as habilidades de comunicação, trabalho em equipe e autogestão são fundamentais para a prática interprofissional.
2. Demonstrar a realização dos resultados listados no início de cada habilidade neste capítulo.

3. Utilizar estratégias específicas que o ajudem a ter sucesso como membro da equipe ou líder.

CONCEITOS-CHAVE

Mudança; conflito; *feedback* construtivo; atendimento ao cliente; parcerias empoderadas; satisfação do paciente; trabalho em equipe; controle de tempo. *Ver também os capítulos anteriores.*

COMO UTILIZAR ESTE CAPÍTULO

Este capítulo ajuda você a desenvolver habilidades interpessoais, de trabalho em equipe e de autogestão – por exemplo, administrar seu tempo e aprender como superar "a ferroada" da crítica para que o ajude a crescer. Quando você sabe como se comunicar com eficácia e construir relações positivas com pacientes e membros da equipe, passa menos tempo sendo desviado por problemas interpessoais e da "natureza humana", e mais tempo totalmente engajado em progredir.

COMO AS HABILIDADES ESTÃO ORGANIZADAS

Listada em ordem alfabética, cada habilidade é apresentada no seguinte formato: (1) nome da habilidade, (2) definição da habilidade,

(3) resultados do aprendizado, (4) pensamento critico sobre a habilidade, (5) como realizar a habilidade e (6) exercícios de pensamento crítico. Para promover a discussão e o aprendizado em profundidade, o conteúdo é apresentado de maneira que pode ajudá-lo a planejar um seminário para cada habilidade. Além de revisar os recursos recomendados no final de cada habilidade, os participantes do seminário devem pesquisar na internet, especialmente no YouTube, recursos e vídeos relacionados. **Não há exemplos de respostas para este capítulo,** porque todos os exercícios são para pensar, comparar e compartilhar.

Habilidade 7.1: Comunicação de más notícias

Definição

Saber transmitir honestidade, empatia e responsabilidade ao dar informações que possam ter impacto negativo para alguém.

Resultados da aprendizagem

Depois de concluir esta seção, você deverá ser capaz de:
1. Explicar o que acontece quando você evita dar más notícias.
2. Identificar estratégias para ajudar as pessoas a lidarem com o impacto de receber más notícias.
3. Determinar como você pode reduzir seu estresse ao dar más notícias.
4. Melhorar sua capacidade de comunicar más notícias.

Pensar criticamente ao comunicar más notícias

Ninguém gosta de comunicar más notícias porque ninguém gosta de recebê-las. Muitas vezes, evitamos essa tarefa desagradável por completo (e corremos o risco de piorar a situação). Você pode não ser aquele que realmente comunica as más notícias – por exemplo, os diagnósticos de câncer são comunicados apenas por médicos; a doação de órgãos é solicitada por um membro da equipe de transplante de órgãos –, mas provavelmente você é quem precisa estar lá para ajudar os pacientes a *lidar com o impacto* das más notícias.

Receber más notícias pode ser melhor do que *não* receber notícias. Os pesquisadores relatam que a incerteza sobre o diagnóstico causa mais ansiedade e pode ser mais estressante do que saber que você tem uma doença grave. Uma vez diagnosticadas, as pessoas geralmente adquirem algum entendimento e controle. Quer você esteja lidando com questões de risco de morte ou de satisfação do paciente, saber como dar más notícias pode fazer a diferença entre piorar uma situação difícil e dar aos pacientes e familiares as informações e o apoio de que precisam.

Como comunicar más notícias

As tabelas a seguir fornecem orientações para comunicar más notícias em duas situações diferentes: (1) comunicar más notícias relacionadas com o estado de saúde (**Tabela 7.1**) e (2) comunicar más notícias relacionadas com questões de satisfação do paciente (**Tabela 7.2**).

Tabela 7.1 Comunicar más notícias relacionadas com o estado de saúde.

Passos	Justificativa
1. **Determine quem tem autoridade e qualificações para comunicar as más notícias.** Normalmente, é o profissional de saúde principal o responsável pelo paciente, como o médico ou o enfermeiro.	**A maioria das organizações tem políticas relacionadas com quem pode dar certas informações aos pacientes.** Dependendo do impacto da notícia (p. ex., se a notícia for sobre resultados de biopsia, doença grave ou morte), é provável que o paciente e sua família tenham perguntas que devem ser respondidas por um profissional mais qualificado. Sempre verifique as políticas de sua instituição em relação à confidencialidade do paciente e às regulamentações de privacidade da Lei de Responsabilidade e Portabilidade de Seguro de Saúde (HIPAA; do inglês, *Health Insurance Portability and Accountability Act*).

(continua)

CAPÍTULO 7 Habilidades de Prática Interprofissional

Tabela 7.1 Comunicar más notícias relacionadas com o estado de saúde. (*continuação*)

Passos	Justificativa
2. **Faça que o profissional mais bem qualificado (ou que desenvolveu o melhor relacionamento com a pessoa) comunique a notícia.**	**O mensageiro é importante.** As más notícias costumam ser recebidas com fortes emoções de desapontamento e raiva. Receber más notícias de forma direta e carinhosa de profissionais de confiança ameniza o golpe. É fácil sentir que um profissional que está muito ocupado para comunicar más notícias o traiu. É preciso ter uma mente forte e lógica para não querer "atirar no mensageiro". Garantir que quem conhece melhor o paciente – por exemplo, um enfermeiro de confiança ou um capelão – esteja presente ajuda a reduzir a sensação de abandono ou desamparo.
3. **Escolha o ambiente – garanta privacidade e evite usar o telefone.**	**O modo e o local onde a pessoa recebe as más notícias é importante.** Usar o telefone não permite avaliação e suporte adequados.
4. **Descubra o que a pessoa já sabe ou suspeita.**	**Isso simplifica o processo** e ajuda a esclarecer o que você precisa dizer.
5. **Dê um sinal de alerta.**	**Frases como "Tenho más notícias" ou "Sinto muito ter que dizer isso"** preparam as pessoas para o golpe emocional que estão prestes a receber.
6. **Seja direto, dê as notícias e aguarde um tempo para que elas processem a informação.** (O silêncio vale ouro.)	**Ser direto ajuda as pessoas a obter as informações principais primeiro, de maneira lógica.** As más notícias levam tempo para serem digeridas – os pacientes, muitas vezes, precisam superar o choque e a raiva antes de poderem lidar com o impacto das notícias. Às vezes, tudo o que é necessário é alguém para permanecer presente, ouvindo em silêncio enquanto os sentimentos são organizados. Você tem que distinguir os sentimentos antes de domá-los.
7. **Responda às emoções com empatia.** Continue a usar o silêncio como estratégia. Use linguagem não verbal, conforme apropriado (p. ex., coloque a mão no ombro da pessoa). Ajude a pessoa a lidar com sentimentos de culpa.	**Cada pessoa é única, com uma variedade de respostas emocionais.** Deixar as pessoas saberem que suas emoções são compreendidas as ajuda a lidar com sentimentos fortes. Pense nesta analogia: o ácido acetilsalicílico reduz a febre e o desconforto físico. A permissão para expressar pensamentos e sentimentos reduz a ansiedade e o desconforto psicológico. As más notícias geralmente trazem sentimentos de culpa. *Exemplos de declarações que transmitem empatia e reduzem a culpa:* "Lamento que isso esteja acontecendo", "Não há nada que pudesse ser feito", "Isso não é culpa de ninguém", "Não vale a pena culpar... isso só vai piorar a situação... precisamos lidar com o problema", "Vamos ajudá-lo com isso". *Exemplos de afirmações que não ajudam:* "Eu sei como você se sente", "É a vontade de Deus", "Deus só dá o que você pode suportar".

(continua)

Pensamento Crítico, Raciocínio Clínico e Julgamento Clínico para Enfermagem

Tabela 7.1 Comunicar más notícias relacionadas com o estado de saúde. (*continuação*)

Passos	Justificativa
8. **Pergunte se há dúvidas ou pedidos especiais,** principalmente relacionados com as necessidades espirituais e culturais.	**Ouvir suas perguntas e solicitações especiais ajuda a identificar suas necessidades mais importantes.** Os enfermeiros são responsáveis por prestar atenção às necessidades espirituais e culturais. *Exemplos:* "Diga-me o que podemos fazer agora por você", "Há alguém para quem possamos ligar?", "Você tem uma religião específica?", "Posso chamar o capelão do hospital?", "O que eu posso fazer?".
9. **Mantenha um tom positivo, seja realista e dê esperança.** Termine com um plano e certifique-se de que a pessoa tenha uma lista impressa de recursos.	**Ter esperança e ouvir uma atitude realista e positiva dão o tom para lidar com as más notícias.** A esperança é o "tônico" que sustenta as pessoas nos momentos difíceis. *Exemplos:* "Esta é uma notícia difícil... mas ter uma atitude positiva é importante", "Não tire conclusões precipitadas ou se deixe levar pelos piores cenários", "Não perca as esperanças... usaremos todos os nossos recursos". Ter um plano mobiliza o paciente e a equipe para lidar com o problema. Uma lista impressa de recursos é essencial para que, posteriormente, quando o paciente for para casa, a informação seja processada e ele comece a pensar de forma independente sobre como lidar com o problema.
10. **Acompanhe** para ver como está indo o processo.	Algumas pessoas podem precisar de mais orientação e apoio do que outras. Não suponha. Descubra como elas estão.

Fonte: © 2018 R. Alfaro-LeFevre. http://www.AlfaroTeachSmart.com.

Tabela 7.2 Comunicar más notícias relacionadas com questões de satisfação do consumidor e do paciente.

Passos	Exemplo
1. **Comunique as más notícias em tempo hábil.** Peça desculpas e não tente esconder a situação.	"**Lamento dizer** que não poderemos fazer seus raios X hoje."
2. **Mostre responsabilidade, explique o que aconteceu e por quê.**	"**Seu cartão de consulta diz hoje, mas** de alguma forma temos você agendado em nosso sistema para a próxima semana. Não sei ao certo como isso aconteceu, mas pode ter certeza que vou descobrir".
3. **Faça uma pausa para dar à pessoa a chance de expressar pensamentos e sentimentos.** Escute com atenção.	**O silêncio de 3 a 5 s incentiva a pessoa a reunir seus pensamentos**, falar o que pensa e dizer o que é mais importante.
4. **Apresente soluções alternativas e dê os prós e os contras de cada uma.** Obtenha o ponto de vista do paciente.	"**Eu poderia agendar o raio X para hoje mais tarde, mas** teremos melhores imagens se você fizer jejum por 12 h antes do exame. Eu sei que você teria que ir para casa e voltar, e que gostaria de acabar com isso. Acho que vale a pena esperar para ter certeza de que obteremos uma radiografia de boa qualidade. Isso seria bom para você?"

(*continua*)

Tabela 7.2 Comunicar más notícias relacionadas com questões de satisfação do consumidor e do paciente. (*continuação*)

Passos	Exemplo
5. **Recomende um curso de ação.** Inclua (a) como o plano aborda o problema e (b) como o plano aborda as adversidades resultantes do que aconteceu.	"**Penso que a melhor solução é** agendar a radiografia o mais rápido possível. Porque você já teve problemas suficientes, farei o meu melhor para agendá-lo sempre que lhe for conveniente. Também vou descobrir quem cometeu esse erro e ver o que podemos fazer para evitar que isso aconteça novamente."
6. **Reafirme seus objetivos e visão para o futuro.** Inclua (a) pontos-chave que dão confiança aos envolvidos e (b) o prazo para os resultados esperados.	"**Estamos aqui para atendê-lo da melhor maneira que pudermos.** Em breve, teremos um sistema que permite que você confirme consultas e exames por telefone. Esperamos ter o sistema em funcionamento até maio. Todos serão incentivados a ligar e confirmar seus compromissos quando chegarem a casa."
7. **Acompanhe** para ver se os resultados foram satisfatórios.	"**Estou notificando nosso departamento de relações comunitárias.** Eles vão ligar para você a fim de saber se tudo foi resolvido de forma satisfatória. Fique à vontade para ligar e discutir o que quiser com eles também. Queremos que você se sinta satisfeito com sua experiência conosco. Por favor, avise-me se você ainda tiver problemas."

Fonte: © 2018 R. Alfaro-LeFevre http://www.AlfaroTeachSmart.com.

EXERCÍCIOS DE PENSAMENTO CRÍTICO

 Pense, compare, compartilhe

Com um parceiro, em grupo ou em um bloco de anotações:

1. Assista a alguns dos vídeos no YouTube de como comunicar más notícias. Em seguida, discuta o seguinte:
   - Suas melhores e piores experiências de como alguém lhe comunicou más notícias
   - As emoções que você sente ao comunicar más notícias
   - Suas experiências sobre como as pessoas reagiram ao receber más notícias
   - As semelhanças e diferenças entre comunicar más notícias relacionadas com satisfação do paciente e comunicar más notícias associadas ao estado de saúde.
2. Imagine que você precisa contar a alguém que a mãe dele foi internada na unidade de terapia intensiva após um acidente de carro. Usando os passos para comunicar más notícias relacionadas com o estado de saúde na **Tabela 7.1**, desenvolva um plano de como você fará isso.
3. Imagine que você tem que dizer a alguém que ela tem que esperar 2 horas pela consulta médica porque o médico tem outros problemas urgentes. Usando os passos para comunicar más notícias relacionadas com questões de satisfação do paciente na **Tabela 7.2**, desenvolva um plano de como você fará isso.
4. Discuta sua posição em relação a alcançar os resultados do aprendizado listados no início desta habilidade.

Recomendações

Bumb M, Keefe J, Miller L, Overcash J. Breaking bad news: an evidence-based review of communication models for oncology nurses. CJON 2017;21(5):573-580. doi: 10.1188/17.CJON.573-580.

Meyer E. On being present, not perfect. 2015. Disponível em: https://ceagent.com/tag/ted-talk/.

Raymond R. Breaking bad news to patients: experts offer best practices. 2017.

Disponível em: https://thedo.osteopathic. org/2017/02/how-to-break-bad-news-to-patients-experts-offerbest-practices/.

Ver também as Recomendações da próxima habilidade.

Habilidade 7.2: Lidar com reclamações de maneira construtiva

Definição

Usar reclamações como uma oportunidade para identificar problemas no sistema e melhorar ou restaurar a satisfação do paciente/cliente.

Resultados da aprendizagem

Depois de concluir esta seção, você deverá ser capaz de:

1. Explicar o valor das reclamações.
2. Identificar estratégias para lidar com pacientes e clientes difíceis.
3. Expressar mais confiança ao lidar com reclamações.

Pensar criticamente sobre reclamações

Lidar com reclamações deixa a maioria de nós desconfortável – e frequentemente na defensiva. As reclamações, no entanto, são, na verdade, uma oportunidade para melhorar a satisfação do paciente e os problemas do sistema.

As reclamações ajudam você a:

1. Corrigir os problemas antes que piorem ou aconteçam com outra pessoa.
2. Identificar tendências nas necessidades não atendidas de pacientes e clientes.
3. Responder de maneira que permita aos clientes saber que suas experiências são importantes para você e sua organização.
4. Informar-se sobre as reclamações antes que as pessoas comecem a se queixar com outras pessoas.

Se você estiver lidando com indivíduos ligeiramente frustrados ou pessoas agressivas que parecem estar procurando um motivo para brigar, controle suas emoções, use estratégias específicas e mantenha o foco em objetivos comuns. Isso o ajudará a melhorar a satisfação e reduzir o estresse.

Como lidar com reclamações de maneira construtiva

1. **Frequentemente, você pode acalmar as pessoas com raiva usando apenas uma pequena afirmação sobre o problema delas e o compromisso de resolvê-lo.** Por exemplo, "Eu entendo que isso é perturbador. Deixa-me ver o que posso fazer".
2. **Não leve para o lado pessoal.** Preste atenção ao que está sendo dito e controle a tendência natural de ser defensivo; presuma que há um bom motivo para as reclamações (esses motivos podem não estar claros a princípio).
3. **Use a abordagem a seguir para recuperar a confiança e a satisfação.**

Gestão de reclamações: ODRA (ouvir, desculpar-se, resolver e agradecer)[1]

Ouvir. Incentive os pacientes/clientes a esclarecer o que aconteceu (p. ex., "Ajude-me a entender o que aconteceu"). Ouça com atenção e evite culpar, ficar na defensiva ou pensar em desculpas.

Desculpar-se. Seja sincero sobre lamentar a experiência da pessoa. Você pode não estar admitindo culpa; você está se desculpando em nome da instituição.

Resolver. Certifique-se de entender o problema na perspectiva do paciente/cliente; em seguida, faça algo para resolvê-lo ou encontre alguém que o faça. Pergunte à pessoa o que você pode fazer para consertar; diga-lhe o que você vai fazer e dê-lhe um retorno assim que o fizer.

Agradecer. Agradeça à pessoa por trazer o problema à sua atenção e por sua paciência e compreensão.

---

4. Se, quando você chegar, a reclamação já tiver sido iniciada, fique quieto, ouça e peça para verificar se você entendeu o problema.

5. Tente aprender com a experiência dos pacientes/clientes; trate-os como se fossem sua celebridade favorita, herói, amigo, vizinho ou sua avó.

EXERCÍCIOS DE PENSAMENTO CRÍTICO

Pense, compare, compartilhe

Com um parceiro, em grupo ou em um bloco de anotações:

1. Discuta as estratégias do seguinte vídeo: *How to give great customer service: The LAST method.** (*Website*). Acesse https://www.engvid.com/how-to-give-greatcustomer-service-the-last-method/.
2. Imagine o seguinte: alguém lhe disse que um de seus pacientes tem inúmeras queixas. Você vai até o quarto, apresenta-se e pergunta sobre o problema. A esposa do paciente imediatamente se torna hostil e lhe diz para "apenas sair". O que você faz e por quê?
3. Compartilhe como você se sente quando faz reclamações (p. ex., com raiva, culpado, frustrado).
4. Exemplifique uma ocasião em que você pensou em reclamar, mas decidiu que não valia a pena. Como você se sentiu com isso? Quem perdeu mais com essa situação?
5. Descreva suas melhores e piores experiências ao fazer uma reclamação.
6. Decida sua posição em relação a alcançar os resultados do aprendizado listados no início desta habilidade.

Recomendações

Doyles A. Nurse interview questions about patient complaints. 2018. Disponível em: https://www.thebalancecareers.com/nurse-interview-questions-about-patient-complaints-2062663.
Texas Medical Association. How to handle patient complaints. 2017. Disponível em: http://www.texmed.org/Template.aspx?id=4110.
How to deal with patient complaints. 2015. Disponível em: https://blog.jobmedic.co.uk/how-to-deal-with-patient-complaints.

---

*N.R.T.: O Last Method equivale ao ODRA apresentado em Gestão de reclamações: ODRA (ouvir, desculpar-se, resolver e agradecer).

Ver também as Recomendações da Habilidade 7.1 ("Comunicação de más notícias") e Habilidade 7.5 ("Condução construtiva de conflitos").

Habilidade 7.3: Desenvolvimento de parcerias empoderadas

Definição

Construir relações mutuamente benéficas com base na crença de que as pessoas têm o direito e a responsabilidade de fazer suas próprias escolhas.[2]

Resultados da aprendizagem

Depois de concluir esta seção, você deverá ser capaz de:

1. Comparar e contrastar um modelo parental e um modelo de parceria empoderada.
2. Explicar os benefícios de parcerias empoderadas.
3. Identificar maneiras de lidar com as barreiras ao desenvolvimento de parcerias empoderadas.
4. Construir parcerias empoderadas com pacientes, familiares e colegas de trabalho.

Pensar criticamente sobre como construir parcerias empoderadas

O desenvolvimento de parcerias empoderadas com colegas de trabalho e pacientes requer uma mudança de pensamento de um modelo paternalista ("Eu cuidarei de você") para um modelo de parceria empoderada ("É a sua vida e você tem direitos e responsabilidades bem como eu tenho; ambos devemos crescer e aprender com a nossa experiência juntos"). A **Tabela 7.3** lista frases que ilustram esses dois modelos.

Assim como a parceria com pacientes e familiares é a chave para obter os resultados de que você precisa, também é fundamental para o pensamento crítico. Desde conseguir um acordo mútuo sobre os resultados desejados até identificar abordagens de atendimento, aplique o ditado: "Nada sobre mim sem mim". Mantenha os pacientes envolvidos em todas as tomadas de decisão.

Tabela 7.3 Modelo de parceria paternalista *versus* empoderadas.

Modelo paternalista	Parceria empoderada
Eu quero cuidar de você.	Como posso capacitá-lo para ser independente?
Eu sei o que é melhor para você.	Você se conhece melhor. Diga-me o que você gostaria de ver acontecer, o que é mais importante para você.
Você deve fazer o que eu digo.	Eu quero que você seja capaz de fazer escolhas fundamentadas.
Eu sou responsável por você.	Compartilhamos um propósito comum e ambos seremos responsáveis pelo que acontecer.

Como desenvolver parcerias empoderadas

1. **Certifique-se de que você pode explicar o conceito de uma parceria empoderada conforme descrito nesta seção.** Embora você não possa equilibrar o poder em todas as relações – por exemplo, em parcerias adulto-criança, os adultos têm mais poder –, o objetivo é equilibrar o poder *tanto quanto possível*. A seguir, estão exemplos de parcerias empoderadas:
   - Enfermeiro-paciente (ou cliente)/enfermeiro-familiares
   - Professor-aluno/preceptor-enfermeiro iniciante
   - Enfermeiro-enfermeiro/chefe da enfermagem-equipe de enfermagem/enfermeiro-técnicos
   - Enfermeiro-médico/enfermeiro-nutricionista.

2. **Tanto quanto possível, entre em acordo com os parceiros quanto às seguintes afirmações:**
   - "Ambos temos clareza sobre nosso propósito comum e ambos somos responsáveis"
   - "Eu posso ser confiável; eu prometo ser honesto"
   - "Devemos tomar decisões juntos, tanto quanto possível"
   - "Ambos concordaremos com as regras para resolver conflitos entre nós"
   - "Nós dois devemos esperar crescer e aprender com nossa experiência juntos"
   - "Cada um de nós é responsável por nosso próprio bem-estar emocional (se me sinto mal por algo, é minha responsabilidade fazer algo a respeito)"
   - "Nós dois temos o direito de dizer não, desde que nenhum dano seja causado"
   - "Eu escolhi estar aqui, então ninguém é culpado"
   - "Se um de nós vir o outro cometendo uma conduta insegura ou antiética, temos a responsabilidade de lidar com isso de forma adequada"
   - "Somos ambos responsáveis pelos desfechos (consequências) de nossas ações."

   NOTA: Quanto à relação enfermeiro-paciente, as afirmações anteriores podem não ser assim, porque os enfermeiros costumam ser mais responsáveis do que os pacientes. Por exemplo, enfermeiros não têm o direito de dizer não se isso prejudicar o atendimento ao paciente. Os pacientes geralmente têm poucas opções sobre onde estão.

3. **Escolha entre:**
   - Aceitar o desafio de *assumir o gerenciamento* do conforto de *permanecer dependente*
   - Desistir de parte do poder; assumir riscos calculados e ponderados; e estar disposto a fazer o trabalho necessário para ser independente.

4. **Procure fornecer o seguinte:**[2]
   - Aceitação sem julgamento; espaço para autoexpressão
   - Respeito aos limites de cada um; estrutura para resolução de conflitos
   - Incentivo ao crescimento nas áreas nas quais alguém é limitado (espera-se que ambos os parceiros cresçam)
   - Habilidades de treinamento que se transformam (treinamento que realmente afeta as atitudes e habilidades do aluno).

CAPÍTULO 7 Habilidades de Prática Interprofissional

189

5. **Reconheça que as pessoas podem se sentir desconfortáveis em uma parceria empoderada porque podem:**
   - Estar acostumadas a serem cuidadas e não acostumadas a assumir responsabilidades
   - Não querer aceitar a responsabilidade que acompanha o poder
   - Não desejar abrir mão de parte do poder que estão acostumadas a ter
   - Ter dificuldade em fazer a mudança necessária de pensamento (elas não acreditam realmente nos benefícios da parceria).
6. **Treine aqueles que não estão acostumados com as funções e responsabilidades de uma parceria** (essa mudança leva tempo).
7. **Mantenha o foco nos desfechos acordados mutuamente** – são eles que inspiram vocês a trabalharem juntos (p. ex., concordamos que você deveria ser independente).

❓ EXERCÍCIOS DE PENSAMENTO CRÍTICO

👥 Pense, compare, compartilhe

Com um parceiro, em grupo ou em um bloco de anotações:

1. Discuta como estabelecer parcerias com colegas é diferente de estabelecê-las com pacientes.
2. Cite como o estabelecimento de uma parceria empoderada é afetado pelo que segue:
   - Há quanto tempo você tem contato com o paciente (p. ex., 1 dia *vs.* 1 semana)
   - O estado de saúde do paciente (p. ex., gravemente doente *vs.* independente)
   - Crescimento e desenvolvimento (p. ex., como você faz parceria com uma criança ou uma pessoa idosa?).
3. Explique o que significa a seguinte declaração: parceria é uma atitude tanto quanto um modelo de relacionamentos.
4. Pense em uma ocasião em que você teve que completar uma tarefa complexa com alguém. Como foi? Quais foram as dinâmicas? Você

diria que a experiência foi de uma parceria empoderada? O que deu certo e o que você faria de diferente se tivesse oportunidade?
5. Decida sua posição em relação a alcançar os desfechos do aprendizado listados no início desta habilidade.

Recomendações

Jethwani K, Sperber J. Who gives us the right to "empower". 2017. Disponível em: https://catalyst.nejm.org/gives-right-patient-empowerment/.

The Empowered Patient Coalition (*Website*). Disponível em: http://empoweredpatientcoalition.org/.

Greene J. How to empower others in the workplace: a guide for support teams. 2018. Disponível em: https://www.askspoke.com/blog/support/empower-others-workplace/.

Habilidade 7.4: Dar e receber *feedback* construtivo

Definição

Ser capaz de fazer (e responder a) comentários sobre o desempenho de maneiras que promovam o crescimento e a melhoria.

Resultados da aprendizagem

Depois de concluir esta seção, você deverá ser capaz de:

1. Discutir o efeito das respostas emocionais ao *feedback* negativo.
2. Determina como você pode transformar o *feedback* que recebe em oportunidades de crescimento.
3. Explicar por que ficar desconfortável em dar *feedback* construtivo pode levar a um atendimento inseguro ao paciente e prejudicar o crescimento.
4. Identificar estratégias para dar *feedback* construtivo.

Pensar criticamente para dar e receber *feedback* construtivo

Dar *feedback* construtivo não é fácil. Receber *feedback* que pareça que você está sendo criticado pode ser devastador. Oferecer *feedback* construtivo não apenas ajuda a evitar que os pequenos problemas se tornem grandes; é crucial para um atendimento seguro e eficaz e a melhora do desempenho.

Considere as possíveis consequências relacionadas com a segurança e o desempenho nos seguintes exemplos de equipes que evitam dar *feedback* construtivo (retirado de grupos de discussão reais que debatem fatores que contribuem para erros):[3]

- **Grupo de discussão de enfermeiros:** "Um grupo de enfermeiros descreve um colega como descuidado e desatento. Em vez de confrontá-lo, eles checam seu trabalho – às vezes correndo para o quarto do paciente para medir novamente a pressão arterial ou refazer as verificações de segurança. Eles "contornaram" a fraqueza desse enfermeiro por mais de 1 ano. Os enfermeiros se ressentem dela, mas nunca falam com ele sobre suas preocupações. Nem qualquer um dos médicos que também a evitam e compensam sua falta"
- **Grupo de discussão de médicos:** "Um grupo de oito anestesiologistas concorda que um colega é perigosamente incompetente, mas não o confrontam. Em vez disso, eles se esforçam ao máximo para programar cirurgias para os bebês mais doentes quando ele não está de plantão. Esse problema persiste há mais de 5 anos". Nada faz as pessoas se irritarem mais rapidamente do que críticas injustas, inábeis ou não solicitadas.

Saber como dar *feedback* construtivo de maneira encorajadora pode fazer a diferença entre alienar os outros e ajudá-los a aprender. Saber como responder às críticas – ser objetivo e trabalhar os aspectos negativos do *feedback* – reduz seu estresse e ajuda a entender exatamente o que você precisa fazer.

PRINCÍPIO ORIENTADOR

Se o *feedback* é útil ou não, depende da relação que você tem com a pessoa que o está dando ou recebendo. Sem confiança mútua, é improvável que o *feedback* seja visto de forma construtiva.

Como dar e receber *feedback* construtivo

A seguir, são apresentadas estratégias para dar e receber *feedback* construtivo.

Dando *feedback* construtivo

- **Antes de dar *feedback*,** pense em como você pode dá-lo de forma apoiadora, com foco na meta de melhoria e sucesso. Procure dar *feedback* da mesma forma que um mentor ou treinador o faria, e não como um crítico
- **Informe os *resultados* do comportamento que você observa (o que você vê ou ouve).** *Exemplo:* "Não quero ser crítico, mas quando cuido dos mesmos pacientes que você, há muita desordem ao lado do leito. Eu fico sobrecarregado porque preciso de organização ao prestar cuidado ao paciente"
- **Seja sensível às diferenças de personalidade** (as personalidades, tanto de quem dá como de quem recebe o *feedback*, afetam muito se o *feedback* for considerado construtivo)
- **Dê *feedback* com frequência** e em tempo hábil (dessa forma, é considerado mais sincero); "capture" as pessoas sendo eficaz e recompense-as com *feedback* positivo
- **Comece com o que está sendo feito da maneira certa** (p. ex., "Aqui está o que vejo que você faz da maneira correta"). Em seguida, concentre-se no que pode ser *melhorado* (em vez de no que está *errado*)
- **Fique totalmente envolvido na comunicação;** escute ativamente para evitar mal-entendidos ou fazer suposições
- **Esteja ciente de que o *feedback* negativo constante pode impedir o progresso,** fazendo as pessoas temerem o fracasso
- **Substitua a palavra *crítica* por *feedback*,** *conselho, recomendação, sugestão, observação* ou *opinião* (p. ex., "Posso lhe dar um conselho?")
- **Mude a palavra *construtivo* para *prático*,** *útil* ou *proveitoso* (p. ex., "Posso lhe dar alguns conselhos práticos?")

CAPÍTULO 7 Habilidades de Prática Interprofissional

- **Peça permissão ou esclarecimento** ("Posso dizer o que vejo?" ou "Ajude-me a entender o que você está tentando fazer")
- **Lembre-se de que elogios são energizantes e "alimentam a alma"**; como disse Mark Twain: "Posso viver 2 meses com um bom elogio".

Recepção de *feedback* construtivo

- **Lembre-se de que receber *feedback* construtivo é uma questão complexa** que está intimamente ligada à autoestima. Ouvir que você pode melhorar ou fazer algo de maneira diferente geralmente traz a sensação de estar errado ou não ser bom o suficiente. Essas reações instintivas obscurecem os principais problemas e prejudicam sua capacidade de ser objetivo
- **Se você perceber que está tendo os intensos sentimentos negativos** que surgem quando se recebe um *feedback* negativo, diga a si mesmo: "Estou ficando chateado. É melhor eu respirar fundo, acalmar-me e ouvir. Se eu trabalhar para ser objetivo e não levar para o lado pessoal, posso aprender algo ao pensar sobre isso mais tarde, quando estiver menos estressado"
- **Aprenda a ser amigo do *feedback* negativo**, avaliando-o objetivamente. Alguém quer que você tenha sucesso ou, então, não se daria ao trabalho de compartilhar seus pensamentos. Nem todo *feedback* é dado de forma construtiva, mas tente se concentrar no que você pode aprender
- **Pergunte a si mesmo: "Já ouvi esse mesmo *feedback* de outras pessoas?"**
- **Se você concordar com o *feedback* negativo**, reconheça que ele é útil e pense no que você pode fazer a respeito
- **Não dê desculpas**, não fique na defensiva e tente enxergar os benefícios do *feedback*
- **Pratique *feedback* pessoal** monitorando seu próprio comportamento e prestando atenção em como os outros respondem a você
- **Não deixe que o falso orgulho, a racionalização ou outros sentimentos negativos atrapalhem** o seu crescimento
- **Lembre-se de que ninguém é perfeito**, mas todos podemos melhorar. Esteja preparado para gastar alguma energia física e emocional para mudar
- **Não se preocupe com *feedback* negativo quando estiver cansado** – espere até 1 ou 2 dias depois, quando estiver renovado e mais propenso a ser objetivo. *Exemplo:* suponha que você faça uma apresentação em grupo e receba alguns comentários negativos. Se você revisitar as avaliações 1 semana após a apresentação – quando estiver descansado –, provavelmente verá o que foi uma crítica válida do *grupo como um todo* e o que foi simplesmente *o ponto de vista de um ou dois participantes.*

EXERCÍCIOS DE PENSAMENTO CRÍTICO

Pense, compare compartilhe

Com um parceiro, em grupo ou em um bloco de anotações:

1. Pense em uma ocasião em que alguém lhe deu um *feedback* negativo. O que aconteceu e como você se sentiu? O que tornou as situações melhores ou piores? O que você aprendeu a longo prazo?
2. Lembre-se de uma ocasião em que você tentou dar um *feedback* construtivo a alguém para melhorar. O que aconteceu e como você se sentiu? Você faria de forma diferente se tivesse que fazer de novo?
3. Uma das participantes do meu *workshop* me disse que um de seus alunos lhe falou: "Eu vi uma enfermeira que deve ter perfurado o paciente pelo menos cinco vezes com a mesma agulha". Discuta o que você poderia fazer para lidar com esse comportamento se visse isso acontecer ou se um colega lhe dissesse a mesma coisa.
4. Decida sua posição em relação a alcançar os resultados do aprendizado listados no início desta habilidade.

Recomendações

Sherman R. 3 steps to give more effective difficult feedback. 2017. Disponível em: http://www.emergingrnleader.com/3-steps-to-give-more-effective-difficult-feedback/.

McKay D. How to get the most from your performance review. 2018. Disponível em: https://www.thebalancecareers.com/how-to-get-the-most-from-your-performance-review-526101.

Receiving Criticism. (*Website*). Disponível em: http://www.youmeworks.com/receiving criticism.html.

Henman P. How to deal with criticism in the workplace. 2018. Disponível em: https://woman.thenest.com/deal-criticism-workplace-7127.html.

Ver também as Recomendações da próxima habilidade.

Habilidade 7.5: Gestão construtiva de conflitos

Definição

Ser capaz de fazer o conflito funcionar de maneira positiva (aprendizado, crescimento e melhoria).

Resultados da aprendizagem

Depois de concluir esta seção, você deverá ser capaz de:

1. Comparar e contrastar a sua abordagem usual para lidar com conflitos com a de outras pessoas que você conhece.
2. Descrever as respostas fisiológicas e emocionais comuns ao conflito.
3. Utilizar estratégias de resolução de conflito para fazê-lo funcionar de maneira positiva.

Pensar criticamente sobre o conflito

O conflito vem do instinto humano. Desde o início da humanidade, quando reinava a sobrevivência do mais apto, os humanos instintivamente protegeram seu território e reagiram com suspeita a pessoas diferentes de si mesmos. Hoje, muitos de nós, inconscientemente, protegemos nosso território e reagimos negativamente aos outros quando as situações não estão ocorrendo da maneira que esperamos.

O conflito pode ser leve (p. ex., oposição silenciosa a uma ideia ou ação) ou pode ser grave (p. ex., mostrando forte discordância e raiva). Para muitos, a palavra *conflito* possui conotações negativas, trazendo sentimentos de desconforto e pavor. A maioria de nós deseja viver em um mundo onde todos se deem bem e tudo corra satisfatoriamente. O pensamento crítico requer ser capaz de compreender e trocar diferentes pontos de vista, desejos e necessidades, e chegar a um acordo sincero sobre o que é mais importante. Quando você sabe como controlar o conflito de forma construtiva, é mais provável que tenha desfechos positivos e gaste menos tempo lidando com os desfechos negativos (**Tabela 7.4**).

Como administrar conflitos construtivamente

1. Perceba o seu estilo natural de lidar com conflitos (**Boxe 7.1**). Assuma o compromisso de usar seus pontos fortes e trabalhar os pontos fracos de maneira objetiva e calculada.

Tabela 7.4 Desfechos positivos e negativos do conflito.

Desfechos negativos	Desfechos positivos do manejo construtivo de conflitos
Aumento do estresse	Redução do estresse
Produtividade diminuída	Produtividade aumentada; melhora do desempenho
Relações insatisfatórias e sensação de isolamento	Melhores relacionamentos e interações; harmonia elevada
Gasto de tempo e energia	Mais tempo e energia para um progresso real
Frustração, raiva e desesperança	Capacidade aprimorada de esclarecer questões importantes e encontrar soluções criativas
Falta de crescimento	Oportunidade de melhorar situações que incomodam
Baixa autoestima	Autoestima elevada

Boxe 7.1 Gerenciamento de conflitos: qual é o seu estilo?

Os **EVITADORES** se afastam. Eles ignoram os problemas ou se afastam das pessoas que sentem que estão causando conflitos. Os evitadores geralmente se dão bem com os outros porque se concentram em promover a paz e a harmonia. Eles tendem, no entanto, a permitir que os problemas persistam e dão pouca importância às suas próprias necessidades. Como resultado, eles perdem oportunidades de fazer melhorias e tendem a "explodir" quando as situações finalmente ficam pesadas demais, mesmo que o gatilho do problema seja mínimo.

Os **AMENIZADORES** abrem mão de suas próprias necessidades e tentam fazer os outros se sentirem melhor. Os membros desse grupo muitas vezes lutam com conflitos internos porque desejam secretamente falar o que pensam. Eles também podem explodir, prejudicando os relacionamentos por não conseguirem confrontar honestamente as questões que são importantes para eles.

Os **FORTES** tentam conseguir o que querem, mesmo que isso signifique que outros tenham que desistir do que querem ou precisam. Eles estão minimamente interessados ou cientes do que os outros precisam e realmente não se importam se são amados.

Os **COMPROMETIDOS** desistem de parte de seus desejos e necessidades, e persuadem os outros a desistirem de parte de seus desejos e necessidades. Eles acham que obterão soluções ganha-ganha, mas podem estar se contentando com soluções minimamente aceitáveis que dão continuidade ao conflito (porque presumem que todos têm que perder algo nas negociações, em vez de persistir para encontrar respostas que satisfaçam totalmente todos os envolvidos).

Os **SOLUCIONADORES DE PROBLEMAS COLABORATIVOS** tornam uma regra enfrentar os problemas juntos e de maneira justa. Esse grupo tem igual preocupação tanto com os problemas quanto com o relacionamento. Eles veem o conflito como um meio de melhorar os relacionamentos, ganhando compreensão e reduzindo a tensão. Eles procuram soluções que permitam a todos vencer, identificando áreas de acordo e diferenças. Eles avaliam alternativas e escolhem soluções que têm total apoio das principais partes envolvidas.

---

2. Aprenda a reconhecer padrões e aparências de conflito desde cedo. Esteja ciente dos comportamentos verbais e não verbais que sinalizam que o conflito pode estar se desenvolvendo (p. ex., retraimento, verbalização frequente de problemas).

3. Pratique o uso de estratégias de gestão de conflitos (**Boxe 7.2**).

4. Use uma abordagem abrangente para avaliar e resolver conflitos:
   - **Reconheça que é preciso coragem para confrontar.** As pessoas que se confrontam geralmente já pensaram muito sobre o que está acontecendo e têm lutado para saber como as situações estão há algum tempo
   - **Não tire conclusões precipitadas:** mantenha suas opiniões até ter certeza de todos os fatos. Verifique seus sentimentos e presuma que a pessoa tem boas intenções (pode não parecer, mas a maioria das pessoas não tem a intenção de ofender ou cometer erros)

- **Lembre-se de que existem três maneiras de ver a situação:** (1) a maneira como você a vê, (2) a maneira como a outra pessoa a vê e (3) a maneira como realmente é
- **Mantenha o foco no relacionamento e nos valores e objetivos comuns (p. ex., "Ambos estamos comprometidos com um bom atendimento ao paciente").** Não critique pequenas questões – olhe para o quadro geral e aborde o impacto que os principais comportamentos têm no cumprimento de metas
- **Escolha o momento e local apropriados para iniciar a discussão** (garanta a privacidade e encontre um horário conveniente para os envolvidos)
- **Promova uma atmosfera de confiança e desejo sincero de enfrentar os problemas de forma justa e em conjunto;** encoraje a livre troca de ideias, sentimentos e atitudes

194 Pensamento Crítico, Raciocínio Clínico e Julgamento Clínico para Enfermagem

Boxe 7.2 Irritado com você: gerenciamento de conflitos.

1. Ouça com a intenção de compreender o ponto de vista da outra pessoa antes de apresentar o seu.
2. Respire fundo e controle suas emoções. É difícil pensar com clareza quando sua epinefrina está fluindo.
3. Usando mensagens "eu" e um tom de voz não ameaçador, explique como o problema está afetando você e o que você gostaria que acontecesse. *Exemplos*:
   - "Eu sinto [nomeie o sentimento]"
   - "Quando eu vejo ou ouço [indique o problema]"
   - "Eu gostaria [indique a mudança que você deseja que aconteça]."
4. Pergunte a si mesmo: "O que, nessa situação, estou fazendo para contribuir para o problema?". Você tem mais controle sobre o que está fazendo para contribuir para o problema do que sobre aquilo que outras pessoas estão fazendo com o mesmo propósito.
5. Livre-se de bagagens antigas (sentimentos e preconceitos que você tem devido a fatos que aconteceram no passado); por exemplo, pensando: "Eu simplesmente não sou o tipo de pessoa que pode lidar com conflitos, então ela sabe que pode conseguir o que quiser".
6. Procure problemas profundos. Por exemplo, diga: "Fale-me o que realmente está incomodando você". (Continue repetindo isso se a resposta for "Não sei".)
7. Esteja disposto a ouvir o que você não gosta de ouvir. Você precisa de *feedback* honesto para resolver os problemas.
8. Peça ajuda aos envolvidos. Por exemplo, "Podemos concordar em não ser tão duros uns com os outros?".
9. Mude sua abordagem para gerenciar conflitos, dependendo da situação (o mesmo tamanho não serve para todos). Por exemplo, muitos enfermeiros usam a esquiva como sua abordagem principal para resolver conflitos

- Utilize a resolução colaborativa de problemas como forma geral e ideal de gerenciar conflitos. Como essa abordagem leva mais tempo do que você pode dispor no momento, inicialmente, você pode precisar usar um dos seguintes procedimentos. Você também pode precisar usar todos os métodos a seguir como trampolins para a resolução colaborativa de problemas
- Esquive-se da situação apenas quando tentar adiar o confronto até um momento mais apropriado, quando um tempo-limite for necessário ou quando os problemas forem de menor importância em relação ao objetivo geral
- Use acomodação ou amenize a situação quando o objetivo for preservar relacionamentos ou encorajar outros a se expressarem
- Utilize o compromisso quando o tempo for muito limitado para uma abordagem totalmente colaborativa e houver dois lados igualmente capacitados que devem chegar a um acordo, mas manter uma relação positiva. Encontre um campo comum para alcançar um acordo temporário que pelo menos satisfaça os principais objetivos de cada lado
- Use força apenas quando não houver tempo para discussão (p. ex., em uma emergência), quando você deve implementar mudanças impopulares ou quando todas as outras estratégias falharam e a mudança for necessária.

- **Esteja disposto a perseverar** até compreender claramente os problemas, valores e objetivos dos principais envolvidos
- **Procure soluções em que todos ganhem** (talvez você precise se comprometer um pouco). Tente encontrar várias soluções para os problemas, avaliando cada uma com os principais atores envolvidos
- **Faça um esforço consciente para permanecer calmo**, ajude os outros a se manterem calmos e tenha o foco nos desfechos positivos de resolver o conflito e construir o relacionamento

- **Faça uma pausa**, peça uma trégua ou solicite ajuda de fontes externas, conforme necessário. Aguarde o tempo-limite, mas continue interagindo até que todas as partes concordem com a solução
- **Estabeleça um horário para revisitar os problemas** para ver se as soluções estão realmente sendo implementadas e ajudando a reduzir o problema.

5. Use as estratégias do **Boxe 7.3** para ser assertivo sem ser agressivo.
6. Aplique os princípios de negociação (**Boxe 7.4**).

Boxe 7.3 Ser assertivo sem ser agressivo.

- Tente entender completamente antes de responder. Para ter certeza de que entendeu corretamente, parafraseie o que ouviu (p. ex., "Eu entendo que você está completamente frustrado")
- Expresse seus próprios sentimentos, pensamentos e necessidades com clareza, de forma não ameaçadora
- Defenda os seus próprios direitos ao mesmo tempo em que mostra respeito pelos direitos dos outros
- Preste atenção às diferenças culturais e de personalidade
- Transmita necessidades e desejos usando mensagens "Eu" para abordar como você se sente sobre o comportamento específico que o perturba (p. ex., "Eu fiquei envergonhado e magoado quando vi você se afastar de nossa conversa", em vez de "Você me fez sentir como um idiota quando...")
- Valorize-se e aja com confiança – não se sinta culpado quando disser "não" ("Sinto muito, mas não posso fazer isso")
- Assuma a responsabilidade e fale com autoridade – use contato visual, postura corporal direta e volume e tom de voz controlados (pode ser necessário adaptar isso se houver diferenças culturais envolvidas).

Boxe 7.4 Como negociar.

1. Esclareça os resultados que você deseja alcançar (p. ex., "Eu gostaria de ter uma programação que funcionasse para todos").
2. Explore as necessidades e desejos de todas as partes; determine necessidades comuns e conflitantes; trabalhe para encontrar soluções mutuamente aceitáveis.
3. Construir e manter um clima de comunicação que dê suporte à solução de problemas sob estresse.
4. Pense em várias propostas; decida se deve rejeitá-las, reformulá-las ou aceitá-las.
5. Decida o pior cenário (o que você está disposto a aceitar, mesmo que não seja exatamente o que você deseja). Não aceite algo que esteja abaixo do seu pior cenário. Discuta qualquer oferta que seja inferior ao que você gostaria, porém melhor do que seu pior cenário.

EXERCÍCIOS DE PENSAMENTO CRÍTICO

Pense, compare, compartilhe

Com um parceiro, em grupo ou em um bloco de anotações:

1. Em relação ao Boxe 7.1, **identifique sua maneira usual de lidar com conflitos**. Depois de considerar seu próprio estilo, pense sobre quais estilos você encontrou e como eles o afetam e o processo de resolução de conflitos.
2. **Lembre-se de uma época em que você teve um conflito difícil**. O que você poderia ter feito para lidar melhor com a situação? Que estilo(s) poderia(m) ter alcançado um resultado melhor?
3. **Compartilhe suas histórias sobre conflito com outras pessoas**, pedindo um ponto de vista diferente sobre o que estava acontecendo e quais estilos e estratégias podem ajudar.
4. **Pratique o uso de mensagens "Eu".** Altere as seguintes afirmações para aquelas que enviam mensagens "Eu":
   - "Você nunca me ouve"
   - "Eu gostaria que você não fosse tão descuidado o tempo todo"
   - "Você me faz sentir como se eu fosse o causador de todos os problemas"
   - "Você me faz sentir insignificante quando me ignora assim"
   - "Por que você está sempre me atacando?".
5. **Use a encenação para praticar a comunicação assertiva e a resolução de conflitos.** Arranje um parceiro. Faça com que um de vocês seja o chefe na situação a seguir e o outro seja a enfermeira da equipe. **Esta é a situação:** uma enfermeira da equipe está com raiva porque não teve um dia de folga

específico, embora tenha feito um pedido por escrito com bastante antecedência. Ela precisa de um fim de semana de folga para o aniversário de sua filha. O chefe passou horas tentando encontrar a cobertura adequada, mas não conseguiu atender ao seu pedido porque dois outros enfermeiros também precisaram tirar folga e seus pedidos foram recusados no mês anterior.

6. Decida sua posição em relação a alcançar os resultados do aprendizado listados no início desta habilidade.

Recomendações

Deschene L. Twenty things to do when you're feeling angry with someone. Disponível em: http://tinybuddha.com/blog/20-things-to-do-when-youre-feeling-angry-with-someone/.

Mind Tools. Conflict resolution: resolving conflict rationally and effectively. Disponível em: http://www.mindtools.com/pages/article/newLDR_81.htm.

Conflict Resolution Skills (*Website*). Disponível em: https://www.helpguide.org/articles/relationships-communication/conflict-resolution-skills.htm.

Ver também Recomendações na Habilidade 7.4, Dar e receber *feedback* construtivo.

Habilidade 7.6: Gerenciamento de tempo

Definição

Aproveitar ao máximo o tempo que você tem se organizando e mantendo o foco nas principais prioridades (trabalhando de maneira mais inteligente, e não mais difícil).

Resultados da aprendizagem

Depois de concluir esta seção, você deverá ser capaz de:

1. Explicar como um diário de atividades (ou registro) ajuda a gerenciar seu tempo.
2. Descrever como definir prioridades com base em seus objetivos pessoais e profissionais.
3. Identificar maneiras de organizar sua vida para aproveitar ao máximo o seu tempo.

4. Determinar maneiras de melhorar sua capacidade de gerenciar seu tempo no ambiente clínico.

Pensar criticamente sobre como gerenciar seu tempo

Você às vezes se sente como se estivesse em uma corrida contra o tempo de sol a sol? É difícil pensar criticamente quando você é constantemente bombardeado por tarefas que deveria fazer (ou não fez). Seu desempenho é prejudicado e você se sente estressado porque nunca completa o que começou a fazer. Ganhar controle sobre o tempo que você tem definindo prioridades e aplicar as percepções e estratégias desta seção reduzem seu estresse e melhoram seu desempenho.

Como administrar seu tempo

Esta seção está organizada nos seguintes títulos: (1) Determinação do que deve ser feito, (2) Classificação de prioridades, (3) Organização de sua programação e trabalho e (4) Otimização do trabalho no ambiente clínico.

Determinação do que deve ser feito

1. **Determine e registre suas metas pessoais, profissionais e de trabalho.** Mantenha-as em um local de fácil acesso. Essas metas servem como um guia para ajudá-lo a priorizar e se organizar.
2. **Inicie um diário de atividades (ou registro).** Por vários dias consecutivos, anote tudo o que você faz. Inclua o que você faz, a quantidade de tempo que gasta fazendo e a hora do dia em que faz. Deve ser parecido com isto:

Registro de atividade	
Horário	**Atividades e tarefas**
8h00 às 8h30	Ir para a academia
8h30 às 9h00	Fazer exercícios na academia
9h00 às 9h45	Ir para a aula
10h00 às 11h15	Aula
11h15 às 13h00	Almoçar, sair com amigos
13h00 às 14h15	Aula
14h15 às 17h00	Diversas tarefas não programadas

CAPÍTULO 7 Habilidades de Prática Interprofissional

3. **Depois de alguns dias, analise seu registro e organize cada uma das atividades e tarefas** de acordo com as seguintes categorias:
   - Atividades e tarefas que eu devo fazer (essenciais)
   - Atividades e tarefas que eu poderia fazer (ou que possam ser delegadas a outrem)
   - Atividades que seria bom eu fazer (se você tivesse mais tempo)
   - Atividades e tarefas desnecessárias (perda de tempo).

4. **Certifique-se de que as situações em sua categoria "obrigatória" reflitam seus objetivos pessoais e profissionais ou de trabalho.** Se não, decida se você realmente deve fazê-las.

5. **Determine se há algo faltando em sua lista de "tarefas obrigatórias".** Adicione à lista.

6. **Encontre maneiras de passar a maior parte do seu tempo todos os dias na lista de itens "obrigatórios".** Descubra como se livrar dos desperdiçadores de tempo. *Exemplo:* No registro de atividades anterior, você poderia economizar 1 hora fazendo exercícios em casa em vez de na academia.

7. **Reveja a lista de "atividades que seria bom eu fazer".** Pergunte: "Há itens nessa lista que eu poderia delegar para outra pessoa?". Em caso afirmativo, quem é a melhor pessoa para fazer as tarefas? Quais seriam os resultados a longo prazo?

8. **Considere se você poderia combinar algumas atividades.** Por exemplo, se você tem objetivos educacionais específicos, pode utilizar áudios com conteúdos de ensino enquanto se desloca para os lugares.

Classificação de prioridades

1. **Determine as prioridades de primeira, segunda e terceira ordem** e esclareça a razão para suas escolhas:
   - Prioridade de primeira ordem: obrigatório – importante e urgente
   - Prioridade de segunda ordem: deve fazer – importante, mas não urgente
   - Prioridade de terceira ordem: bom fazer – não é importante nem urgente.

2. **Para cada prioridade, considere o seguinte:**
   - Quanto tempo você tem
   - Se você (e somente você) pode fazer o que precisa ser feito, ou se pode delegar a(s) tarefa(s) ou partes dela(s) para outros
   - Se a tecnologia pode ajudá-lo a ser mais eficiente (p. ex., dominar habilidades de informática)
   - Se pagar alguém para fazer as tarefas melhor ou mais rapidamente otimizará seus resultados ou lhe dará mais tempo para gastar em tarefas relacionadas com objetivos mais importantes
   - Se existe um jeito mais barato de realizar a tarefa.

Organização de sua programação e trabalho

1. **Reveja suas metas pessoais, profissionais e de trabalho.** Organize seu tempo para que as tarefas relacionadas com seus *objetivos mais importantes* sejam realizadas *primeiro*.

2. **Trabalhe nas principais prioridades quando você tem o melhor desempenho** (p. ex., algumas pessoas trabalham melhor pela manhã; outras trabalham melhor à noite).

3. **Planeje o intervalo, alimente-se de maneira saudável, beba muita água e durma em horários regulares.** Inclua tempo para exercícios e redução do estresse (isso ajuda você a ser mais produtivo, evitando níveis baixos de energia).

4. **Organize seu ambiente para obter uma ótima produtividade.**

5. **Faça uma lista de "afazeres" para cada dia e estime o tempo que cada atividade de sua lista exigirá.** Certifique-se de que sua lista inclui apenas as atividades que você deve ou tem que realizar.

6. **Reserve um tempo em sua programação diária para eventos inesperados.** A vida é imprevisível.

7. **Para projetos a longo prazo (ou grandes), mantenha uma lista mestra para consultar periodicamente.** Para cada projeto, mapeie as datas-alvo intermediárias que garantam que você conclua o projeto em tempo hábil ou dentro do prazo designado.

8. **Evite a tendência humana de adiar grandes projetos** ou encontrar desculpas para o que não gosta. A procrastinação é uma grande perda de tempo.
9. **Não espere ou exija perfeição.** Abandonar uma tarefa depois de terminada é essencial para gerenciar o tempo. O perfeccionismo também pode ser uma perda de tempo!
10. **Procure maneiras de agilizar o trabalho,** como na seção a seguir.

PRINCÍPIO ORIENTADOR

Para evitar descuidos, mantenha todas as atividades programadas dentro do mesmo sistema de organização (p. ex., um calendário eletrônico), em vez de manter sistemas múltiplos ou duplicados. Por exemplo, não tenha calendários sociais e de trabalho separados.

Otimização do trabalho no ambiente clínico

1. **Certifique-se de estar familiarizado com os princípios de delegação e definição de prioridades no ambiente clínico** (ver "Delegar com segurança e eficácia", no **Capítulo 4**, e Habilidade 6.13, "Definição de prioridades", no **Capítulo 6**).
2. **Chegue com pelo menos 15 a 20 minutos de antecedência** para reunir seus pensamentos, ter uma visão geral do que está acontecendo na unidade e se concentrar e planejar seu dia.
3. **Use uma ferramenta eletrônica ou impressa** para organizar seu dia e manter as informações à mão (não confie na memória; você terá muitas interrupções).
4. **Agrupe as atividades antes de entrar no quarto de um paciente** – pense antecipadamente e preveja as necessidades (p. ex., a necessidade de medicamentos para dor)
   - Identifique todas as prateleiras e armário de suprimentos de forma clara para facilitar o acesso
   - Organize carrinhos de suprimentos e medicamentos para que os itens comumente usados sejam facilmente encontrados.
5. **Estabeleça limites para o que você concorda em fazer.** Se você considera que precisa de mais funcionários, diga isso.

6. **Peça para "não ser interrompido"** quando precisar se concentrar.
7. **Mantenha-se hidratado e reserve tempo para as refeições e intervalos** para manter o nível de energia.

⚡ EXERCÍCIOS DE PENSAMENTO CRÍTICO

Pense, compare, compartilhe

Com um parceiro, em grupo ou em um bloco de anotações:

1. Identifique três metas pessoais ou profissionais que você deseja alcançar no próximo ano.
2. Mantenha um diário de atividades por 3 dias consecutivos durante a semana. Certifique-se de incluir todas as atividades de trabalho, escolares e domésticas. Em relação aos objetivos que identificou no número 1, analise o diário e:
   - Determine as atividades "obrigatórias" que o ajudarão a alcançar suas metas para o próximo ano
   - Identifique os desperdícios de tempo e decida como poderá eliminá-los
   - Classifique as atividades "obrigatórias" atribuindo prioridades (de primeira, segunda ou terceira ordem)
   - Pergunte a si mesmo se há algo que você deveria fazer para alcançar seus objetivos pessoais e profissionais. Adicione-as à lista
   - Compartilhe o que você aprendeu ao fazer os itens anteriores
   - Compartilhe estratégias de gerenciamento de tempo que funcionam em sua vida pessoal.
3. Descreva estratégias que o ajudam a administrar seu tempo no ambiente clínico.
4. Decida sua posição em relação a alcançar os desfechos do aprendizado listados no início desta habilidade.

Recomendações

The Power of Full Engagement: The Four Energy Management Principles That Drive Performance. (*Website*). 2015.

Disponível em: https://fs.blog/2015/06/the-power-of-full-engagement/.

Ohama R. Time management for right brained diverse thinkers. 2006. Disponível em: https://prezi.com/clffljwnsywa/time-management-for-right-brained-diverse-thinkers/.

MindTools. Time management. Disponível em: http://www.mindtools.com/pages/main/newMN_HTE.htm

---

Habilidade 7.7: Condução e facilitação de mudanças

Definição

Saber como traçar um curso para se adaptar com sucesso às mudanças (e ajudar os outros a fazer o mesmo).

Resultados da aprendizagem

Depois de concluir esta seção, você deverá ser capaz de:
1. Reconhecer sua reação habitual à mudança.
2. Identificar estratégias para ajudá-lo a passar pela mudança.
3. Determinar como facilitar a mudança para os outros.

Pensar criticamente sobre a mudança

Como Will Rogers disse: "Mesmo que estejas no caminho certo, serás atropelado se ficares aí sentado". A mudança faz parte da vida e, como muitos já disseram, "Às vezes, nos ventos da mudança, encontramos nossa verdadeira direção". Saber como traçar um curso por meio das muitas mudanças que enfrentamos – e como ajudar os outros a fazer o mesmo – ajuda você a deixar de se sentir perturbado e frustrado, passando a ter uma sensação de progresso e realização.

Como facilitar e transitar pelas mudanças

Esta seção fornece primeiro estratégias para ajudar você a passar pela mudança e, em seguida, mostra estratégias para ajudá-lo a auxiliar outras pessoas a lidar com a mudança.

Estratégias para transitar pela mudança

1. Contenha a tendência de manter o *status quo* apenas porque é fácil e confortável.
2. Quando confrontado pela primeira vez com uma mudança, suspenda o julgamento e explore as razões para a necessidade de mudar. Transitar pela mudança não significa abraçá-la sem críticas – significa esclarecer os prós e os contras e tomar decisões fundamentadas sobre se a mudança vale a pena.
3. Certifique-se de entender por que a mudança está sendo feita e como você se sente a respeito. Se você pode obter algo com ela, isso o ajudará a aceitá-la. Se você tem fortes sentimentos contra a mudança, precisa explorá-los e trabalhar com eles.
4. Identifique as barreiras à mudança e encontre maneiras de lidar com elas. *Exemplo:* Torne-se uma "folha de dicas" ao aprender uma nova tecnologia.
5. Peça ajuda. Se você expressar os problemas que tem, outras pessoas poderão ajudá-lo. Você também pode identificar preocupações que incomodam a todos.
6. Espere a sequência natural de eventos frequentemente associados à adaptação à mudança, mostrada no **Boxe 7.5**.

Estratégias para facilitar a mudança em outras pessoas

1. Inclua as principais partes interessadas para determinar como a mudança as afetará. Seja claro sobre os pontos positivos e negativos a partir de suas perspectivas (p. ex., "Isso exigirá tempo e esforço de sua parte, no entanto, quando terminarmos, tudo será mais fácil").
2. Descreva claramente as mudanças necessárias e os benefícios esperados.
3. Esclareça as mudanças nas funções e responsabilidades.
4. Obtenha apoio de líderes de grupo formais e informais (eles podem fazer ou impedir o progresso).
5. Permita que as pessoas explorem como a mudança afetará suas vidas diárias (p. ex., quando um grupo mudou para

Boxe 7.5 Adaptação à mudança: quatro estágios.

1. **PERDA DE FOCO.** Espere alguma confusão, desorientação e esquecimento no início. Você pode não ter certeza sobre os limites e responsabilidades. Peça esclarecimentos, faça anotações e use listas de tarefas pendentes.
2. **NEGAÇÃO.** Você pode querer minimizar ou negar o efeito que a mudança tem sobre você; no entanto conectar-se e lidar com os sentimentos ajudam você a seguir em frente. Reconheça como você se sente sobre o que você perde e ganha ao fazer a mudança.
3. **RAIVA OU DEPRESSÃO.** Se você sentir raiva, desânimo ou frustração:
   - Desabafe sua raiva em um lugar seguro. Tenha cuidado com quem, como e onde você desabafa. Suas palavras podem voltar para assombrá-lo. Encontre alguém que escute sem ser afetado por seus sentimentos (p. ex., alguém que passou pela mudança que você está passando, e não alguém que também está lutando e que pode ser prejudicado por sua negatividade)
   - Use estratégias de controle de estresse (p. ex., os exercícios ajudam a dissipar a raiva e a frustração)
   - Fique longe de pessoas negativas, ou logo você vai se sentir da mesma forma
   - Mantenha o foco no que você ganhará com a mudança. Seja paciente consigo mesmo, deixe o passado para trás e dê um passo de cada vez. Faça um esforço consciente para pensar criticamente, e não emocionalmente.
4. **SIGA EM FRENTE.** Busque oportunidades para usar as novas habilidades e procedimentos que você aprendeu. Comemore pequenos sucessos, reconhecendo quão longe você chegou e o que aprendeu ao longo do caminho
   - Compartilhe sua experiência com aqueles que podem não ter ido tão longe quanto você
   - Lembre-se de representar sua instituição positivamente em público, mesmo que você não se sinta assim no momento.

---

registros eletrônicos de saúde, vários enfermeiros disseram: "Você sabe como amamos nosso papel!").

6. Incentive o envolvimento em encontrar maneiras de tornar a mudança mais fácil.
7. Transmita compreensão dos sentimentos negativos e do trabalho extra associado à necessidade de haver mudanças. Forneça os recursos e suporte necessários até que a mudança seja totalmente implementada.
8. Envolva as principais partes interessadas, identifique as barreiras para fazer a mudança e encontre maneiras de lidar com elas. Por exemplo, se é esperado que os trabalhadores dediquem tempo para praticar o uso de um novo sistema de computador, forneça pessoal extra para fazer as tarefas cotidianas.
9. Seja claro quanto aos prazos. Os principais participantes devem saber exatamente quais mudanças devem ocorrer e quando.
10. Indague acerca da responsabilidade pela mudança (tanto os líderes quanto os subordinados têm parte do trabalho).

Seja paciente. A adaptação às mudanças leva tempo.

⁇ EXERCÍCIOS DE PENSAMENTO CRÍTICO

Pense, compare, compartilhe

Com um parceiro, em grupo ou em um bloco de anotações:

1. Compartilhe suas melhores e piores experiências de facilitação e transição por mudanças. Discuta o que as tornou suas melhores e piores experiências.
2. Descreva uma mudança pessoal ou profissional que você experimentou e que não foi escolha sua (p. ex., mudança para uma nova casa, mudança na descrição do trabalho). Pense em como você se sentiu naquele momento e o efeito que isso teve em sua capacidade de fazer a mudança. Identifique algumas ações que você poderia ter feito para tornar a mudança mais fácil.

CAPÍTULO 7 Habilidades de Prática Interprofissional

3. Conte uma ocasião em que você tentou ajudar outra pessoa a mudar
   - Você teve sucesso?
   - O que você faria diferente?
4. Estude o **Boxe 7.6** sobre mudança transformacional. Discuta a diferença entre mudança que transforma e mudança de conformação.
5. Decida sua posição em relação a alcançar os resultados de aprendizagem listados no início desta habilidade.

Recomendações

McGraw P. 4 stages of readiness for change. 2018. Disponível em: https://www.drphil.com/advice/the-4-stages-of-readiness-for-change/.

Sherman R. The speed of change. 2018. Disponível em: http://www.emergingrnleader.com/the-speed-of-change/.

Hopkin M. How leaders navigate change. 2018. Disponível em: https://leadonpurposeblog.com/2017/04/17/how-leaders-navigate-change/.

Acuff J. How to navigate the 4 types of work-life change. 2015. Disponível em: https://www.youtube.com/watch?v=RRwHjnz0LTc.

Habilidade 7.8: Prevenção e abordagem de erros de forma construtiva

Definição

Saber prevenir, detectar, corrigir e aprender com os erros.

Resultados da aprendizagem

Depois de concluir esta seção, você deverá ser capaz de:

1. Definir os termos *erro*, *evento sentinela*, *quase erro*, *condição perigosa* e *cultura de segurança*.
2. Explicar como determinar a gravidade de um erro.
3. Descrever a relação entre comunicação e erros.
4. Identificar as circunstâncias que levam você e outras pessoas a cometerem erros.
5. Identificar estratégias que o ajudem a criar redes de segurança para seus pacientes e membros da equipe.
6. Decidir o que fazer quando cometer (ou testemunhar alguém praticar) um erro.
7. Explicar a importância de criar uma cultura na qual o relato de erros seja mais incentivado do que punido.

Boxe 7.6 Mudança transformadora: quatro maneiras de mudar.

1. **Mudança pendular:** eu estava errado antes, mas agora estou certo.
2. **Mudança por exceção:** estou certo, exceto quanto a...
3. **Mudança incremental:** eu estava quase certo antes, mas agora tenho certeza.
4. **Mudança de paradigma:** o que eu sabia antes estava parcialmente certo. O que eu sei agora é mais certo, mas ainda é apenas parte do que saberei amanhã.

A mudança de paradigma é transformacional

1. **A mudança de paradigma combina o que é útil sobre os métodos antigos com o que é útil sobre os novos métodos** e nos mantém abertos para procurar maneiras ainda melhores. Nós percebemos que:

- Nossas visões anteriores eram apenas parte da imagem
- O que sabemos agora é apenas parte do que saberemos mais tarde
- A mudança não é mais ameaçadora: ela aumenta e enriquece
- O desconhecido pode ser amigável e interessante
- Cada percepção ameniza o caminho a ser percorrido, facilitando o processo de mudança.

Mudança de paradigma

Uma mudança de paradigma ocorre quando há alteração de uma forma de pensar para outra. É uma transformação, quase uma metamorfose. Isso não acontece simplesmente – é impulsionado por agentes de mudança (líderes e equipes que apoiam a mudança).

Modificado de Ferguson M. Aquarian conspiracy: personal and social transformation in our time. West Minster, MD: Penguin Random House; 2009.

Pensar criticamente sobre como prevenir e lidar com erros

Citando um especialista em desenvolvimento profissional de enfermagem: "Os erros afetam as pessoas e seus familiares para o resto de suas vidas! Ninguém quer cometer um erro que machuque alguém. Aprender sobre uma cultura de segurança e como prevenir, aprender e lidar com os erros é fundamental".[4]

Os erros podem ser o seu pior pesadelo ou um trampolim para o aprendizado e o aprimoramento. E, às vezes, podem ser ambos. Lidar com erros é uma questão complexa que inclui considerar as consequências legais (em alguns estados, a lei obriga que os pacientes sejam informados sobre os erros; os erros às vezes acabam em litígios por imperícia). Esta seção aborda quais erros são considerados graves; por que os erros acontecem; e como prevenir, detectar, corrigir e aprender com eles.

Existem dois tipos principais de erros:

1. **Responsabilidade** – fazer algo errado (p. ex., administrar a medicação errada).
2. **Omissão** – deixar de fazer o que é correto (p. ex., não garantir a segurança).
   Há três motivos comuns para erros:
1. **Erros de execução** – fazer a ação certa incorretamente.

2. **Violação de regra** – ir contra as regras ou políticas atuais.
3. **Plano errado** – quando as ações prosseguem conforme planejado, mas falham em alcançar o desfecho pretendido porque a ação planejada ou intenção original estava errada.

Muitas pessoas têm uma mentalidade padronizada quando se trata de lidar com erros. No fundo, acreditam que todos os erros são ruins, que todos os erros acontecem por falta de conhecimento ou indolência e que a melhor forma de lidar com quem comete erros é a punição. Essa abordagem, no entanto, constrange os envolvidos, não analisa as verdadeiras causas dos erros e pouco reduz a incidência de erros – ela apenas diminui o *relato* dos erros (se as pessoas esperam punição, elas *esconderão* os erros). Quando os erros não são relatados, as oportunidades de corrigir os problemas relacionados são perdidas e os erros provavelmente se repetem.

A maioria dos erros acontece por vários motivos e apesar das boas intenções. Para promover uma cultura de segurança, devemos mudar a mentalidade de "erros não devem acontecer" para "ao lidar com seres humanos, erros acontecem por vários motivos". Devemos compartilhar nossos erros livremente para que possamos trabalhar juntos para encontrar maneiras de prevenir erros futuros. O **Boxe 7.7** mostra causas comuns de erros na prestação de cuidados ao paciente.

Boxe 7.7 Causas comuns de erros na prestação de cuidados ao paciente.

1. **Falhas de comunicação:** 80% dos erros médicos graves envolvem falhas de comunicação interpessoais, especialmente entre os profissionais durante a transferência de pacientes.* Outras falhas de comunicação incluem erros de transcrição, uso de abreviaturas, caligrafia ilegível, interpretação incorreta de ordens médicas, ordens verbais, falha no registro de medicamentos administrados ou omitidos e registros de administração de medicamentos pouco claros.

2. **Erros ou omissões na reconciliação medicamentosa** quando os pacientes são admitidos ou transferidos de uma unidade para outra (a reconciliação medicamentosa é um processo formal de criação de uma lista completa e exata dos medicamentos atuais de um paciente e compará-la com aqueles registrados ou prescritos no prontuário do paciente).

3. **Falha em garantir os "11 certos na administração de medicamentos".**

Paciente certo	Avaliação certa	Direito certo (garantido) de recusa
Medicação certa	Caminho certo	Evolução certa (acompanhamento)
Dosagem certa	Tempo certo	Documentação ou registro certo
Motivo certo	Orientação ao paciente certo	

(continua)

CAPÍTULO 7 Habilidades de Prática Interprofissional **203**

> **BOXE 7.7** Causas comuns de erros na prestação de cuidados ao paciente. (*continuação*)
>
> 4. **Não seguir políticas e procedimentos:** falta de atenção às medidas de segurança nos procedimentos de administração de medicamentos destinadas a prevenir erros.
> 5. **Interrupções e distrações:** assim como os pilotos mantêm uma cabine estéril – sem socialização em pousos e decolagens –, os enfermeiros devem evitar interromper uns aos outros e criar silenciosas "zonas sem interrupções".
> 6. **Problemas humanos e sistêmicos:** incluem situações como enfermeiros com pouca experiência serem atribuídas a pacientes com condições complexas; cansaço (privação de sono, horas consecutivas de trabalho sem pausas ou
>
> pouco tempo livre); turnos rotativos; pessoal insuficiente; distrações e interrupções; prática de enfermeiros lotados "onde necessário," em unidades desconhecidas; características das plantas físicas de hospitais e farmácias; e problemas de fabricação de medicamentos (p. ex., nomes de medicamentos similares, embalagens semelhantes, rótulos confusos e pouco claros, falha em especificar as concentrações dos medicamentos nos gráficos de cálculo de dose).
>
> *Dingley C, Daugherty K, Derieg M et al. Improving patient safety through provider communication strategy enhancements. Disponível em: https://www.ahrq.gov/.

Termos-chave relacionados com o exame de erros

Os termos a seguir são importantes para entender, desenvolver e manter estratégias aprofundadas de prevenção de erros:

- **EVENTO SENTINELA:** um evento de segurança do paciente (não relacionado principalmente ao curso natural da sua doença ou condição subjacente) que atinge um paciente e resulta em morte, dano permanente ou grave dano temporário. Os seguintes eventos também são considerados sentinela: (1) suicídio de qualquer paciente que recebe cuidados, tratamento e serviços em um ambiente de atendimento com equipe 24 horas ou dentro de 72 horas após a alta, incluindo o serviço de emergência do hospital; (2) morte inesperada de um recém-nascido a termo; (3) alta de recém-nascido para a família errada; e (4) desaparecimento de qualquer paciente que receba cuidados, tratamento e serviços.[5] O termo *sentinela* é utilizado por causa de sua relação com um guarda sentinela – um soldado que fica de guarda para manter as pessoas seguras. Os eventos sentinela são tão graves, que sinalizam a necessidade de investigação imediata para garantir que não voltem a acontecer
- **POR POUCO, QUASE ERRO OU "TER PRESENÇA DE ESPÍRITO":** um evento de segurança que não acometeu o paciente, mas representa uma chance significativa de um resultado adverso sério de acontecer

novamente.[5] *Exemplo:* se um médico quase opera no local errado, mas é corrigido na hora certa, é quase um erro. Quase erros podem ser considerados eventos sentinela, mas não podem ser avaliados pela The Joint Commission de acordo com sua política de eventos sentinela
- **CONDIÇÕES PERIGOSAS:** qualquer conjunto de circunstâncias (além da própria doença ou condição do paciente) que aumenta significativamente a probabilidade de um evento adverso sério.[5] *Exemplo:* enfermeiros que têm muitos pacientes com doenças agudas para prestar os cuidados adequados
- **INCIDENTE SEM DANOS:** um evento de segurança que acomete o paciente, mas não causa danos.[5] *Exemplo:* um paciente para quem foi prescrita uma dieta regular recebe uma alimentação para diabéticos com 1.800 calorias
- **ANÁLISE DE CAUSA RAIZ (ACR):** o processo de identificação da(s) *causa(s) subjacente(s) profunda(s)* de um erro – a(s) "raiz(íes)" dos erros. É necessário um exame detalhado do que aconteceu, por que aconteceu, quem estava envolvido, todos os fatores que contribuíram para o erro e o que pode ser feito para evitá-lo. *Exemplo:* examinar minuciosamente o que aconteceu com um erro de medicação para identificar os principais fatores contribuintes (p. ex., um enfermeiro pode ter conhecimento inadequado para

administrar um novo medicamento, mas a *causa raiz* do desconhecimento pode ser a falta de política local para garantir que novos medicamentos não sejam introduzidos, a menos que todos os enfermeiros tenham o conhecimento necessário – isso é considerado um problema do *sistema*)

- **ANÁLISE DOS MODOS DE FALHA E SEUS EFEITOS (FMEA; do inglês, *Failure Mode Effect Analysis*):** FMEA é uma abordagem sistemática e proativa para a prevenção de erros que visa construir sistemas que promovam a segurança e previnam incidentes. A FMEA assume (1) que os erros não são apenas possíveis, mas prováveis, apesar de os profissionais de saúde estarem bem informados e serem cuidadosos; e (2) que é demais pedir que apenas os indivíduos sejam responsáveis pelos erros. Em vez disso, a responsabilidade é colocada sobre o grupo interprofissional que se envolve em um processo interminável de melhora da qualidade para avaliar e corrigir as áreas nas quais os erros são prováveis. A FMEA visa projetar um sistema no qual erros graves ou catastróficos não aconteçam. *Exemplo:* cirurgias em local errado que são evitadas por uma política rígida que inclui vários "pontos de controle" para garantir que a cirurgia correta na pessoa correta e na parte correta do corpo seja realizada.

Como prevenir e lidar com os erros de forma construtiva

1. **Faça da segurança do paciente e do profissional uma parte do código de conduta da equipe de saúde (Boxe 7.8).**

2. **Faça questão de procurar erros e falhas de raciocínio.** Em situações importantes ou de emergência, verifique, verifique e verifique novamente – quanto mais você verifica, mais você descobre.

3. **Lembre-se de que nem todos os erros têm a mesma origem** – além de saber a diferença entre evento sentinela, quase erro ou condição perigosa, você deve conhecer os seguintes tipos de erros, o que os causa e como pode evitá-los

   - **LAPSO MENTAL:** estes erros acontecem quando há uma interrupção ao que você está fazendo ou uma falha de memória repentina. *Exemplo:* você está indo verificar uma hidratação venosa, mas foi interrompido para ajudar a levantar alguém na cama. Você então se esquece do que ia fazer e passa para outra tarefa. *Prevenção:* use ferramentas eletrônicas ou de impressão que solicitem que você execute tarefas importantes (p. ex., verifique a hidratação venosa a cada hora). Faça seus gráficos o mais rápido possível para ajudá-lo a perceber quando se esqueceu de fazer algo. Listas de verificação, protocolos e recursos auxiliares a tomada de decisão computadorizados ajudam a reduzir os lapsos mentais porque evitam que você confie na memória a curto prazo, o aspecto da memória que se torna mais imperfeito sob estresse ou fadiga

   - **FALHAS DE COMUNICAÇÃO:** estes erros acontecem quando as pessoas se

---

Boxe 7.8 Segurança e prevenção de erros: código de conduta.

Como membro deste grupo/equipe, concordo em manter a segurança e o bem-estar do paciente e do profissional como a principal preocupação em todas as interações, incluindo:

- Seguir políticas e procedimentos e usar práticas baseadas em evidências
- Estar vigilante e monitorar as práticas de cuidado que aumentam os riscos de erros
- Lembrar que ninguém é perfeito e todos os seres humanos são vulneráveis a cometer erros

- Assumir a responsabilidade de ser uma "rede de segurança" ao ajudar colegas de trabalho, antecipando o que eles podem precisar e ajudando a evitar erros (p. ex., "Acho que essa luva está contaminada, deixe-me pegar uma nova". Aqui está uma nova agulha")
- Fazer do seguinte um princípio da equipe: "se testemunharmos práticas antiéticas ou inseguras, é nossa responsabilidade lidar com isso (primeiro diretamente com a pessoa, depois por meio de políticas e procedimentos, se necessário)".

entendem mal. *Exemplo:* você está trabalhando no pronto-socorro e acabou de falar com o Dr. French sobre uma de suas pacientes, a Sra. Moran. Poucos minutos depois, Dr. French vem até você e diz: "Você a enviaria para fazer uma radiografia?", acenando com a cabeça na direção de outro paciente. Você não o vê acenar com a cabeça na outra direção e presume que o Dr. French está se referindo à Sra. Moran. *Prevenção:* repita o que ouvir para esclarecer as interações verbais ("Você quer que eu envie a Sra. Moran para fazer uma radiografia?"). Verifique as solicitações de exames prescritos para esclarecer as ordens verbais

- **ERROS DE CONHECIMENTO:** estes erros são decorrentes de conhecimento insuficiente. *Exemplo:* Você causa efeitos colaterais desnecessários ao administrar um medicamento intravenoso muito rapidamente porque não sabia que deveria ser administrado lentamente. *Prevenção:* certifique-se de descobrir as respostas para quem, o que, por que, quando e como, no contexto de cada situação individual do paciente, antes de dar qualquer medicamento ou realizar qualquer intervenção

- **ERROS DE APRENDIZAGEM:** embora, muitas vezes, incluam falta de conhecimento, os erros de aprendizagem geralmente estão relacionados com vários fatores diferentes associados a estar em uma situação de aprendizagem (p. ex., fazer algo pela primeira vez ou estar estressado). *Exemplo:* você está trocando curativos esterilizados pela primeira vez e contamina sua luva tocando levemente em um campo não esterilizado. Você não percebe porque está concentrado em avaliar a ferida. *Prevenção:* uma maneira infalível de evitar erros de aprendizagem é não tentar algo novo, o que não faz sentido. Muitos alunos se escondem de novas experiências porque têm medo de cometer erros. Isso apenas adia o inevitável. A melhor maneira de evitar erros de aprendizagem é estar preparado e praticar, praticar e praticar em um ambiente o mais seguro possível (p. ex., em um laboratório de habilidades). Em situações de risco, é melhor ter um enfermeiro mais experiente para orientar o desempenho, dar conselhos ou realmente lidar com a tarefa diretamente

- **EXCESSO DE CONFIAÇA NA TECNOLOGIA:** estes erros acontecem quando você permite que a tecnologia pense por você, sem se perguntar se há uma falha no sistema. *Exemplo:* alguém reclama que a almofada de aquecimento está muito quente. Você verifica a configuração e vê que está na posição "baixa". Em vez de sentir você mesmo a almofada com cuidado, você explica que provavelmente está tudo bem porque sua programação está definida como baixa. *Prevenção:* leia cuidadosamente todos os manuais de instruções. Não confie nas máquinas mais do que em seus próprios conhecimentos e percepções. Não permita que a tecnologia pense por você: pense com ela

- **ERROS SISTÊMICOS:** estes erros estão relacionados a algo incorreto com a maneira como as situações são realizadas na instituição como um todo. *Exemplos:* medicamentos que não são administrados porque o farmacêutico está sobrecarregado e não pode dispensá-los em tempo hábil, erros que acontecem porque uma política ou procedimento não é claro ou erros que ocorrem porque uma instituição usa muitos diaristas, o que aumenta o risco de cometerem erros. *Prevenção:* relate possíveis problemas sistêmicos ao serviço de notificação de eventos adversos ou de melhoria de desempenho. Crie um painel multidisciplinar para examinar problemas sistêmicos possíveis e reais.

4. **Sempre determine a gravidade do erro.** Erros graves precisam ser examinados mais de perto, meticulosamente mais evitados, detectados e corrigidos mais rapidamente do que os menos graves.

PRINCÍPIO ORIENTADOR

Para determinar a gravidade de um erro, responda a duas perguntas:

1. **Que dano esse erro poderia causar** (considere o dano em termos de morbidade, mortalidade e sofrimento humanos primeiro; depois, em termos de inconveniência, custo e tempo perdido)? Se você não consegue prever o dano, peça ajuda.
2. **Esse erro é um evento sentinela, quase erro ou condição perigosa?**

---

5. **Siga as políticas e procedimentos** e certifique-se de compreender a lógica por trás deles. Eles são projetados por especialistas para prevenir, detectar e corrigir erros precocemente.
6. **Ao usar listas de verificação, pense em cada item com cuidado.** Elas devem estimular seu cérebro, e não substituí-lo.
7. **Envolva pacientes e familiares.** Eduque-os e incentive-os a se tornarem participantes na prevenção de erros, verificando se estão recebendo os tratamentos e medicamentos corretos e se expressando quando tiverem dúvidas.
8. **Nunca dê um medicamento ou realize uma intervenção sem saber por que é indicado para cada pessoa em particular.** Tenha cuidado com a multitarefa.
9. **Envolva especialistas** (p. ex., se você não tiver certeza sobre a melhor maneira de administrar medicamentos, pergunte a um farmacêutico).
10. **Cuide de si mesmo.** Se você está descansado e usa estratégias de controle de estresse, é menos provável que cometa erros.

O que fazer quando erros acontecem

1. **Determine a gravidade do erro** assim que for reconhecido e tome medidas imediatas para prevenir ou reduzir os danos (peça ajuda, se necessário).
2. **Siga a política e os procedimentos para lidar com erros,** incluindo como relatá-los e registrá-los. Padrões e algumas leis estaduais exigem que os pacientes sejam informados quando ocorrerem erros.

3. **Gráfico de medidas tomadas para corrigir o erro** (p. ex., aumento da frequência de monitoramento ou transferência para outra unidade).
4. **Controle a tendência de se concentrar muito na culpa,** e não o suficiente no que pode ser aprendido com o erro.
5. **Explore as especificidades do incidente de forma objetiva, examinando os procedimentos e as circunstâncias que levaram aos erros.** Considere o valor de compartilhar o erro com outras pessoas para alertá-las sobre a possibilidade de acontecer novamente.

NOTA: **para mais informações sobre prevenção de erros**, consulte o índice dos seguintes tópicos: Educação em Qualidade e Segurança para Enfermeiros (QSEN); competências; cultura de segurança; ferramentas-padrão; falha de comunicação; regras de releitura; regras de repetição; tempos-limite; vigilância de enfermagem; situações perigosas; falha de resgate; e estratégias para identificar, interromper e corrigir erros. O **Boxe 7.9** mostra as principais instituições envolvidas na prevenção de erros e na promoção da segurança.

❓ EXERCÍCIOS DE PENSAMENTO CRÍTICO

👥 Pense, compare, compartilhe

Com um parceiro, em grupo ou em um bloco de anotações:

1. Aborde as implicações das seguintes afirmações:
   a. Ser ignorante não significa apenas não saber; significa não saber o que você não sabe. Ser educado significa saber exatamente o que você não sabe.
   b. Como enfermeiro, é sua responsabilidade estar alerta não apenas para situações que podem levá-lo a cometer erros, mas também quanto a situações que podem levar outros a cometer erros.
2. Responda ao que se segue:
   a. Como você se sente quando comete um erro?
   b. O que você pode fazer para ajudar alguém que cometeu um erro?

CAPÍTULO 7 Habilidades de Prática Interprofissional

> ## Boxe 7.9 Principais *sites* de segurança do paciente.*
>
> - Patient Safety Network: http://www.psnet. ahrq.gov
> - Patient Safety Organization Program: pso. ahrq.gov/with_PSO
> - Hospitals in Pursuit of Excellence: http:// www.hpoe.org/
> - National Patient Safety Foundation: http:// www.npsf.org
> - Partnerships for Patients: http://partnershi pforpatients.cms.gov/
> - The Joint Commission (TJC): http://www. jointcommission.org
> - TJC Center for Transforming Healthcare: http://www.centerfortransforminghealth care.org/
> - The National Academy of Medicine: http:// www.nationalacademies.org/hmd/
> - Quality & Safety for Nursing Education (QSEN): http://www.qsen.org/
> - Canadian Patient Safety Institute: http:// www.patientsafetyinstitute.ca
> - Canadian Institute for Health Information: http://www.cihi.ca
> - Accreditation Canada: http://www.accredi tation.ca.

c. Como você pode ajudar a corrigir sistemas sujeitos a erros e aumentar as fiscalizações para evitar erros de medicação?

3. Compartilhe exemplos de um evento sentinela, quase erro, condição perigosa, lapso mental, erro de conhecimento, erro de aprendizagem e erro sistêmico.

4. Compartilhe suas experiências pessoais (ou da família ou amigos) com erros.

5. Assista a um jogo de beisebol e observe como os jogadores se apoiam e fornecem "redes de segurança" no caso de bolas derrubadas. Observe que a multidão grita com os jogadores que não apoiam os colegas. Como isso se aplica ao que você vê no ambiente de saúde?

6. Decida a sua posição em relação a alcançar os resultados do aprendizado listados no início desta habilidade.

---

*No Brasil, entre as instituições envolvidas na prevenção de erros e na promoção de uma cultura de segurança do paciente, destacam-se:
Instituto Brasileiro de Segurança do Paciente. https://www.segurancadopaciente.com.br/segu ranca-e-gestao/como-construir-uma-cultura-de-seguranca-do-paciente-em-hospitais-brasileiros/
ProQualis Aprimorando as Práticas de Saúde. https://proqualis.net/cultura-de-seguran%C3%A7a
Para saber mais sobre o Programa Nacional de Segurança do Paciente, consulte a Portaria nº 529, de 1º de abril de 2013, que instituiu o Programa Nacional de Segurança do Paciente (PNSP), disponível em: https://bvsms.saude.gov.br/bvs/saudelegis/gm/2013/prt0529_01_04_2013.html.

Recomendações

Patient Safety Network primers. Disponível em: https://psnet.ahrq.gov/primers.

AHRQ. Surveys on patient safety features.[TM] Disponível em: https://www.ahrq/sops/index.html.

Darrah J. Charting the course to fewer medical errors. 2018. Disponível em: http://nursing.advanceweb.com/charting-the-course-to-fewer-medical-errors.

McDonald S. Medical errors. 2017. Disponível em: https://ceufast.com/course/medical-errors.

Rosenberg K. Missed nursing care increases risk of death after surgery. AJN 2018;118(1):56-57. doi: 10.1097/01. NAJ.0000529718.83040.20.

Khan A, Coffey M, Litterer K *et al.* Patient and family centered I-PASS study group. JAMA Pediatr. 2017; 171:372-381. Disponível em: https://psnet.ahrq. gov/resources/resource/30900?utm_ source=ahrq&utm_medium=en-3&utm_term=&utm_content=3&utm_ campaign=ahrq_en3_14_2017.

Habilidade 7.9: Transformação do grupo em equipe

Definição

Saber como criar um grupo no qual os membros trabalhem juntos para alcançar resultados compartilhados dentro de um período específico.

Resultados da aprendizagem

Depois de concluir esta seção, você deverá ser capaz de:

1. Descrever os estágios comuns de formação de equipes.
2. Descrever estratégias que transformam grupos em equipes.
3. Participar de forma mais eficaz como parte de uma equipe.
4. Assegurar-se de que os pacientes sejam membros importantes da equipe de saúde.

Pensar criticamente sobre o trabalho em equipe

A qualidade do trabalho conjunto de uma equipe faz a diferença entre ter pacientes e funcionários infelizes e ótimos resultados para os pacientes e satisfação no trabalho.

Construir uma equipe, no entanto, não é fácil. Os membros da equipe precisam ser nutridos à medida que a equipe evolui de um grupo de diversos estranhos para um grupo que valoriza objetivos comuns e reúne diversos talentos e forças.

O verdadeiro trabalho em equipe ocorre quando há, por parte de todos os membros:

1. Comprometimento com objetivos comuns e um alto nível de produtividade.
2. Energização por sua capacidade de trabalharem juntos.
3. Preocupação com a forma como os membros da equipe se sentem durante o processo de trabalho
4. Comprometimento em incluir os pacientes e seus cuidadores como membros-chave da equipe.

Considere as diferenças no que está acontecendo nos dois grupos nas seguintes situações.

SITUAÇÃO DOIS GRUPOS: SEM TRABALHO EM EQUIPE *VERSUS* COM TRABALHO EM EQUIPE

O grupo 1 consiste em vários enfermeiras que trabalharam juntos nos últimos 6 meses. Eles não sentem que estão trabalhando em equipe e querem que isso mude. Sua supervisora, Jane, é uma pessoa ocupada que tem um chefe exigente. Sob pressão, Jane dá ordens e assume pessoalmente algumas tarefas. A equipe responde fazendo o que é mandado ou escondendo-se até que as coisas se acalmem. Há participação mínima do grupo na resolução de problemas e na tomada de decisões. Os enfermeiros desejam executar suas responsabilidades de forma satisfatória, mas ninguém pensou na necessidade de objetivos de grupo ou em uma ação conjunta em grupo. A moral está baixa e todos falam sobre como estão infelizes.

O grupo 2 é composto por vários enfermeiros que também trabalharam juntos por 6 meses. Contrariamente, esses enfermeiros estão entusiasmados e orgulhosos de seus sucessos. Como o grupo 1, sua supervisora, Terri, também é uma pessoa ocupada com um chefe exigente, no entanto, quando a pressão está forte, Terri interrompe a ação e convoca uma discussão para a solução de problemas, concentrando-se nos objetivos de comunicação e recebendo sugestões dos membros da equipe. Melhores soluções são encontradas porque a pressão é canalizada para um espírito de "vamos consertar isso juntas". Esses enfermeiros têm a sensação de crescer e melhorar juntos – o trabalho é mais do que apenas um emprego.

Como transformar um grupo em uma equipe

Saber como se comunicar e construir confiança é os pilar do trabalho em equipe. Respeite as diferenças de personalidade e culturais e chegue a um acordo sobre um código de conduta. Esteja ciente das mensagens

enviadas por comportamento. Por exemplo, se você sempre chega atrasado ao trabalho, foge da responsabilidade, dá desculpas ou é arrogante ou defensivo, precisa estar ciente das mensagens que esses comportamentos enviam para o restante da equipe. Por outro lado, se adota comportamentos como ser sempre pontual, estar disposto a ajudar, aceitar

CAPÍTULO 7 Habilidades de Prática Interprofissional   209

responsabilidades e estar aberto a sugestões, você envia mensagens totalmente diferentes.

O trabalho em equipe requer capacitação, disposição e compromisso de "deixar de lado" o "fazer do seu jeito" para o benefício do grupo. Existem cinco estágios de capacitação: (1) abandonar a autopromoção; (2) acreditar que os outros são capazes e competentes; (3) confiar nos outros; (4) estar disposto a renunciar a seus próprios processos, planos ou estratégias para dar uma chance aos outros; e (5) compartilhar os resultados e celebrar o sucesso.[6]

> **PRINCÍPIO ORIENTADOR**
>
> **Para ser um membro eficaz da equipe de saúde, é necessário construir relações com colegas de trabalho e garantir que os pacientes e seus cuidadores sejam considerados membros-chave da equipe.**

O **Boxe 7.10** mostra os estágios comuns da formação de equipes. O **Boxe 7.11** apresenta estratégias de construção de equipes para líderes e membros.

Boxe 7.10 Estágios de criação de equipes.

1. **FORMAÇÃO:** os membros do grupo começam a se conhecer, testando valores, crenças e atitudes uns dos outros. Metas e tarefas básicas são definidas, funções atribuídas e ideias compartilhadas.
2. **DESORDENAÇÃO:** o conflito começa, muitas vezes, por causa de mal-entendidos ou divergências sobre o que realisticamente pode ser feito e como exatamente será realizado. Mais testes são feitos nesta fase, com algumas pessoas se perguntando: "Quanto estou disposto a fazer?". Esse é o momento para manter padrões elevados, dar suporte emocional e buscar consenso (concordância de todos). Cuidado com o falso consenso durante essa fase; algumas pessoas dirão que concordam quando, na verdade, não concordam (apenas para evitar mais conflitos).

Como essa é uma fase estressante, talvez você precise fazer mais pausas.

3. **NORMATIZAÇÃO OU CONFRONTAÇÃO:** o grupo se torna mais coeso e realmente quer trabalhar junto de forma positiva. Os membros do grupo concordam com as regras – por exemplo, quando as reuniões serão realizadas, quem deve comparecer, quais são as linhas de comunicação adequadas e como os problemas e divergências serão tratados. Nesse ponto, o líder precisa ser sensível aos valores do grupo, pedindo votos para determinar as necessidades e desejos comuns.
4. **DESEMPENHO:** os membros da equipe começam a se vincular e funcionar bem em conjunto, com uma boa compreensão das funções, responsabilidades e relações.

Boxe 7.11 Estratégias de criação de equipes.

1. **Os líderes da equipe devem:**
   - Criar uma visão compartilhada da missão ou propósito da equipe: todos devem estar comprometidos em alcançar desfechos definidos
   - Enfatizar que todos são responsáveis por prevenir erros e melhorar os desfechos, analisando as práticas atuais e apontando as melhorias que podem ser feitas
   - Transformar a diversidade em vantagem da equipe (p. ex., atribua, tanto quanto possível, tarefas com base nos pontos fortes e preferências individuais)
   - Pedir consenso nas decisões (todos concordam em concordar), em vez de se conformar com a maioria dos votos
   - Manter os membros da equipe bem informados para que todos entendam o quadro geral; ajudá-los a reconhecer estágios comuns de criação de equipes
   - Realizar reuniões da equipe (breves encontros para compartilhar objetivos e tarefas prioritárias) no início de cada dia e conforme necessário

(continua)

> **Boxe 7.11** Estratégias de criação de equipes. (*continuação*)

- Reconhecer os membros da equipe por suas contribuições.
2. **Os membros da equipe devem:**
   - Chegar a um acordo sobre funções, responsabilidades e linhas de comunicação adequadas
   - Trabalhar duro para cumprir as responsabilidades e o que prometem
   - Envolver-se e contribuir para o bem do grupo
   - Manter o foco no panorama geral do que a equipe está tentando realizar
   - Fazer um esforço consciente para superar a tendência humana de se concentrar estritamente em si mesmo; com muita frequência, os membros da equipe têm dificuldade em ver as lutas dos outros porque eles próprios estão trabalhando muito
   - Participar ativamente das reuniões da equipe.
3. **Os líderes e membros da equipe devem:**
   - Ter comportamentos que promovam confiança e criem um ambiente atencioso e energizado
   - Seguir a "regra de platina" (tratar os outros como quer ser tratado, em vez de presumir que querem ser tratados da mesma forma que você).[7]
   - Mostrar entusiasmo – é contagiante e energiza os outros
   - Abordar e resolver conflitos antecipadamente – incentive a comunicação de alta qualidade
   - Prestar atenção ao processo do grupo e onde a equipe está em relação às etapas de criação
   - Reconhecer os esforços individuais e da equipe; ser esportivo e ajudar novos companheiros de equipe a entrar
   - Apoiar a criatividade e novas maneiras de fazer as coisas
   - Ampliar habilidades; oferecer-se para experimentar novas tarefas ou para fazer um treinamento cruzado
   - Promover a aprendizagem em grupo coletando, compartilhando e analisando informações
   - Passar momentos divertidos juntos (aqui é onde as relações crescem).

EXERCÍCIOS DE PENSAMENTO CRÍTICO

Pense, compare, compartilhe

Com um parceiro, em grupo ou em um bloco de anotações:

1. Discuta algumas das estratégias e ferramentas TeamSTEPPS disponíveis em http://teamstepps.ahrq.gov/. O TeamSTEPPS foi desenvolvido pelo Department of Defense's Patient Safety Program em conjunto com a Agency for Healthcare Research and Quality para melhorar as habilidades de comunicação e trabalho em equipe entre os profissionais da saúde. O TeamSTEPPS está cientificamente alicerçado em mais de 20 anos de pesquisa e lições da aplicação dos princípios do trabalho em equipe.*

2. Compartilhe sua história sobre um grupo ao qual você pertence atualmente. Em que estágio de formação de equipe está o grupo (ver Boxe 7.10)?

3. Compartilhe suas melhores e piores experiências fazendo parte de uma equipe. Considere o que deu certo e por que você acha que deu certo, o que deu errado e por que você acha que deu errado.

4. Discuta o que os humanos podem aprender com os gansos em Pulling Together Simple Truths (vídeo inspirador de 3 min disponível em https://www.youtube.com/watch?v=7ZqNpDNDKAc).

5. Pratique a troca de ideias em grupo. Junte-se a um grupo de quatro a oito pessoas. Peça a uma pessoa para fazer o registro, escrevendo em um *flip chart*

---

*N.R.T.: na página eletrônica do Proqualis (https://proqualis.net/), o leitor poderá encontrar informações sobre o uso de ferramentas TeamSTEPPS para o desenvolvimento do trabalho em equipe (https://proqualis.net/artigo/estrat%C3%A9gias-e-ferramentas-em-equipe-paramelhorar-o-desempenho-e-seguran%C3%A7a-do-paciente).

ou quadro branco. Identifique um problema que você gostaria de resolver ou uma situação que poderia ser melhorada (p. ex., como você poderia fazer que adolescentes comparecessem a uma reunião sobre educação sexual). Por 30 min, sem interrupções, peça aos membros do grupo que compartilhem ideias a serem registradas para que todos vejam. Escolha as três melhores sugestões. Depois de terminar, passe 10 min discutindo a dinâmica do grupo durante a sessão de troca de ideias.

6. Decida sua posição em relação a alcançar os resultados de aprendizado listados no início desta habilidade.

Recomendações

Agency for Healthcare Research and Quality. TeamSTEPPS. Disponível em: http://teamstepps.ahrq.gov/.

Moore J, Everly M, Bauer R. Multigenerational challenges: team-building for positive clinical workforce outcomes. OJIN 2016;21(2): Manuscript 3. DOI: 10.3912/OJIN.Vol21No02 Man03.

DiVincenzo P. Team huddles: a winning strategy for safety. Nursing 2017;47(7):59-60 doi:10.1097/01.NURSE.0000520 522.84449.0e.

Huddles tip sheet. 2016. Disponível em: https://www.pioneernetwork.net/wp-content/uploads/2016/10/Huddles-Tip-Sheet.pdf.

See also Recommended in Skills 7.3 to 7.5, "Developing Empowered Partnerships," "Giving and Taking Constructive Feedback," and "Managing Conflict Constructively."

Ver também as Recomendações nas Habilidades 7.3 a 7.5, "Desenvolvimento de parcerias empoderadas", "Dar e receber *feedback* construtivo" e "Condução construtiva de conflitos".

REFERÊNCIAS BIBLIOGRÁFICAS

1. How to give great customer service: The L.A.S.T method. (Website). Retrieved from https://www.engvid.com/how-to-give-great-customer-service-the-last-method/.

2. Block P. *Stewardship: Choosing service over self-interest, 2nd Ed.* San Francisco: Berrett-Koehler; 2013.

3. Vitalsmarts. *Silence kills: The study overview.* Retrieved from https://www.vitalsmarts.com/resource/silence-kills/; 2011.

4. Konzelmann, N. Personal communication.

5. The Joint Commission. *Sentinel Events.* Retrieved from https://www.jointcommission.org/assets/1/6/CAMH_24_SE_all_CURRENT.pdf; 2017.

6. Whiting, S. Personal communication.

7. Alessandra, T. The platinum rule. Retrieved from www.alessandra.com/abouttony/aboutpr.asp

APÊNDICE A

Mapeamento de Conceitos: Entrada no Estado Mental "Certo"

O QUE É MAPEAMENTO DE CONCEITO?

O mapeamento de conceitos é uma estratégia de aprendizagem que usa o lado direito do cérebro (hemisfério criativo) para aprimorar sua capacidade de observar relacionamentos, identificar ideias importantes e compreender informações. Com o mapeamento de conceitos, você simplesmente traça sua visão pessoal dos conceitos-chave e como eles se relacionam. Ao contrário do resumo, que usa o cérebro esquerdo (hemisfério lógico), o mapeamento é flexível, tem poucas regras e é fácil de aprender (pessoas com domínio do lado esquerdo do cérebro podem ter dificuldades no início). O mapeamento aumenta sua capacidade de compreender e lembrar relações complexas porque há poucas palavras (menos desordem) na página e você pode se concentrar nos *conceitos e relações* (sem se preocupar em escrever ou delinear regras). Estude a **Figura 1**, que mostra os pontos-chave deste parágrafo; compare como seu cérebro lida com este parágrafo e como lida com o mapa. A **Figura 2** mostra um mapa de como o cérebro funciona.

QUANDO UTILIZAR O MAPEAMENTO?

Você pode usar o mapeamento para vários fins, incluindo os seguintes:

- Tomar notas ou aprender novos conteúdos
- Mapear o processo de plano de tratamento ou como os sintomas se relacionam uns com os outros
- Escrever artigos ou preparar apresentações
- Preparar-se para as provas
- Debater
- Facilitar a resolução de problemas em grupo.

QUAIS SÃO OS BENEFÍCIOS?

Considere os benefícios do mapeamento.

Benefícios gerais

- Anotações mais rápidas que o normal
- Destaca ideias-chave e elimina as informações irrelevantes
- Ajuda você a coletar, revisar e recuperar rapidamente grandes quantidades de informação
- Aumenta a capacidade intelectual disponível para aprendizagem e resolução de problemas, reduzindo a energia usada em questões de estrutura e documentação
- Dá a você um "visual" que ajuda a esclarecer relações
- Ajuda a reter o que você aprende, porque você "interpreta as informações" do seu próprio jeito ao fazer seu mapa conceitual.

Benefícios coletivos

- Promove a comunicação (mantém todos concentrados nas questões principais)
- Facilita a resolução de problemas (gera mais ideias, ajuda o grupo a abandonar o julgamento)
- Torna claras ideias e relações.

COMO O MAPEAMENTO PROMOVE O PENSAMENTO CRÍTICO

O mapeamento de conceitos facilita as "fases produtivas e analíticas" do pensamento crítico – a fase em que você coleta informações, identifica relações e produz novas ideias. Depois de concluir essa fase produtiva, você pode entrar em contato com os talentos do seu cérebro esquerdo e passar para a "fase de julgamento" – você avalia seu mapa conceitual e forma opiniões ou julgamentos: é acurado? É útil? Você pode refinar seu mapa para torná-lo mais acurado e útil?

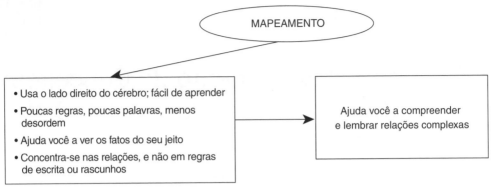

Figura 1.

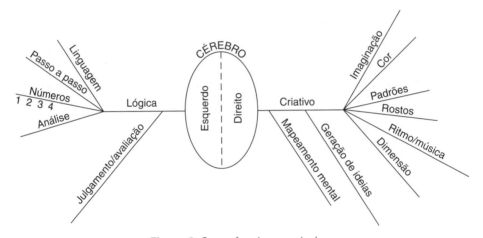

Figura 2 Como funciona o cérebro.

PASSOS PARA O MAPEAMENTO A FIM DE PROMOVER O PENSAMENTO CRÍTICO

1. **Coloque o tema ou conceito central** no centro, na parte inferior ou no topo da página e desenhe um círculo ao redor dele (p. ex., veja o primeiro mapa nesta seção).
2. **Coloque as ideias principais relacionadas com o conceito** em linhas (ou círculos) em torno do tema central.
3. **Adicione detalhes** colocando-os em linhas (ou em círculos), conectando-os às ideias principais.
4. **Use palavras-chave ou imagens simples** apenas; mantenha-o legível.
5. **Certifique-se de que nenhuma ideia esteja sozinha.** Se você não consegue conectar uma ideia com algo na página, é irrelevante para o tema central.
6. **Não se permita diminuir** o interesse sobre onde colocar as palavras (esse é o seu hábito de tentar dominar o lado esquerdo do cérebro). Em vez disso, deixe suas ideias fluírem e use linhas para mostrar as conexões.
7. **Utilize cores** para destacar as ideias mais importantes.
8. **Avalie seu mapa conceitual e revise conforme necessário.**

APÊNDICE B

Resumo do Processo de Enfermagem

NOTA: as seguintes fases são iterativas (inter-relacionadas, dinâmicas e repetitivas), não lineares. Todas as fases começam com **avaliação** para garantir os dados mais atualizados.

Avaliação

Objetivo: coletar e registrar dados para fornecer as informações necessárias para:

- Prever, prevenir, detectar, administrar e resolver problemas, questões e riscos
- Esclarecer os resultados esperados
- Identificar intervenções individualizadas para alcançar resultados e promover saúde, função e independência ideais.

Diagnóstico/Identificação de resultados

Objetivo: analisar os dados do paciente para (1) esclarecer os resultados (desfechos) esperados que são realistas (benefícios do tratamento) e (2) identificar os problemas, riscos ou questões que devem ser controlados para alcançar os resultados. Durante essa fase, além de esclarecer os resultados, você:

- Identifica sinais e sintomas que possam indicar a necessidade de encaminhamento para profissional mais qualificado (relate imediatamente)
- Confirma ou elimina problemas suspeitos
- Determina os recursos, forças e uso de comportamentos saudáveis do paciente
- Reflete sobre o pensamento para determinar se (1) a participação do paciente no processo está em um nível ideal; (2) os dados são exatos e completos; (3) as suposições foram identificadas e o raciocínio foi adaptado ao paciente e às circunstâncias individuais; (4) as conclusões são baseadas em fatos (evidências), em vez de

em suposições; e (5) conclusões, ideias e soluções alternativas foram consideradas. **Refletir sobre o pensar aplica-se a todas as fases, mas se emprega aqui porque requer análise, que é o foco desta fase.**

Planejamento

Objetivo: garantir que haja um planejamento completo, registrado e concentrado nos resultados, adaptado ao paciente individual e às circunstâncias. O planejamento deve ser elaborado para fazer o seguinte:

- Incluir os membros mais qualificados da equipe interprofissional para gerenciar os problemas (p. ex., enfermeiro, nutricionista?)
- Especificar os resultados de curto e longo prazos, se indicado
- Monitorar e controlar problemas, ocorrências e riscos prioritários
- Promover conforto, função, independência e saúde ideais
- Coordenar o tratamento e incluir os pacientes como parceiros na tomada de decisões
- Alcançar os resultados esperados com segurança, eficiência e custo-efetividade
- Incluir o ensino para ajudar os pacientes a tomarem decisões informadas e se tornarem independentes
- Fornecer um registro que pode ser usado para monitorar o progresso e comunicar o tratamento.

Implementação

Objetivo: colocar o plano em ação

- Avaliar o paciente para determinar se as intervenções ainda são apropriadas e se o paciente está pronto
- Priorizar, delegar e coordenar o tratamento conforme indicado, incluindo os pacientes

e outros profissionais como parceiros na tomada de decisões e cuidados

- Preparar o ambiente e os equipamentos para segurança, conforto e comodidade
- Realizar intervenções e reavaliar para determinar as respostas do paciente
- Fazer alterações imediatas conforme necessário; atualizar o plano registrado, se preciso
- Registrar os dados e as respostas do paciente para monitorar o progresso e comunicar o cuidado.

Avaliação (ou evolução)

Objetivo: determinar a posição do paciente em relação aos resultados esperados; **considerar como o processo pode ser melhorado**

- Avaliar o estado do paciente para determinar se os resultados esperados foram alcançados e quais fatores promoveram ou inibiram o sucesso do plano
- Relatar o progresso (ou a falta dele) aos principais membros da equipe interprofissional
- Ter um plano de avaliação contínua, melhoria e independência do paciente
- Dar alta ao paciente ou atualizar o plano conforme indicado.

Fonte: © 2019 R. Alfaro-LeFevre. Não usar sem permissão.

APÊNDICE C

Exemplos de IPC no Modelo de Quatro Círculos

EXEMPLOS DE IPC NO MODELO DE QUATRO CÍRCULOS

INSTRUÇÕES: Seguir no sentido horário, combinando os círculos dos boxes. Os indicadores de pensamento crítico (IPC) estão abreviados.

CÍRCULO #1

- Autoconsciente; autêntico
- Comunicador eficaz
- Curioso/inquisitivo
- Autodisciplinado
- Confiante/resiliente
- Analítico/perspicaz
- Autônomo/responsável
- Honesto/reto
- Alerta para o contexto
- Proativo
- Paciente/persistente
- Lógico e intuitivo
- Criativo
- Realista/prático
- Mente aberta e justa
- Sensível à diversidade
- Reflexivo/autocorretivo
- Mais bem orientado

CÍRCULO #2

- Garante segurança e controle de infecção
- Aplica padrões, códigos de ética e princípios do processo de enfermagem
- Ensina os pacientes, a si mesmo e aos outros
- Avaliação abrangente
- Verifica a precisão/confiabilidade
- Distingue normal de anormal e relevante de irrelevante
- Reconhece a ausência de informações
- Considera explicações e soluções alternativas
- Determina resultados individualizados
- Pondera riscos e benefícios; individualiza intervenções
- Controla riscos, prevê complicações, promove o bem-estar ideal
- Define prioridades
- Aplica evidências/pesquisa
- Identifica questões éticas
- Delega apropriadamente

CÍRCULO #4

- Realiza administração intravenosa, nasogástrica, injeções
- Aspira vias respiratórias
- Controla drenos e equipamentos de sucção
- Insere/controla os cateteres
- Troca curativos estéreis
- Utiliza tecnologia de informação em saúde

(1) Características do pensamento crítico

(4) Habilidades técnicas

CAPACIDADE DE PENSAMENTO CRÍTICO

(2) Habilidades intelectuais (conhecimento teórico e experiencial)

(3) Habilidades interpessoais, de comunicação e autocontrole

CÍRCULO #3

- Usa comunicação habilidosa
- Mantém padrões de trabalho saudáveis
- Promove o trabalho em equipe
- Dá e recebe *feedback* construtivo
- Lida com conflitos de maneira justa
- Facilita a aprendizagem e culturas de segurança
- Lidera e motiva outras pessoas
- Facilita e passa pela mudança
- Controla o estresse, a energia e o tempo

Fonte: © 2019 R. Alfaro-LeFevre. *Evidence-based critical thinking indicators*. Não use sem permissão.

D APÊNDICE

Exemplo de Direitos e Responsabilidades dos Pacientes*

Caro consumidor de cuidados de saúde:

A lei estadual exige que seu profissional de saúde ou sua unidade de saúde reconheça **seus direitos** ao receber cuidados de saúde e que você respeite o *direito deles* de esperar determinado comportamento de sua parte como paciente. Você tem o direito de (1) ser tratado com cortesia, respeito e proteção de sua privacidade e (2) receber respostas imediatas e razoáveis às perguntas e solicitações.

Você tem o direito de ser informado a respeito do seguinte:

- Quem está prestando cuidados de saúde e quem é responsável por seus cuidados
- Seu diagnóstico, curso do plano de tratamento, alternativas, riscos e prognóstico
- Quais serviços de suporte ao paciente estão disponíveis (p. ex., intérpretes, serviços comunitários)
- Se o tratamento é experimental ou para fins de pesquisa (consentir ou recusar participar).

Você também tem os seguintes direitos:

- Recusar tratamento, exceto se previsto por lei
- Ter acesso imparcial a tratamento médico ou acomodações, independentemente de raça, nacionalidade, orientação sexual, religião, deficiência física ou fonte de pagamento
- Receber tratamento para qualquer condição de emergência que se agravará caso não seja tratada
- Expressar quaisquer queixas sobre qualquer violação de seus direitos, conforme declarado pela lei estadual mediante procedimento de queixa de seu profissional de saúde ou instalação e agência de licenciamento estatal apropriada

- Registrar reclamações contra um profissional da saúde, hospital ou centro cirúrgico ambulatorial na Agency for Health Care Administration. (*Nota:* as informações apropriadas sobre como chegar à agência de cada estado devem ser listadas aqui)
- Receber o seguinte (mediante solicitação):
1. Informações completas e aconselhamento necessário sobre a disponibilidade de recursos financeiros para o seu atendimento.
2. Uma estimativa razoável das despesas com cuidados de saúde antes do tratamento.
3. Informações sobre se o seu profissional de saúde ou instituição aceita os valores pagos pelo plano de saúde antes do tratamento.
4. Uma cópia da fatura detalhada que seja razoavelmente clara e compreensível e, se solicitado, tenha explicação dos custos

Você tem as seguintes responsabilidades:

- Fornecer ao seu médico informações precisas e completas sobre suas queixas, doenças anteriores, hospitalizações, medicamentos e outros assuntos relacionados com sua saúde
- Seguir os planos de tratamento recomendados por seus profissionais
- Relatar mudanças inesperadas em sua condição aos profissionais da saúde
- Manter os compromissos e, se você não puder fazê-lo por qualquer motivo, notificar o profissional de saúde que o assiste ou a instituição
- Certificar-se de que as obrigações financeiras de seus cuidados de saúde sejam cumpridas o mais rápido possível
- Cumprir as orientações do profissional de saúde e os regulamentos das instituições que afetam a conduta do paciente.

Fonte: Alfaro-LeFevre R. Folhetos © 2020 http://www.AlfaroTeachSmart.com.

---

*Adaptado de vários documentos sobre os direitos dos pacientes.

APÊNDICE E

DEAD ON! – Um Jogo para Promover o Pensamento Crítico

O objetivo deste jogo é ter certeza de que você dará às partes essenciais do pensamento o tempo e a atenção que elas precisam, promovendo, portanto, o pensamento que tem mais probabilidade de estar *"dead on"* [completamente acurado, correto]. **Instruções:** Pegue seis bolas e coloque as letras D, E, A, D, O, N em cada uma. Comece com **a bola "D"** e jogue-a para alguém do grupo. Peça ao grupo para se concentrar em responder às perguntas listadas em "D" fornecidas a seguir. Depois de esgotar os pensamentos sobre **a bola "D"**, faça o mesmo para cada uma das bolas restantes. Certifique-se de <u>manter o foco</u> na bola <u>atual</u>. Por exemplo, se alguém expressa <u>sentimentos</u> em vez de <u>fatos</u> com a primeira bola, saliente que as regras são que as emoções serão abordadas quando a bola "E" estiver em discussão.

D = Dados

- Que <u>dados</u> (fatos) você tem?
- De que <u>outros dados</u> você precisa?
- Que <u>suposições</u> você fez e quais dados podem validá-las ou negá-las?

E = Emoções

- Que emoções (reações viscerais) existem (as suas e as dos outros)?
- O que sua intuição está lhe dizendo e quais dados podem validar ou negar isso?
- Como os valores afetam o pensamento (o seu e o de outras pessoas)?

A = Vantagens (*Advantages*)

- Quais são as perspectivas e as vantagens específicas (benefícios/resultados) para o <u>paciente ou cliente</u>?
- Quais são as vantagens específicas (benefícios/resultados) para as <u>principais partes interessadas</u>?
- Quais são as vantagens específicas (benefícios/resultados) para <u>você</u>?

D = Desvantagens

- O que pode dar errado (quais são os riscos)?
- Quais são os inconvenientes/riscos específicos para o <u>paciente, cliente e outros</u>?
- Quais são os inconvenientes/riscos específicos para <u>você</u>?
- Que problemas ou questões <u>devem</u> ser resolvidos para obter resultados (alcançar os resultados)?
- Quanto trabalho será necessário? Você tem os recursos de que necessita?

O = Fora da caixa (*Out of the box*)

- Saia da caixa – pense em abordagens criativas!
- O que podemos fazer para diminuir as desvantagens?
- O que podemos fazer para aumentar a probabilidade de ver os benefícios?
- Como a tecnologia pode ajudar?
- Que pesquisas existem e que podem ser aplicadas?
- Que recursos humanos estão disponíveis para auxiliar?

N = E agora (*Now what*)?

- Que problemas, riscos ou questões <u>devem</u> ser abordados no planejamento?
- O planejamento inclui solicitações do paciente/cliente e das principais partes interessadas?
- Que recursos profissionais, comunitários e informais podem ajudar?
- Quais intervenções são necessárias para obter resultados e evitar riscos?
- O que tudo isso implica?
- O que perdemos ao abordar as outras bolas? (Passe por cada uma das bolas novamente.)

Fonte: disponível em www.AlfaroTeach Smart.com.

F | APÊNDICE

Principais Partes do Cérebro Envolvidas no Pensamento

PRINCIPAIS PARTES DO CÉREBRO ENVOLVIDAS NO PENSAMENTO

Lobo frontal
- Área motora primária
- Núcleo de fala no lado dominante
- Acesso a dados sensoriais
- Acesso a informações e experiências anteriores
- Respostas afetivas
- Julgamento
- Regulação do comportamento com base em julgamento e previsão
- Capacidade de desenvolver objetivos a longo prazo
- Raciocínio, concentração, abstração

Lobo temporal
- Interpretação de som
- Padrões de memória complicados
- Fala

Lobo parietal
- Sensações, textura, relações espaciais
- Cantar, tocar música, processar experiências visuais não verbais
- Interpretar os estímulos do paladar

Tálamo
- Direciona todas os aportes sensoriais, exceto o cheiro

Lobo occipital
- Núcleo visual

Hipotálamo
- Consciência de dor e prazer
- Emoções (raiva, medo, comportamento sexual)
- Controla os hormônios da hipófise
- Núcleo de sobrevivência
- Controla o núcleo de sono/vigília

Sistema límbico
- Emoções/atitudes/motivações (comportamentos afetivos)
- Memória (contém hipocampo, que permite novas memórias/aprendizado)
- Inclui o hipotálamo

Fonte: © 2019. http://www.AlfaroTeachSmart.com

APÊNDICE G

Exemplo de Ferramenta de Comunicação SBAR

SBAR é pronunciado *S-BAR* e significa *situação, background (histórico), avaliação, recomendação.* Os formulários SBAR variam, dependendo da finalidade e da configuração. **Tenha os registros do paciente à mão e certifique-se de que pode comunicar prontamente todas as informações a seguir.**

S—SITUAÇÃO: descreva resumidamente o problema ou a questão: o que é, quando aconteceu (ou como começou) e quão grave é. Informe os sinais e sintomas que o preocupam.

B—BACKGROUND (HISTÓRICO): forneça a data de admissão e os diagnósticos médicos atuais. Determine a história clínica pertinente e faça uma breve sinopse do tratamento até o momento (p. ex., medicamentos, uso de oxigênio, sonda nasogástrica, acesso venoso, código da situação).

A—AVALIAÇÃO: Reporte os sinais vitais mais recentes e quaisquer alterações no que se segue:
- Estado mental, sinais neurológicos
- Respiração
- Pulso, coloração da pele
- Conforto, dor
- Estado GI (náuseas, vômito, diarreia, distensão)
- Diurese
- Hemorragia, drenagem
- Outros: _____

R—RECOMENDAÇÃO: Diga o que você acha que deve ser feito. Por exemplo:
- Ver o paciente agora
- Fazer uma consulta
- Realizar exames adicionais (p. ex., RX, GSA, ECG, HC, outros)
- Transferir o paciente para a UTI
- Com que frequência verificar os sinais vitais?
- Se não houver melhora, quando você quer que liguemos para você?

GSA, gasometria arterial; HC, hemograma completo; RXT, radiografia de tórax; ECG, eletrocardiograma; GI, gastrintestinal; UTI, unidade de terapia intensiva.
Fonte: Resumido de vários recursos on-line do SBAR.

H APÊNDICE

Resultados de Dois Estudos que Descrevem Habilidades de Pensamento Crítico

SCHEFFER E RUBENFELD[1]

- **Análise:** separar ou quebrar um todo em partes para descobrir sua natureza, função e suas relações
- **Aplicação de padrões:** julgamento de acordo com regras ou critérios pessoais, profissionais ou sociais estabelecidos
- **Discriminar:** reconhecer diferenças e semelhanças entre coisas ou situações, e distinguir cuidadosamente quanto à categoria ou classificação
- **Busca de informações:** pesquisa de evidências, fatos ou conhecimento, identificação de fontes relevantes e reunião de dados objetivos, subjetivos, históricos e atuais dessas fontes
- **Raciocínio lógico:** fazer deduções ou tirar conclusões apoiadas ou justificadas por evidências
- **Previsão:** presumir um plano e suas consequências
- **Transformação do conhecimento:** mudar ou converter a condição, natureza, forma ou função de conceitos e contextos.

THE AMERICAN PHILOSOPHICAL ASSOCIATION DELPHI REPORT[2]

- **Interpretação:** categorizar, decodificar frases e esclarecer o significado
- **Análise:** examinar ideias, identificar e analisar argumentos
- **Avaliação:** avaliar queixas e argumentos de avaliação
- **Inferência:** consultar evidências, conjeturar alternativas e tirar conclusões
- **Explicação:** declarar resultados, justificar procedimentos e apresentar argumentos
- **Autocontrole:** autoexame e autocorreção.

REFERÊNCIAS BIBLIOGRÁFICAS

1. Scheffer B, Rubenfeld M. A consensus statement on critical thinking in nursing. *Journal of Nursing Education.* 2000;39:353.
2. Facione P. *Critical thinking: What it is and why it counts.* Retrieved from: https://www.insightassessment.com/Resources/Importance-of-Critical-Thinking/(language)/eng-US; 2018.

APÊNDICE I

Principais Respostas para os Exercícios dos Capítulos 1 a 6

Nota: Lembre-se de que estes são *exemplos* de respostas, e não as *únicas* respostas. Você pode ter uma resposta diferente, mas tão boa quanto o exemplo. O ponto principal é aprender avaliando o raciocínio que você utilizou ao completar os exercícios. Se você tiver alguma dúvida, pergunte ao seu professor. Não há respostas listadas para as perguntas *Pense, compare, compartilhe.*

EXERCÍCIOS DO CAPÍTULO 1

1. **A.** (a) segurança, (b) bem-estar, (c) prioridade. **B.** crítica. **C.** (a) processo, (b) julgamento clínico. **D.** contexto. **E.** IPC. **F.** ADPIE. **G.** (a) ciclo, (b) dinâmico. **H.** (a) códigos de ética, (b) leis.
2. **A.** Os fatos são claramente observáveis e facilmente validados como verdadeiros. As opiniões podem variar, dependendo das perspectivas pessoais. Elas podem ou não ser válidas. **B.** A melhor maneira de determinar se uma opinião é válida é perguntar os *fatos* (evidências) que a apoiam. Em seguida, determinar a força da evidência e decidir se a opinião faz sentido lógico.
3. Os IPC são comportamentos observáveis geralmente vistos em pensadores críticos. Por essa razão, o IPC e os comportamentos de pensamento crítico podem ser considerados com o mesmo significado.
4. Você deve identificar claramente os problemas, as questões e os riscos prioritários que devem ser controlados para atingir os resultados (desfechos) esperados.
5. É provável que sua capacidade de demonstrar IPC diminua (porque um poder maior do seu cérebro está sendo direcionado a aprender coisas novas e obter um estado confortável).

6. O *contexto* se refere à importância de prestar atenção em como o pensamento muda dependendo das circunstâncias (o mesmo tamanho não serve para todos). *Confiança, coragem, curiosidade* e *comprometimento* são características importantes necessárias para o pensamento crítico.
7. Pensar antecipadamente, pensar ao agir e repensar ajudam a examinar o pensamento de forma holística. Se você olhar apenas para uma fase, perderá partes importantes do pensamento, porque as circunstâncias de cada uma são diferentes.

EXERCÍCIOS DO CAPÍTULO 2

1. **A.** (a) personalidade, (b) afeto. **B.** (a) desenvolvimento, (b) mudança. **C.** comunicação. **D.** suposições. **E.** começar. **F.** (a) hipótese, (b) conclusões. **G.** autoeficácia. **H.** (a) intenção, (b) resultados.
2. Os sentimentos têm grande impacto sobre o que e como pensamos. Aqueles de nós que são movidos por sentimentos tendem a ter mais problemas para pensar criticamente, especialmente quando as situações representam uma grande carga emocional. Pensar criticamente requer que você reconheça os sentimentos e seu impacto no pensamento e, então, usar a cabeça para aplicar os princípios do raciocínio lógico e ético. Com muita frequência, nem mesmo temos consciência dos sentimentos fortes e profundos envolvidos em certas situações. Aqueles de nós que são capazes de se conectar com as emoções e dar-lhes a atenção que merecem – para torná-las explícitas, aceitá-las e reconhecer sua influência sobre

o pensamento – podem facilitar um pensamento mais lógico e objetivo.

3. A *Regra de Ouro* e a *Regra de Platina* visam tratar bem os outros. A *Regra de Platina* enfatiza que somos todos diferentes e que outras pessoas podem não querer ser tratadas da mesma maneira que nós. Por exemplo, não presuma que, só porque você gosta de ser "melindroso", os outros também gostam.

4. c.

5. Jack e Jill são peixes dourados. Um gato derrubou o aquário no chão, estilhaçando-o. Você provavelmente presumiu que eram pessoas.

6. Às vezes, os termos *objetivos* e *desfechos/resultados* são usados alternadamente; no entanto é mais correto usar *objetivos* ao declarar a *intenção geral* (o que você pretende fazer) e utilizar *desfechos/resultados* para descrever claramente o que você espera que *os outros observem* quando o objetivo for alcançado. Os objetivos são mais gerais e podem se concentrar no que o enfermeiro pretende fazer. Os desfechos/resultados são muito específicos e concentrados no que o paciente será capaz de fazer. *Exemplo de objetivo:* meu objetivo é ensinar Juan a respeito de diabetes. *Exemplo de desfecho/resultado:* após 3 semanas, Juan será capaz de administrar sua própria insulina e dizer como administrará sua dosagem com base em sua dieta, nível de atividade e leituras do glicosímetro.

7. Você deve aplicar IPC de *conhecimento* para realizar IPC de *habilidades intelectuais*.

EXERCÍCIOS DO CAPÍTULO 3

1. **A.** (a) saber, (b) pronto. **B.** vários. **C.** (a) prática, (b) mesmo. **D.** (a) grande, (b) detalhes. **E.** *debriefing.* **F.** formativo. **G.** (a) preparação, (b) calma.

2. Você é responsável por determinar os limites de seu próprio conhecimento. Você também é responsável por garantir que os pacientes, familiares e outros profissionais da saúde tenham o conhecimento de que necessitam para prosseguir com o tratamento com segurança e eficácia.

3. Ao ensinar as pessoas como fazer o controle de sua saúde, nós as capacitamos a obter os resultados importantes, ser independentes e alcançar uma saúde ideal. No ambiente clínico acelerado de hoje, você deve ser um autodidata e capaz de aprender a prestar cuidados competentes.

4. Duas habilidades comuns que são fáceis de se perderem são a matemática e a fluência em um segundo idioma. Para manter as habilidades matemáticas, analise-se calculando as informações você mesmo e, em seguida, verifique-as com uma calculadora. Se você perdeu algumas de suas habilidades matemáticas, precisa manter uma calculadora à mão e as fórmulas de cálculo disponíveis para referência rápida. Por segurança, você precisa de outra pessoa para verificar seus cálculos. Com outros idiomas, encontre oportunidades para praticar, ouvir rádio ou TV em outra língua e mantenha ferramentas de tradução acessíveis (geralmente eletrônicas).

5. O objetivo da correção é ajudar os alunos a adquirir habilidades vitais que foram perdidas ou nunca aprendidas.

6. Usar uma ferramenta estruturada ajuda os alunos e seus preceptores ou professores a estar "na mesma página" e organizados e completos durante o *debriefing* e a avaliação.

7. Se você estudar apenas olhando suas anotações, pode se enganar sobre o quanto sabe. Reconhecer informações em suas anotações não é o mesmo que tê-las "em sua cabeça".

EXERCÍCIOS DO CAPÍTULO 4

Exercícios 4.1. Princípios de raciocínio clínico, pensar como um enfermeiro, tomada de decisões e pensar com TIS

1. **A.** sobre. **B.** (a) toda pessoa, (b) respostas. **C.** (a) fundamental, (b) falho. **D.** escopo **E.** (a) amplo, (b) análise. **F.** (a) seu, (b) interpreta.

2. A interoperabilidade – capacidade de dois ou mais sistemas de trocar e usar as mesmas informações – promove o uso seguro e eficaz da TIS.

APÊNDICE I Principais Respostas para os Exercícios dos Capítulos 1 a 6

3. A observação – monitoramento para detectar sinais e sintomas (dicas) que indicam desvios dos padrões esperados de saúde, doença ou recuperação – é uma responsabilidade fundamental da enfermagem.

4. Qualquer uma das seguintes alternativas está correta: cuidado, cuidado compassivo; controle das AVD; promoção de saúde; prevenção de complicações; observação; educação do paciente e seus familiares; administração de medicamentos e regimes de tratamento; promoção da mobilidade; conforto físico; conforto emocional; coordenação do cuidado; delegação; documentação; cuidados de base populacional.

5. O pensamento crítico é guiado por normas, políticas, códigos de ética e leis (regulações de cada estado e do exercício profissional de enfermagem do sistema de conselhos/federal e dos estados).

6. Descarte "as coisas ruins" (situações de piores casos), priorize seu raciocínio e garanta o tratamento oportuno das principais questões.

Exercício 4.2: Plano de cuidado, transferências (*hand-offs*), modelos de cuidados preditivos, delegação eficaz e tratamento focado nos desfechos

1. **A.** feito. **B.** (a) conceitos ou princípios, (b) conceitos ou princípios. **C.** DPDI. **D.** avaliação e planejamento. **E.** (a) lógica ou intuição, (b) lógica ou intuição. **F.** PPMP. **G.** (a) quedas, (b) omissões de cuidado. **H.** (a) decisões, (b) desfechos.

2. A prática baseada em sistemas – reconhecendo todos os processos nos sistemas de saúde que interagem para fornecer cuidado de qualidade e com boa relação custo-benefício – é essencial para o pensamento crítico. Reconhecer os elos que faltam nos sistemas é fundamental para a obtenção dos desfechos. Por exemplo, muitos enfermeiros reconheceram atrasos na oferta de cuidados relacionados com problemas do sistema (p. ex., problemas com médicos indisponíveis para realizar determinados serviços). Como resultado, esses enfermeiros (nos EUA) procuraram com sucesso aumentar seu escopo de prática para lidar com questões que normalmente exigiam a assistência médica (p. ex., intubação pós-operatório; punções lombares).

3. De acordo com os determinantes sociais da saúde (as condições em que as pessoas nascem, crescem, trabalham, vivem e envelhecem, bem como o conjunto mais amplo de forças e sistemas que moldam as condições da vida diária), essa criança é vulnerável a muitos problemas de saúde. Por exemplo, por ser tão jovem, ele é totalmente dependente dos cuidados e do julgamento de sua avó. Como não há carro, pode haver problemas para obter medicamentos ou consultas médicas. Como essa família é pobre, ele pode não estar recebendo refeições nutritivas. Essa criança deve ser vista por um profissional da saúde com frequência. Uma consulta com assistente social pode ser indicada.

4. Na presença de problemas conhecidos, você prevê as complicações mais prováveis e perigosas e toma medidas imediatas para (1) evitá-las e (2) preparar-se para controlá-las caso não possam ser evitadas. *Exemplo:* se você vai cuidar de alguém com o maxilar imobilizado e não está familiarizado com isso, pesquise para saber as complicações comuns e perigosas e como lidar com elas (p. ex., nesse caso, uma complicação perigosa é a aspiração, porque a pessoa não consegue abrir a boca, então você deve ter um minialicate por perto). Você também procura evidências de fatores de risco e de causa (fatos que sabemos que causam problemas ou colocam as pessoas em risco de tê-los). Em seguida, você tem como objetivo controlar esses fatores para evitar os problemas reais. *Exemplo:* no caso da mandíbula imobilizada, você avalia quanto a náuseas (um fator de risco para vômito e broncoaspiração). Se houver náuseas, peça um medicamento antináusea, suspenda a alimentação e mantenha o equipamento de aspiração e o minialicate de corte por perto. Por fim, você promove a saúde e a função, perguntando à pessoa como ela está lidando com as necessidades dietéticas e de ingestão de líquidos e dá sugestões conforme necessário.

226 Pensamento Crítico, Raciocínio Clínico e Julgamento Clínico para Enfermagem

5. É improvável que o profissional de enfermagem que está saindo do turno de trabalho tenha avaliado adequadamente as necessidades da família. É altamente improvável que a família esteja "bem", porque esse é um momento difícil para qualquer família. Parece que a família teve um envolvimento limitado no cuidado à criança. Você deve avaliar as necessidades da família e incluir intervenções que atendam a essas necessidades no plano cuidado de enfermagem (p. ex., permitir que a família passe mais tempo com a criança).

6. O MMA deve levá-lo a considerar uma prioridade no raciocínio clínico: decidir se os sinais e sintomas de um paciente podem estar relacionados com *problemas médicos, medicamentos* ou *alergias*. DPDI ajuda a lembrar os principais componentes do plano de cuidados: desfechos esperados, problemas reais e potenciais que devem ser tratados para alcançar os desfechos gerais, intervenções específicas planejadas para alcançar os resultados e declarações de avaliação (anotações do progresso).

7. Você pode inserir uma sonda nasogástrica se a instituição permitir; recebeu permissão de seu instrutor; tem o conhecimento e o nível de competência necessários; o procedimento é razoável, prudente e seguro; e você está disposto a assumir a responsabilidade pela implementação do procedimento e pela resposta do paciente ao procedimento.

EXERCÍCIOS DO CAPÍTULO 5

Exercício 5.1 Raciocínio moral e ético, profissionalismo e liderança

1. (a) profissional; pessoal, (b) autonomia, (c) beneficência, (d) justiça, (e) fidelidade, (f) veracidade, (g) confidencialidade, (h) responsabilidade, (i) virtudes, (j) utilitária; bom, (k) deontológico; consequências.

2. Solicite uma reunião com a família para tomar a decisão. Inclua um especialista em ética, amigos de confiança ou representante religioso para ajudar.

3. Manter a conduta profissional o protege de ser acusado de conduta inadequada; promove confiança e preserva a dignidade, autonomia e privacidade de seus pacientes.

4. Os líderes não estão necessariamente atrelados a posições de autoridade como os chefes. Você pode encontrá-los em qualquer lugar – desde cargos gerenciais a profissionais de enfermagem da linha de frente e estudantes. Os chefes tendem a controlar sua equipe ("você deve fazer o que eu digo"), enquanto os líderes constroem relações com sua equipe e capacitam e envolvem aqueles ao seu redor (o chamado círculo de influência).

Exercício 5.2 Pesquisa PBE e MQ

1. (a) rigoroso, (b) pesquisas, (c) transformado, (d) imutável, (e) evidência, (f) melhorar, (g) domínios, (h) satisfação

2. Resumos clínicos e alertas de prática ajudam enfermeiros ocupados a usar a PBE para melhorar as práticas de cuidado, fornecendo resumos consistentes e simples sobre os achados mais atualizados sobre um tópico específico.

3. Falso. Como encontrar e analisar pesquisas consome tempo, essa é uma expectativa irreal. Em vez disso, os enfermeiros da equipe são incumbidos das responsabilidades listadas em *Perguntas frequentes sobre as funções dos profissionais de enfermagem da equipe* .

4. (b). O desenvolvimento de protocolos de manejo de complicações pós-operatórias tem impacto importante e possivelmente inalterado na melhora dos desfechos relacionados à cura e sobrevivência.

EXERCÍCIOS DO CAPÍTULO 6

Exercícios da Habilidade 6.1: Identificação de suposições

1. Não há evidências suficientes para indicar que o paciente precisa de orientações. Muitas pessoas estão totalmente informadas sobre sua dieta, mas não são capazes de mantê-la. Seria melhor explorar as principais dificuldades com nutrição e dieta.

2. Você pode perder seu tempo ensinando aquilo que o paciente já sabe. Você pode

APÊNDICE I Principais Respostas para os Exercícios dos Capítulos 1 a 6

afastar o paciente: quem gosta de aprender o que já sabe? O paciente recebe a mensagem de que você não entende o problema – que você tira conclusões precipitadas.

3. **Situação um. (a)** Ela parece ter presumido que pode criar uma atitude positiva para Jeff ao falar sobre os avanços no tratamento do diabetes. **(b)** Ela precisava avaliar a resposta humana de Jeff ao saber que ele tem diabetes. Jeff pode estar bem ciente dos avanços no tratamento do diabetes, mas ainda está tendo problemas para lidar com a necessidade de regular sua dieta e tomar insulina pelo resto da vida. Ela não avaliou antes de agir. **(c)** Jeff provavelmente pensa que Anita é uma sabe-tudo porque ela não separou um tempo para conhecer seu ponto de vista sobre a situação. É realmente desagradável quando alguém começa a tentar mudar sua atitude antes de saber qual é a sua atitude.

Situação dois. (a) Ela parece ter presumido que a mãe sabe ler e que comunicará caso tenha dúvidas. **(b)** Se a mãe não sabe ler ou tem vergonha de fazer perguntas, a criança pode receber cuidados maternos inadequados. Se o dano resultar da falha do enfermeiro em determinar a compreensão da mãe, o enfermeiro pode ser acusado de negligência.

Situação três. (a) A suposição parece ser que ele teria a resposta desejada ao medicamento sem quaisquer reações adversas. **(b)** É provável que ela estivesse preocupada que o Sr. Schmidt não respondesse ao diurético como esperado – que ele pudesse ter uma reação adversa. **(c)** Ela pode ter pensado que o médico não gostaria que ela contestasse seu julgamento.

Exercícios da Habilidade 6.2: Avaliação sistemática e abrangente

1. A *abordagem dos sistemas corporais* para a avaliação é provavelmente o melhor método. Ou você pode escolher a abordagem da cabeça aos pés e agrupar sinais e sintomas de problemas clínicos depois de realizar a avaliação.

2. Uma abordagem do modelo de enfermagem (*Padrões Funcionais de Saúde*) em conjunto com a abordagem dos sistemas corporais.

3. **Situação um. (a)** Avalie a extensão dos movimentos voluntários de Pearl (ela consegue mexer os dedos dos pés?); a cor dos dedos dos pés e da pele ao redor das bordas do gesso; se Pearl sente dormência ou formigamento no pé ou na perna; se há algum edema na perna ou dedos dos pés; a qualidade do pulso pedioso; se Pearl percebe uma picada de agulha como sendo afiada; e se os dedos dos pés estão quentes ou frios. **(b)** Verifique a circulação avaliando a qualidade do pulso pedioso e o enchimento capilar nos dedos dos pés; observe se há compressão do nervo pedindo-lhe que mexa os dedos dos pés e pergunte se há dormência ou formigamento. Se forem satisfatórios, você pode optar por colocar uma meia quente nos dedos dos pés; incentive-a a mexer os dedos dos pés com frequência para aumentar a circulação e continue a monitorar de perto o pulso pedioso, a temperatura e a sensibilidade dos dedos dos pés. **(c)** A avaliação de cada um deles ajuda a detectar os primeiros sinais de problemas circulatórios, compressão de nervo ou irritação cutânea. Se encontrar uma área que começa a exibir achados de avaliação anormais (p. ex., edema), você deve aumentar a frequência e a intensidade da avaliação de outras áreas (p. ex., cor da pele). Cada área de avaliação tem relevância específica: verificação de movimento, dormência e monitoramento da sensibilidade para compressão do nervo; verificação de cor, edema, qualidade de pulso e monitoramento do calor para circulação e condição cutânea. **(d)** Tente reposicionar a perna da paciente; se os sintomas persistirem após 1 hora, relate o problema imediatamente.

Situação dois. (a) Procure informação sobre digoxina em uma referência atualizada (ou consulte um farmacêutico). Em seguida, avalie da seguinte forma. **Para avaliar o efeito terapêutico**, verifique se o nível de digoxina sérica do Sr. Wu está dentro da faixa terapêutica (0,5 a 2 ng/mℓ). Determine o estado dos sintomas cardíacos em comparação com a linha basal (estado da frequência e ritmo do pulso apical e/ou radial, sons pulmonares, débito urinário, edema, tolerância à atividade). **Para avaliar**

as reações alérgicas ou adversas, verifique no Sr. Wu os sinais e sintomas associados listados na referência do medicamento. **Para avaliar as contraindicações**, cheque os sinais e sintomas associados listados na referência do medicamento. As contraindicações mais comuns para a digoxina incluem níveis de potássio sérico menores que 3,5 mEq/ℓ (aumenta o risco de toxicidade), frequência de pulso inferior a 60 ou abaixo dos parâmetros prescritos pelo médico e sinais clínicos de toxicidade ou superdosagem. **Para avaliar as interações medicamentosas**, obtenha uma lista completa dos medicamentos (incluindo fitoterápicos e holísticos) e verifique com o farmacêutico se há alguma interação medicamentosa. **Para avaliar a toxicidade ou superdosagem**, verifique os sinais e sintomas associados do Sr. Wu. Os sinais e sintomas mais comuns de toxicidade por digoxina incluem nível de digoxina sérica acima de 2 ng/mℓ, bloqueio atrioventricular (intervalo PR maior que 0,24 s) e bradicardia progressiva, náuseas, vômito e/ou distúrbios visuais (turva, flocos de neve, halos verde-amarelos ao redor das imagens). **(b)** Se nenhum efeito terapêutico for alcançado com a administração de um medicamento ou se a pessoa estiver experimentando reações adversas, você precisa questionar se uma mudança na dosagem é necessária ou se o medicamento deve ser continuado. Se você identificar contraindicações para administrar o medicamento, será necessário suspendê-lo. Se você identificar sinais de toxicidade ou superdosagem, é especialmente importante suspender o medicamento, porque você aumentaria o problema de toxicidade ou superdosagem.

Situação três. (a) *Sinais vitais:* verifique temperatura, pulso, respiração e pressão arterial. Abertura dos olhos: chame-o pelo nome de Gerome. Diga-lhe para abrir os olhos. Se ele não responder, belisque-o. *Melhor resposta motora:* peça-lhe para mover cada extremidade. Toque-o com um alfinete ou o belisque e veja se ele consegue dizer onde o sente. Se ele não responder, belisque-o e observe se ele flexiona a extremidade para se afastar da dor, se a flexiona em espasmo ou se estende a extremidade. *Melhor resposta verbal:* pergunte qual é o nome dele, onde ele está e que dia é hoje. *Reação*

pupilar: determine o tamanho de cada pupila em milímetros antes de direcionar-lhe a luz. Em seguida, focalize luz em cada pupila e observe se há contração vigorosa. *Movimento intencional dos membros:* verifique cada extremidade pedindo a Gerome para movê-la, observando a contração muscular (tentativas de movimento), capacidade de elevar a extremidade e de levantá-la mesmo que você tente segurá-la. *Sensibilidade de membro:* toque cada membro com uma agulha estéril e pergunte a Gerome o que ele sente (isso pode ser desnecessário para Gerome, já que ele tem um ferimento na cabeça em vez de uma lesão na medula espinal). *Atividade convulsiva:* observe se há espasmos musculares. *Reflexo de vômito:* coloque um abaixador de língua limpo na parte de trás da garganta de Gerome e veja se desencadeia vômito. **(b)** Ao monitorar todos esses parâmetros, os sinais e sintomas de aumento da pressão intracraniana podem ser detectados precocemente. Os sinais e sintomas de aumento da pressão intracraniana diminuem o nível de consciência; inquietação crescente; irritabilidade e confusão; dor de cabeça mais forte; náuseas e vômito; aumento dos problemas de fala; alterações pupilares (pupilas dilatadas e não reativas ou contraídas e não reativas); disfunção do nervo craniano; aumento da fraqueza muscular, flacidez ou problemas de coordenação; convulsões; postura descerebrada (músculos rígidos e estendidos, cabeça retraída); e postura decorticada (músculos rígidos e imóveis, com os braços flexionados, punhos cerrados e pernas estendidas) – os dois últimos são sinais tardios de aumento da pressão intracraniana. **(c)** Monitore de perto outros parâmetros de avaliação neurológica para outros sinais de aumento da pressão intracraniana. Se não houver outras alterações e você realmente puder despertar Gerome, não precisa se preocupar imediatamente; no entanto você deve aumentar a frequência de avaliação de todos os parâmetros até se sentir confortável de que o aumento da sonolência é apenas um sinal dos efeitos combinados de fadiga e edema cerebral existente (em vez de aumento do edema cerebral). Se você tiver alguma dúvida sobre como proceder, relate o aumento da sonolência ao seu supervisor. **(d)** Verifique de perto outros parâmetros neurológicos e relate e registre os

APÊNDICE I Principais Respostas para os Exercícios dos Capítulos 1 a 6

achados imediatamente; aumente a frequência da avaliação. **(e)** Pulso basal rápido pode ser um achado normal; no entanto, você deve observar de perto todos os outros parâmetros de avaliação para verificar outros sinais e sintomas relatáveis. Se houver queda de pulsação para 60 bpm, monitore de perto todos os outros parâmetros de avaliação e relate os achados imediatamente (pode ser um sinal de aumento da pressão intracraniana com risco de morte).

Exercícios da Habilidade 6.3: Verificação da acurácia e da confiabilidade (validação de dados)

1. Fale com a Sra. Molina e explore seus sentimentos e preocupações.
2. Você pode ligar o glicosímetro do Sr. Nola e verificá-lo (alguns monitores mostram automaticamente o nível anterior de glicemia). Se não, peça a ele para repetir agora (observe sua técnica em silêncio). Se ele for proficiente em realizar uma verificação de sua glicemia, é provável que seu resultado anterior esteja correto. Se a segunda leitura for significativamente diferente da anterior, considere se há uma relação entre a mudança na leitura da glicemia e a ingestão recente de alimentos ou níveis de pico de insulina. Eu consideraria mais válida a leitura da glicemia que o paciente fez com você o observando.
3. Meça no braço direito e repita em 15 minutos.
4. Por meio dos princípios de "ensinar de volta", explore com o Sr. McGwire por que ele acha que tem úlceras nos pés. Peça a ele para lhe dizer o que ele faz para evitar ter úlceras nos pés. Ele pode ter muito conhecimento sobre cuidados com diabéticos e úlceras nos pés e ainda estar tendo essas úlceras. Revise seus testes de diagnóstico para ver se a hemoglobina glicada (HbA1 c) está dentro da faixa normal. Esse teste indica os níveis de glicemia a longo prazo.

Exercícios da Habilidade 6.4: Distinção entre normal e anormal – detecção de sinais e sintomas (dicas)

1. **(a)** Se você presumiu que era uma temperatura oral, deveria ter colocado um *D* (deveria) aqui. Você pode ter colocado um ponto de interrogação, que, na verdade, é uma resposta mais correta. Você precisa perguntar: *"Como essa temperatura foi medida?"* (por via oral, retal, timpânica?). **(b)** Se você presumiu que o paciente nunca apresenta estertores, deveria ter colocado um *D* aqui. Você pode ter colocado um ponto de interrogação, que, na verdade, é uma resposta mais correta. Você precisa fazer perguntas como: *"Como são os pulmões do paciente quando ele está em seu estado normal de saúde? Qual é a frequência respiratória? A que distância você consegue ouvir os estertores? Existem apenas alguns ou muitos estertores? Quando o paciente tosse, os estertores desaparecem?".* **(c)** Você pode ter colocado um *D* aqui, mas você realmente precisa *perguntar se esse é um padrão normal para a pessoa e por que ela dorme apenas 3 horas por noite* (p. ex., não é incomum que mães de recémnascidos durmam apenas 3 horas por causa dos horários de alimentação). **(d)** *D.* **(e)** *O* ou ponto de interrogação. Isso geralmente é um achado normal, mas você pode ter colocado um ponto de interrogação porque queria saber fatos, como *se há alguma drenagem, se a área está quente ao toque e se o paciente está afebril.* **(f)** *O.* Isso é normal para uma criança de 2 anos. **(g)** *D.* **(h)** Você pode ter colocado um *D* aqui, mas um ponto de interrogação é a resposta mais correta. Pergunte: *"Quais são as práticas de banho de uma pessoa desta cultura?".* **(i)** *S.* Esse é provavelmente um achado normal, uma vez que a diálise assume o trabalho do rim. **(j)** *D* ou ponto de interrogação. O pulso está um pouco lento, mas pode ser normal para alguém que é jovem e atlético ou mais velho e está sob medicação cardíaca. Você pode querer perguntar: *"Qual é o pulso normal dessa pessoa?"* ou *"A pessoa está tomando algum medicamento para o coração que reduza a frequência cardíaca?".*

2. As palavras em itálico nas respostas ao número 1 anterior são exemplos do que mais você pode querer saber.

Exercícios da Habilidade 6.5: Fazendo inferências (tirando conclusões válidas)

1. Suspeito de que essa informação indica algum tipo de infecção.
2. Suspeito de que essa informação indique problemas financeiros.
3. Suspeito de que essa informação indique que o paciente tem problemas para seguir sua dieta.
4. Suspeito de que essa informação indique que a criança deseja ter certeza de que sua mãe aprova sua resposta, ou talvez ela esteja com medo.
5. Suspeito de que essa informação indique que há algum motivo médico para a confusão da avó (p. ex., medicamentos ou problemas cerebrais).

Exercícios da Habilidade 6.6: Conjunto de dicas relacionadas (sinais e sintomas)

Situação um. (a) Picado por uma abelha na orelha há 1 hora; orelha não tem ferrão, está com eritema e inchaço; sem erupção cutânea ou respiração ofegante; pulso e respiração normais. (b) Com medo de morrer; quer um picolé e assistir à TV. (c) Não se certificou de que ela tinha anotado o número do telefone dos pais (investigue se isso foi falta de conhecimento ou supervisão); não sabe primeiros socorros para uma picada de abelha.

Situação dois. (a) 41 anos; dor abdominal aguda; vomita há 2 dias e não consegue reter alimento algum; abdome distendido; sem sons intestinais; cirurgia marcada para as 14 h; dor piorando repentinamente; sinais vitais inalterados, exceto pelo aumento do pulso em aproximadamente 30 pulsações/min. (b) Empresário de 41 anos; odeia hospitais; cirurgia marcada para as 14 h; preocupado porque seu irmão morreu no hospital; sente forte dor repentina.

Exercícios da Habilidade 6.7: Distinção entre relevante e irrelevante

Situação um. (a) Pode ser relevante porque o cloridrato de buspirona pode causar confusão em idosos. (b) Pode ser relevante porque pode ser um sinal de infecção, que pode causar confusão nos idosos. (c) Pode ser relevante porque é indicativo de doença cardiovascular anterior, que é um fator de risco para acidente vascular encefálico (AVE), que pode ser a causa da confusão. (d) Pode ser relevante porque a desidratação em idosos pode causar desequilíbrio eletrolítico e confusão. (e) Irrelevante. (f) Irrelevante.

Situação dois. (a) Provavelmente relevante. Leva tempo para se ajustar a um regime diabético. (b) Irrelevante (não anormal). (c) Pode ser relevante (pode sentir que a constipação intestinal é causada por uma nova dieta). (d) Pode ser relevante porque ela tem que preparar refeições para outras pessoas, aumentando a tentação. (e) Muito provavelmente relevante. Alguém que gosta de cozinhar geralmente fica feliz em comer uma variedade de alimentos. (f) Relevante. Ela precisa comer ainda menos do que quando seu peso estiver dentro dos limites normais. (g) Irrelevante (não tem nada a ver com a adesão a uma dieta para diabéticos).

Exercícios da Habilidade 6.8: Reconhecimento de inconsistências

Situação um (a) Não faz sentido que Cathy tenha apenas começado a vir ao serviço de pré-natal, mas tem comparecido às aulas de parto. Se ela não fez pré-natal até agora, você deve se perguntar se ela está realmente feliz com a chegada do bebê ou se compreende a importância das consultas pré-natais. Você também pode se perguntar por que a mãe dela, e não o namorado, acompanhou-a até o serviço. (b) Verifique seus registros para ver se há alguma menção a receber cuidados pré-natais em outro lugar no início da gravidez; pergunte-lhe onde são ministradas as aulas de parto e como o namorado e a mãe se sentem com a chegada do bebê.

Situação dois. Sua idade é inconsistente com os fatores de risco usuais para infarto agudo do miocárdio (IAM). Embora suor e sensação de morte iminente possam ser vistos com um IAM, o quadro geral aqui – idade, ausência de dor, eletrocardiograma normal – é inconsistente com um IAM. Ocasionalmente, as pessoas não sentem dor quando têm um IAM, mas geralmente outros fatores de risco, sinais e sintomas estão presentes. Seus sinais e sintomas são mais consistentes com os de um ataque de pânico (consulte *Panic Attack or Heart Attack?* Disponível em: http://www.womensheart.org/content/HeartDisease/panic_attack_or_heart_attack.asp).

Exercícios da Habilidade 6.9: Identificação de padrões

1. b; 2. a; 3. d; 4. e; 5. c.

Exercícios da Habilidade 6.10: Identificação de informações ausentes

1. Por que ela está tomando codeína? Quais fatores estão contribuindo para a ausência de fibras em sua dieta e sua ingestão inadequada de líquidos? Qual é o conhecimento da paciente sobre como prevenir a eliminação alterada do intestino? Por que a paciente passa a maior parte do tempo na cama?
2. Quais são os sentimentos da mulher sobre ter herpes? O que ela sabe sobre a transmissão do herpes? Como ela se sente ao contar aos potenciais parceiros sobre o herpes? Como a paciente planeja prevenir a transmissão do herpes?
3. Quais são os outros sinais vitais da pessoa (pulso, pressão arterial, temperatura)? Existe história de tabagismo? A pessoa está fumando agora? Há quanto tempo esse padrão persiste? Como a pessoa tolera a atividade?
4. De que tipo de ajuda a mulher precisa? Como o marido se sente ao ajudá-la? Há alguma coisa que ela possa fazer para ser mais independente (p. ex., participar de um grupo de apoio)?
5. Ele sente que está descansando de maneira adequada? Ele está tomando soníferos? Se sim, quais são eles?

Exercícios da Habilidade 6.11: Controle de fatores de risco – promoção de saúde

1. Você tem algum histórico familiar de problemas de saúde? Qual é sua origem étnica (raça/cor)? Você fuma ou masca tabaco? Em que consistem suas refeições habituais? Você se exercita regularmente e

descansa o suficiente? Como você controla o estresse? Você bebe álcool ou usa medicações não prescritas? Você é sexualmente ativo (em caso afirmativo, você usa preservativo e discute sua história sexual com seu parceiro)? Você usa cinto de segurança? O que você faz para se manter saudável?
2. Sua idade a coloca em risco de osteoporose. O histórico de quedas, juntamente com o risco de osteoporose, põe-na em alto risco de fraturas. Você precisa examinar atentamente por que ela está caindo (p. ex., problemas de equilíbrio? Problemas de coordenação? Fraqueza ou fadiga? Problemas de visão? Perigos domésticos?). Você também deve avaliar a ingestão de cálcio, que deve ser adequada para prevenir a osteoporose.
3. Reforce que é bom ter hábitos que, como mostram as evidências, aumentam a probabilidade de uma vida mais longa e saudável. Dê alguns exemplos, como a importância de se manter ativo e comer bem. Incentive-o a discutir como monitorar e controlar os fatores de risco com seu médico. Enfatize que muitos estudos apoiam a importância de monitorar questões como colesterol, glicemia e antígeno prostático específico (PSA) em um homem de 50 anos. Sugira o agendamento de exames anuais em datas específicas (p. ex., aniversário, Natal) para que ele se lembre.

Exercícios da Habilidade 6.12: Diagnóstico de problemas de saúde reais e potenciais

Situação um. Potencial (risco) para violência relacionada com agitação e história anterior de falta de cuidadores.

Situação dois. Potenciais complicações: hemorragia, choque, vômito com aspiração, pneumonia, infecção, íleo paralítico.

Situação três. O enfrentamento alterado está relacionado com habilidades organizacionais e de controle de tempo inadequadas, conforme evidenciado por uma casa desordenada, aparência desgrenhada e a afirmação de ter problemas para lidar com a situação.

Situação quatro. História de tabagismo ou doença pulmonar, caso as fraturas sejam estáveis (risco de pulmão perfurado), se ele tem dores que o impedem de tossir e pigarrear (risco de pneumonia).

Exercícios da Habilidade 6.13: Definição de prioridades

1. (b) e (c) devem ser incluídos no prontuário do paciente, seja por meio de padrões de cuidados de colostomia ou planos feitos por enfermeiros. A ansiedade provavelmente seria tratada informalmente.
2. Avaliar e relatar a dor torácica é a principal prioridade, porque infarto do miocárdio e embolia pulmonar são complicações potenciais da tromboflebite.

Exercícios da Habilidade 6.14: Determinação de desfechos centrados no paciente (centrados no cliente)

1. O paciente manterá a pele intacta, sem sinais de eritema ou irritação, e terá um registro documentado das medidas tomadas para prevenir lesões cutâneas.
2. Após a aspiração, a boca, o nariz e os pulmões estarão limpos.
3. Após a irrigação, o cateter de Foley estará patente e drenando urina amarelo-clara.
4. A sonda endotraqueal sairá em [data], com o paciente respirando de forma independente.
5. Depois de 3 dias de prática, o paciente demonstrará aumento da força muscular, evidenciado pela capacidade de caminhar por toda a extensão do corredor e voltar em [data].

Exercícios da Habilidade 6.15: Determinação de intervenções individualizadas

1. (a) Monitore a ingestão de líquidos a cada turno. Mantenha o chá gelado (preferência da paciente) ao lado da cama. Incentive a ingestão de pelo menos 3 litros durante o dia e 1 litro à noite. Reforce a importância de manter uma hidratação adequada. Registre a ingestão de líquidos. (b) Monitore o nível de ansiedade. Incentive-a a expressar sentimentos e preocupações. Explique completamente

todos os procedimentos. (c) Monitore o nível de conforto. Depois de aplicar calor por 30 minutos, ajude com exercícios de amplitude de movimento 3 vezes/dia.

2. **Fatores contribuintes:** idade, baixo peso, quimioterapia, passa muito tempo na cama. **Intervenções:** monitore a pele em busca de pontos de pressão, especialmente cóccix, cotovelos e calcanhares. Coloque uma almofada de espuma na cama. Use pele de carneiro para cóccix e calcanhares. Ensine a importância de (1) mudar de posição com frequência, passar mais tempo fora da cama, manter a pele hidratada, manter a hidratação e uma dieta saudável e ter um membro da família monitorando suas costas e calcanhares para eritemas, bem como (2) relatar problemas cutâneos para o enfermeiro de prática avançada ou médico antes de cada sessão de quimioterapia.

3. **Situação: (a)** É muito provável que, para evitar punição, as crianças não relatem ter encontrado carrapatos, aumentando a probabilidade de que a mãe não saiba sobre possíveis mordidas. Além disso, aumenta a probabilidade de que os carrapatos não sejam descartados adequadamente. **(b)** É possível que eles procurem os carrapatos, aumentando a probabilidade de serem mordidos. Essa abordagem pode funcionar, mas os riscos superam os benefícios. **(c)** Determine a compreensão das crianças sobre a gravidade das consequências das picadas de carrapatos e a importância de encontrar maneiras de evitá-las. Inicie o ensino conforme indicado. Explique às crianças que a melhor maneira de ajudar é aplicar repelente de insetos antes de sair de casa, relatando carrapatos encontrados nelas e entre si e evitando áreas com grama alta. **(d)** Crie uma regra de que as crianças não podem sair sem primeiro aplicar repelente de insetos. Faça a mãe elogiar o bom comportamento (p. ex., pedir o repelente) verbalmente, em vez de oferecer recompensas. Peça à mãe para não oferecer recompensas por encontrarem carrapatos.

APÊNDICE I Principais Respostas para os Exercícios dos Capítulos 1 a 6

Exercícios da Habilidade 6.17: Determinação de um plano abrangente/avaliação e atualização do plano

1. **(a)** não alcançado, **(b)** alcançado, **(c)** parcialmente alcançado; enfocar o ensino nas necessidades da mãe.

2. Desfecho de alta esperado: terá alta para casa com os pulmões limpos e o marido capaz de demonstrar a administração de epinefrina até 29 de junho. Dois problemas prioritários, desfechos esperados e intervenções a seguir:

Problemas prioritários	Desfechos esperados	Intervenções
1. Função respiratória alterada relacionada com resposta alérgica, evidenciada por sibilos.	Em 29 de junho, os pulmões estarão limpos e sem sibilância.	Monitore os sons dos pulmões a cada 4 h. Relate aumento de sibilância ou outros sintomas respiratórios. Registre no fluxograma respiratório.
2. Educação do paciente (marido): *administração de epinefrina.*	Em 29 de junho, o marido relatará o conhecimento da ação e dos efeitos colaterais da epinefrina e quando administrá-la, e demonstrará a técnica de injeção subcutânea.	Avalie o conhecimento do marido sobre indicações, efeitos colaterais e administração de epinefrina. Inicie o ensino conforme indicado, focalizando seu estilo de aprendizagem preferido. Registre os resultados no formulário de educação do paciente.

Você também pode ter identificado alterações no conforto relacionadas com a coceira nos pés. Essa é uma preocupação importante da enfermagem e poderia ser listada como uma terceira prioridade.

3. De acordo com os cuidados previstos, ela deve estar urinando normalmente. Avalie a paciente cuidadosamente, verificando se há distensão da bexiga e perguntando a respeito dos sintomas urinários. Verifique os sinais vitais e leve o problema à atenção do médico.

4. Use o mnemônico **DPID**: **d**esfechos esperados; **p**roblemas reais e potenciais que devem ser tratados para alcançar desfechos gerais; **i**ntervenções específicas projetadas a alcançar os desfechos; **d**ocumentação das evoluções (notas de progresso).

GLOSSÁRIO

NOTA: Se você não encontrar um termo aqui, verifique o índice.

acelerar Para fazer algo acontecer rapidamente.

análise Um processo mental no qual alguém busca obter melhor compreensão da natureza de algo separando cuidadosamente o todo em partes menores. Por exemplo, se você quiser saber mais sobre a saúde física de alguém, cada órgão e sistema é examinado separadamente.

analítica A prática de tirar conclusões e desenvolver abordagens de atendimento baseadas em dados (apoiadas por análises rigorosas de dados coletados ao longo do tempo).

atitude Modo de agir, sentir ou pensar que mostra a disposição, a opinião e assim por diante (p. ex., uma atitude "posso fazer").

atribuição O trabalho pelo qual cada membro da equipe é responsável durante determinado período de trabalho.

auxiliares de enfermagem Indivíduos que são treinados para auxiliar enfermeiros na prestação de cuidados ao paciente, conforme delegado pelo profissional de enfermagem. O termo inclui, mas não está limitado a auxiliares de enfermagem, auxiliares farmacêuticos e outros trabalhadores de nível.

avaliação de banco de dados Dados abrangentes coletados quando um cliente entra pela primeira vez na unidade de saúde para obter informações sobre todos os aspectos do estado de saúde.

avaliação focalizada (ou focal) Coleta de dados que visa obter informações específicas sobre determinado aspecto do estado de saúde.

choque anafilático Hipotensão extrema causada por uma reação alérgica; requer tratamento imediato ou pode ser fatal.

circunstâncias As condições ou fatos presentes em um evento ou que tenham alguma relação com ele. Usado de forma intercambiável com contexto.

classificar Organizar ou agrupar dados de acordo com categorias.

competência A qualidade de ter o conhecimento, habilidade e atitude necessários para realizar uma ação em várias circunstâncias.

comportamento de cuidado Ações que mostram compaixão e respeito por percepções, sentimentos, necessidades e desejos de outra pessoa.

contexto *Ver* circunstâncias.

crítico Caracterizado por avaliação cuidadosa e exata; crucial.

cuidado de qualidade Serviços de saúde que aumentam a probabilidade de alcançar os resultados desejados com diminuição da probabilidade de resultados indesejados.

dados de linha de base (ou basais) Informações que descrevem o *status* de um problema antes do início do tratamento.

dados Informações sobre o estado de saúde (p. ex., sinais vitais).

dados objetivos Informações que se podem observar ou medir claramente (p. ex., uma pulsação de 140 bpm).

dados subjetivos Informações que o paciente declara ou comunica; as percepções do paciente (p. ex., "Meu coração parece que está disparado.").

determinantes sociais de saúde As condições em que as pessoas nascem, crescem, trabalham, vivem e envelhecem, bem como as forças e os sistemas que moldam as condições da vida diária.

diaforético A condição de estar suado, geralmente suspeito de ser um sinal de doença (p. ex., choque).

diagnosticar Identificar e nomear problemas de saúde após análise cuidadosa das evidências de uma avaliação.

diagnóstico definitivo O diagnóstico mais específico e correto.

diretrizes Documentos que delineiam como o cuidado deve ser prestado em situações específicas.

disposição Atitude, estado de espírito habitual ou forma de resposta.

diurético Medicamento administrado para melhorar a função renal, aumentando assim a eliminação de líquidos do corpo.

domínio de enfermagem Ações que um profissional de enfermagem está legalmente qualificado para realizar.

domínio médico Ações que um médico está legalmente qualificado para realizar. Alguns EPA também são qualificados para tratar problemas normalmente de domínio médico.

eficiência A qualidade de ser capaz de produzir o efeito desejado de forma segura, com mínimos riscos, despesas e esforços desnecessários.

embolia gasosa Uma bolha de ar que entra na corrente sanguínea; pode ser fatal.

embolia pulmonar Coágulo que bloqueou a circulação e a oxigenação do tecido pulmonar; risco de vida.

êmbolo Coágulo que se moveu por um vaso e se alojou em outro, reduzindo ou bloqueando totalmente o suprimento de sangue aos tecidos geralmente nutridos pelos vasos envolvidos. (*Compare com* trombo.)

êmbolos Mais de um êmbolo. (*Ver* êmbolo.)

empatia Compartilhar os mesmos sentimentos de outra pessoa. (*Compare com* empatia.)

empatia Compreender os sentimentos ou percepções de outra pessoa, mas não compartilhar os mesmos sentimentos ou pontos de vista. (*Compare com* simpatia.)

empírico Contar apenas com a experiência prática, sem considerar a ciência.

enfermeiro de prática avançada (EPA) Profissional de enfermagem que, em virtude das credenciais (geralmente conclusão de um programa de mestrado e certificação), tem um amplo escopo de autoridade para agir (pode incluir o tratamento de problemas médicos e a prescrição de medicamentos).

epidemiologia O corpo de conhecimento que reflete o que se sabe sobre um problema de saúde específico.

erro diagnóstico Quando um problema de saúde não foi detectado ou foi identificado incorretamente.

estertores Sons respiratórios anormais (estalos) causados pela passagem de ar pelos brônquios contendo líquido. Este sinal está frequentemente associado à insuficiência cardíaca congestiva.

estética Uma sensação do que é agradável aos olhos.

etiologia A causa ou fatores contribuintes de um problema de saúde.

explícito Expresso ou descrito de forma clara e específica.

fator de risco Algo conhecido por contribuir com (ou estar associado a) um problema específico. (*Ver também* etiologia.)

fator relacionado *Ver* fator de risco.

fenômenos de enfermagem Ocorrências observáveis que são preocupações da enfermagem; frequentemente consideradas "experiências humanas" (p. ex., dor, ansiedade).

ferramenta de avaliação Formulário impresso ou eletrônico usado para garantir que as principais informações sejam coletadas e registradas durante a avaliação.

hábitos de investigação Hábitos que aumentam a capacidade de pesquisar a verdade (p. ex., verificar se os dados estão corretos e seguir as regras da lógica).

hipótese (1) Um palpite. (2) Uma afirmação sujeita à verificação ou prova. (*Compare com* suposição e inferência.)

hospitalista Um médico que gerencia atendimento hospitalar.

humanístico Uma forma de pensamento ou ação voltada para os interesses ou ideais das pessoas.

imperícia A conduta negligente de uma pessoa que age dentro da sua capacidade profissional.

implicitar Sugerir por necessidade lógica.

indicador Uma entidade observável e mensurável que serve para definir um conceito de forma prática.

infarto agudo do miocárdio Oclusão parcial ou completa de uma ou mais artérias coronárias, causando a morte do tecido coronário.

inferência Algo suspeito de ser verdadeiro com base em uma conclusão lógica após o exame das evidências. (*Compare com* suposição e hipótese.)

inferir Suspeitar de algo ou atribuir significado à informação; por exemplo, se alguém está franzindo o cenho, pode-se inferir que ele(a) está preocupado.

informática O uso da tecnologia da informação em saúde para facilitar a aquisição, armazenamento, recuperação e uso da informação por todos os profissionais de saúde.

inteligência artificial Sistemas de computador capazes de realizar tarefas que normalmente requerem inteligência humana.

intervenção de enfermagem Ação realizada por um profissional de enfermagem para facilitar o resultado do paciente.

intervenções Ações realizadas para prevenir, curar ou manejar problemas de saúde (p. ex., virar alguém a cada 2 horas para evitar lesões de pele).

intervenções definitivas As ações mais específicas necessárias para prevenir, resolver ou controlar um problema de saúde.

intubação O processo de inserir um tubo no brônquio de um indivíduo para facilitar a respiração.

intuição Saber algo sem evidências.

irrigar Enxaguar um tubo (com solução salina normal ou água) para mantê-lo patente (aberto e fluindo).

laqueadura tubária Cirurgia realizada para cortar e suturar as tubas uterinas para prevenir a gravidez.

marca de referência Um padrão ou ponto de medição de qualidade. Na área da saúde, as marcas de referência são determinadas pela análise dos dados coletados ao longo do tempo.

melhores práticas Abordagens baseadas em evidências usadas para prevenir e gerenciar certos problemas, de modo a atingir a satisfação ideal com custo mínimo.

melhoria da qualidade Estudos em andamento elaborados para identificar maneiras de promover a obtenção de resultados desejados de maneira oportuna e econômica, enquanto diminui os riscos de resultados indesejados.

mensurável Capaz de ser claramente observado para que a qualidade e a quantidade de algo possam ser prontamente determinadas.

mentor Uma pessoa experiente, perspicaz e confiável que ajuda outra pessoa a melhorar seu raciocínio ou desempenho.

negligência Falha em fornecer algum grau de cuidado que alguém de prudência normal prestaria nas mesmas circunstâncias. Para alegar negligência, é necessário que haja um dever de uma pessoa para com a outra, que o dever seja violado e que a violação cause dano.

omissão de cuidado Quando as ações de enfermagem necessárias foram negligenciadas (p. ex., se uma pessoa não foi virada quando o plano indica a necessidade de fazê-lo).

padrão de cuidados de enfermagem O grau de habilidade, cuidado e diligência exercido pelos membros da profissão de enfermagem que atuam na mesma localidade ou em local semelhante. Muitos estados referem-se a padrões em seus atos de prática de enfermagem.

padrões Declarações oficiais que descrevem as responsabilidades pelas quais seus praticantes são responsáveis.

paradigma Um modelo típico ou maneira de fazer as coisas.

partes interessadas Pessoas que serão mais afetadas pelos cuidados (p. ex., pacientes, famílias) ou de quem os requisitos serão extraídos (p. ex., cuidadores, pagadores terceirizados, organizações de saúde).

patente Aberto, de modo a permitir o fluxo de fluido ou ar.

GLOSSÁRIO 237

pessoal auxiliar de nível médio Trabalhadores que não são licenciados pelo estado, mas são treinados para ajudar no tratamento de pacientes.

pistas *Ver* dados.

políticas *Ver* diretrizes.

preceptor Um enfermeiro experiente e qualificado designado por uma instituição para facilitar o aprendizado de um enfermeiro menos experiente.

proatividade Uma forma de pensar e se comportar que antecipa e previne os problemas antes que eles aconteçam.

procedimentos *Ver* diretrizes.

processos da vida Eventos ou mudanças que ocorrem durante a vida de uma pessoa (p. ex., crescimento, casamento, perda de alguém).

protocolos *Ver* diretrizes.

qualificado Ter competência e autoridade para executar uma ação.

raciocínio dedutivo Tirar conclusões específicas de princípios e regras gerais; por exemplo, "Como é verdade que as bactérias são mortas por antibióticos, a infecção bacteriana requer tratamento com antibióticos". (*Compare com* raciocínio indutivo.)

raciocínio diagnóstico Um método de pensamento que envolve o uso deliberado e específico do processo de enfermagem (ADPIE) para chegar a conclusões sobre o estado de saúde de um paciente, fatores de risco e problemas de saúde.

raciocínio indutivo Tirar conclusões gerais observando alguns membros específicos de uma classe; por exemplo, "Como todo mundo que conheci com infecção bacteriana precisava de antibiótico e Jane tinha uma infecção bacteriana, Jane precisava de antibiótico" (*Compare com* o raciocínio dedutivo.)

responsabilidade Ser responsável por *suas ações ou omissões* (o que você fez ou não fez enquanto cumpria suas responsabilidades).

resultado O resultado das intervenções.

sinais Dados objetivos que fazem suspeitar de um problema de saúde. (*Compare com* sintomas.)

síntese O processo de juntar peças de informação para formar um todo; por exemplo, enfermeiros juntam sinais e sintomas individuais para identificar problemas reais e potenciais.

sintomas Dados subjetivos que fazem suspeitar de um problema de saúde. (*Compare com* sinais.)

sonda nasogástrica Um tubo inserido pelo nariz, descendo pelo esôfago e chega ao estômago.

sonolento Com muito sono; difícil de despertar.

suposição Algo que é dado como certo sem prova. (*Compare com* hipótese e inferência.)

trombos Mais de um trombo (coágulo). (*Ver* trombo.)

trombo Um coágulo que ameaça o suprimento de sangue aos tecidos. Se o coágulo se mover, ele se tornará um êmbolo. (*Compare com* êmbolo.)

validade Até que ponto algo pode ser considerado factual e verdadeiro.

variação de cuidado Quando um paciente não realizou atividades ou não alcançou resultados dentro do período esperado.

variação no cuidado *Ver* variação de cuidado.

vigilância A observação atenta dos pacientes e seus arredores com o objetivo de prevenir complicações ou lesões.

ÍNDICE ALFABÉTICO

A

ABCD de avaliação de sites e outros trabalhos, 56
Abordagem
- deontológica, 128
- utilitarista, 128
Acessibilidade e imparcialidade, 13
Adaptação à mudança, 200
ADPIE (avaliação, diagnóstico, planejamento, implementação, evolução), 10
- aplicado ao raciocínio ético, 130
Advocacia em saúde, 132
Alertas de prática, 135
Ambiente de trabalho saudável, 4
Análise, 13, 15
- de causa raiz, 203
- dos modos de falha e seus efeitos, 204
Analiticidade, 14
Ansiedade no exame (teste ou prova), 70
Antipatias, preconceitos e tendenciosidades (vieses) pessoais, 38
Aprender, 59
Aprendizagem
- baseada em competências, 58
- baseada no cérebro, 6
- clínica, 61
- conceitual, 57
- sobre ler sua própria mente, 26
Árvores de decisão, 46
Atenção
- ao contexto, 13
- plena, 38
Autenticidade, 13
Autoavaliação, 68
Autoconcentração, 40
Autoconfiança, 38
Autoconsciência, 13, 26
Autocorreção, 13
Autodecepção, 40
Autoeficácia, 31
Autonomia, 3, 128
- intelectual, 14
- responsabilidade, 13
Avaliação, 215, 216
- com foco, 149
- da estrutura, 140
- de banco de dados, 149
- de desfechos, 17, 140
- do pensamento, 66
- do processo, 140
- e correção do pensamento (autocontrole), 176
- e reflexão iniciais, 39
- rápidas com prioridade, 112
- sistemática e abrangente, 151

B

Beneficência, 128
Busca da verdade, 14

C

Código(s)
- de conduta, 204
- - da equipe de saúde, 27
- de ética, 128
- H (help), 113
Colaboração, 4
- interprofissional, 5
Competências, 59
- com qualidade e segurança na educação em enfermagem (QSEN), 4, 83
- do enfermeiro, 4
- espirituais, culturais e de saúde da população, 5
Comunicação
- de más notícias, 182
- eficaz, 13, 34
Concentração, 45
Conclusões precipitadas, 41
Condições perigosas, 203
Condução e facilitação de mudanças, 199
Confiança, 3, 13 14
- na razão, 14
Conformidade, 40
Conforto físico e emocional, 91
Confrontação, 209
Conhecimento de fatores relacionados, 39
Consciência
- de recursos, 39
- dos riscos, 39
Construção
- de culturas de aprendizagem, 56
- de relações, 37
Contexto, 98
Controle
- de fatores de risco, 163
- do estresse, 5
"Conversa" negativa, 39
Coordenação de cuidados, 91
Coragem, 13
- intelectual, 14
Criação, 32
- de equipes, 209
Criatividade, 13, 14, 106
Cuidado
- baseado em evidências, 115
- centrado no paciente, 4
- compassivo, atencioso, 90
- e prudência, 13
- interprofissional centrado no paciente e na família, 83

Índice Alfabético

Cultura, 32
- de aprendizagem, 4, 56
- de segurança, 4
Curiosidade, 13
Cursos de prática avançada e certificação, 108

D

Dados, 149
- basais, 149
- objetivos, 149
- subjetivos, 149
DEAD ON!!, 219
Debriefing, 59
Definição de prioridades, 169, 170
Delegação, 91
- de tarefas, 115
Desaprender, 59
Descrição do pensamento crítico, 7
Desempenho, 209
Desenvolvimento de abordagens inovadoras, 5
Desfechos (resultados), 42
- centrados no paciente, 171
- clínicos, 116
- da combinação terapêutica, 116
- da gravidade dos sintomas e da qualidade de vida, 116
- de redução de risco, 116
- de satisfação, 116
- do fator de proteção, 116
- do uso de serviços, 116
- funcionais, 116
Desordenação, 209
Determinantes sociais da saúde, 109
Diagnóstico, 88, 148, 149
- de problemas de saúde reais e potenciais, 164
- definitivo, 148
- identificação de resultados, 215
Diagramas, 46
Dicas relacionadas, 158
Diferenças geracionais, 32
Dilema moral, 127
Direitos dos pacientes, 128, 218
- e leis de privacidade, 108
Diretrizes de prática clínica, 136
Distinção
- entre normal e anormal, 155
- entre relevante e irrelevante, 159
Distrações e interrupções, 40
Documentação, 5

E

Educação
- de pacientes e usuários dos cuidados de saúde, 64
- do paciente e familiares, 90
Empatia intelectual, 14
Empoderamento de pacientes, 109
Enfermagem *versus* modelos clínicos em geral, 91
Enfermeiros, 82
Ensino/aprendizagem, 5
Equidade e desenvolvimento moral, 38

Equilíbrio vida-trabalho, 38
Equipes de resposta rápida, 113
Erros
- de aprendizagem, 205
- de conhecimento, 205
- de execução, 202
- na prestação de cuidados ao paciente, 202
- sistêmicos, 205
Esclarecimento de valores, 126
Escopo de prática, diagnóstico e tomada de decisão, 97
Escutar, 37
Especialistas, 99
Estabelecimento de relações, 5
Estereotipia, 40
Estilos
- de aprendizagem, 30
- de avaliação, 39
- de pensamento, 29
Estratégias
- de comunicação, 36
- de correção de erro, 114
- de identificação de erro, 114
- de interrupção de erro, 114
Estudar com eficiência, 69
Evento sentinela, 203
Exame NCLEX®, 75
Excesso de confiança na tecnologia, 205
Experiências passadas, 39

F

Falhas de comunicação, 204
Fator
- de risco, 148
- relacionado, 148
Feedback
- construtivo, 189, 190
- solicitação de, 49
Ferramenta de comunicação SBAR, 221
Flexibilidade, 13, 14

G

Gerenciamento
- das atividades de vida diária, 90
- de conflitos, 194
- de tempo, 196
Gestão construtiva de conflitos, 192

H

Habilidades
- de comunicação, 35
- de raciocínio clínico, 148
- eficazes de escrita, 39
- leves, 16
Honestidade, 13
Humildade intelectual, 14

Índice Alfabético

I

I-PASS, 107
Idade e maturidade, 38
Identificação
- de informações ausentes, 162
- de padrões, 161
- de suposições, 149
Implementação, 215
Incerteza moral, 127
Incidente sem danos, 203
Incivilidade, 110
Independência, 64
Indicadores
- de pensamento crítico, 12
- - de conhecimento e habilidades intelectuais, 47, 48
- - que demonstram conhecimento, 48
- sensíveis à enfermagem, 140
Inferência, 149, 156
Inferir, 149
Informática, 5
Iniciantes, 99
Iniciativas Speak up^{TM} da Joint Commission, 109
Inovação, 106
Inquirição, 14
Inquisão, 13
Integridade intelectual, 14
Inteligência emocional, 16, 33, 34
Interação de intuição e lógica, 106
Intervenções individualizadas, 173
Intuição, 13, 14, 45, 105

J

Julgamento, 7
- clínico, 5, 8, 117
Justiça, 14, 128

L

Lapso mental, 204
Lealdade, 128
Leitura
- de artigos de pesquisa com eficiência, 138
- eficaz e habilidades de aprendizado, 39
Liderança, 5, 132
Limitações de tempo, 40
Limites profissionais, 132
Lógica, 13, 45, 105

M

Manejo de doenças e deficiências, 113
Mapas conceituais, 46
Mapeamento, 16
- de conceito, 213
Maturidade, 14
Maximização
- de recursos, 5
- do potencial humano, 16
Melhora da qualidade, 5
Melhoria de qualidade, 139

Mente aberta, 14
Meta (intenção), 42
Metas nacionais de segurança, 108
Método científico, 15
Modelo(s)
- de Quatro Círculos do Pensamento Crítico, 17
- de Stevens em estrela, 134
- de tratamento preditivos, 111
Momentos de pausa, 109
Monitoramento de situações perigosas, 114
Mudança(s)
- na forma como vemos os erros, 16
- radicais, 126
- transformadora, 201

N

Não maleficência, 128
Navegar e facilitar a mudança, 5
NCLEX®, 73
Necessidade de estar certo, 41
Nível humano, 17
Normatização, 209

O

Objetivos da enfermagem, 82
Omissão, 202
Ordem de nascimento, 32
Orientação
- para a melhora, 13
- para a saúde, 13
Otimização do trabalho no ambiente clínico, 198

P

Paciência, 13
Padrões, 128
Parcerias empoderadas, 187
Partes do cérebro envolvidas no pensamento, 220
Pensamento
- antecipado, 17
- baseado em evidências, 16
- colaborativo, 17
- crítico, 2, 3, 5, 7
- - autoconfiante, 14
- - e avaliação de desempenho, 68
- - em enfermagem, 8
- - estratégias de, 43
- - fatores
- - - pessoais que afetam o, 38
- - - situacionais que afetam, 39
- - hábitos
- - - que dificultam o, 40
- - - que promovem, 41
- - indicadores de, 12
- - mapeamento e, 213
- - *versus* processo, 8
- do iniciante na carreira *versus* especialista, 98
- dos lados direito e esquerdo do cérebro, 16
- em ação, 17, 18

Índice Alfabético

- em geral, 7
- focado
- - em desfechos, 11
- - em problemas, 11
- iniciante *versus* especialista, 100
- no ambiente clínico, 8
- sistêmico, 5, 42
Percepção, 13, 26
Perseverança, 14
Persistência, 13
Perspectiva contextual, 14
Pesquisa
- em enfermagem, 133
- qualitativa, 133
- quantitativa, 134
Planejamento, 215
Plano
- de cuidado, 104
- errado, 202
Prática(s)
- baseada, 5, 109
- - em evidências, 5, 16, 134
- - em sistemas, 5, 109
- clínica interprofissional e raciocínio, 10
- de questionamento, 139
Preceptores e residências de enfermagem, 61
Preparação
- para as provas, 71
- para cenários hipotéticos, 16
Presença de fatores motivadores, 39
Prever, prevenir, manejar, promover (PPMP), 111
Princípios
- do raciocínio clínico, 84
- éticos, 128
Proatividade, 13
Problema(s)
- comuns prioritários para a enfermagem, 92
- médicos comuns e, 92
- potencial, 149
Processo de enfermagem, 8, 215
Profissionalismo, 5, 132
Programas baseados em valor, 139
Promoção de mobilidade, 90
Provas (exames) com alto nível de dificuldade, 68

Q

Qualidades pessoais, 5
Quociente emocional, 16

R

Raciocínio
- clínico, 5, 7
- - e pensamento sistêmico, 86

- ético, 5, 126
- moral, 126
- revelador, 105
Realismo e prática, 13
Reaprender, 59
Reclamações, 186
Reconhecimento de inconsistências, 160
Reflexão, 13, 14
Reforço positivo, 39
Repensar, 17, 19
Resiliência, 13
Resistência à mudança, 40
Resolução de problemas, 15
Responsabilidade, 202
- da enfermagem, 89
Resultados (desfechos) de enfermagem, 83
Resumos clínicos, 135
Retidão, 13

S

Saúde e felicidade, 38
SBAR, 107
Segurança, 5
- e prevenção de erros, 204
Sensibilidade à diversidade, 13
Senso comum, 11
Simulação, 59
Sinais e sintomas, 149
Sinceridade, 13
Sistemática, 14
Sofrimento moral, 127
Suposições, 41
- fundamentadas, 72

T

Tecnologia de informação em saúde, 101
Tentativa acerto-erro, 45
TIS (tecnologia de informação em saúde), 101
Tomada de decisão, 5, 7, 15, 94
Trabalho em equipe, 4, 208
Transferência de tarefas-padrão, 107
Transformação
- de conhecimento em, 134
- do grupo em equipe, 207

V

Valores
- organizacionais, 126
- pessoais, 126
Verificação da acurácia e da confiabilidade, 154
Vigilância, 90
Violação de regra, 202
Violência, 110
Visão estreita, 41